ヘルスケア・ウェアラブルデバイスの開発

Advances in Healthcare Wearable Devices

監修：菅沼克昭
Supervisor：Katsuaki Suganuma

シーエムシー出版

はじめに

　「ウェアラブル」の言葉自体は，すでに30年以上前から使われだした長い歴史がある。その頃の呼称の対象は，あくまでもパソコンそのものであり，「ハンドヘルドコンピューター」とも呼ばれていた。1980年代後半に，デスクトップ型のパーソナルコンピューターがノートブック型となり，さらに一気に手のひらに載るハンドヘルドコンピューターが市場に登場したわけである。冬物の大きなコートのポケットにようやく収まる程度の大きさでも，手に持って小さな白黒の画面とキーボードが付いており，プログラムが作れたり原稿が書け，その機能と軽さに感動したことを覚えている。身に着けることができるコンピューターであり，ガジェット好きの特殊な用途であったのは間違いがない。ほとんどのデバイスはスタンドアローンであり，これを電話回線越しにネットに繋ぐのは，これまた大事であった。それが，今日，子供までが桁違いに能力を増したスマホを持ち歩いて，インターネットに繋がり情報を得て，当たり前のように使っている。

　我々は，すでにIoTの世界にどっぷりと浸かっている。もう，スマホやタブレットばかりでなく，インターネットとその様々なサービス無しには日々を送れない程になっている。このIoTの世界が，今後，どのような展開を見せるのかは，簡単に予測できる世界ではないものの非常に楽しみである。その中で，間違いなく革新的な技術展開と市場拡大が期待できるのが，各種ウェアラブル・デバイスであろう。今は，スマホやタブレットと組み合わせた腕時計型フィットネス・デバイスが主体であるが，いずれ，高齢化社会に対応した様々なサービスに求められるウェルネス，ヘルスケア市場への巨大な世界展開が期待できる。本書では，その未来を予測できる要素技術の現状を理解するために，我が国のこの分野の代表的な技術者，研究者が詳解するものである。ご多忙な執筆者各位には，この度のご執筆に心から感謝し，同時に今後の大いなる技術展開を期待したい。また，シーエムシー出版・編集者の井口氏には，時宜を得た提案と全体の構成，さらに，私共を含めた遅筆な筆者を叱咤激励し本書発刊に至ったことに深謝の意を表したい。本書が，この分野に携わる技術者の皆様のお役に立てれば，真に幸いと感じる次第である。

平成29年1月28日

大阪大学　産業科学研究所

菅沼克昭

執筆者一覧（執筆順）

菅沼　克昭	大阪大学　産業科学研究所　教授
高河原　和彦	日本電信電話㈱　デバイスイノベーションセンタ　研究主任
小笠原　隆行	日本電信電話㈱　デバイスイノベーションセンタ，物性科学基礎研究所　研究員
樋口　雄一	日本電信電話㈱　デバイスイノベーションセンタ　研究主任
家　裕隆	大阪大学　産業科学研究所　准教授
安蘇　芳雄	大阪大学　産業科学研究所　教授
竹田　泰典	山形大学　大学院理工学研究科　有機エレクトロニクス研究センター
時任　静士	山形大学　大学院理工学研究科　有機エレクトロニクス研究センター　教授
関口　貴子	(国研)産業技術総合研究所　ナノチューブ実用化研究センター　主任研究員
荒木　徹平	大阪大学　産業科学研究所　助教
吉本　秀輔	大阪大学　産業科学研究所　助教
植村　隆文	大阪大学　産業科学研究所　特任准教授
関谷　毅	大阪大学　産業科学研究所　教授
入江　達彦	東洋紡㈱　総合研究所　化成品開発研究所　新機能材料開発部　リーダー
石丸　園子	東洋紡㈱　総合研究所　コーポレート研究所　快適性工学センター　部長
吉田　学	(国研)産業技術総合研究所　フレキシブルエレクトロニクス研究センター　印刷デバイスチーム　研究チーム長
井上　雅博	群馬大学　先端科学研究指導者育成ユニット　先端工学研究チーム　講師
鳥光　慶一	東北大学　大学院工学研究科　教授
川喜多　仁	(国研)物質・材料研究機構　国際ナノアーキテクトニクス研究拠点　半導体デバイス材料グループ　主席研究員

竹内　敬治	㈱NTTデータ経営研究所　社会・環境戦略コンサルティングユニット　シニアマネージャー	
保坂　　寛	東京大学　大学院新領域創成科学研究科　人間環境学専攻　教授	
菅原　　徹	大阪大学　産業科学研究所　助教	
荒木　圭一	㈱KRI　デバイスマテリアル研究部　主任研究員	
辻村　清也	筑波大学　数理物質系　准教授	
四反田　功	東京理科大学　理工学部　工業化学科　講師	
植原　　聡	日立化成㈱　開発統括本部　パッケージングソリューションセンタ　専任研究員	
柴田　智章	日立化成㈱　開発統括本部　パッケージングソリューションセンタ　専任研究員	
池田　　綾	日立化成㈱　開発統括本部　パッケージングソリューションセンタ　研究員	
矢田部　剛	日立化成㈱　イノベーション推進本部　イノベーション推進センタ　マーケティング推進グループ	
天童　一良	日立化成㈱　開発統括本部　パッケージングソリューションセンタ　主任研究員	
峯岸　知典	日立化成㈱　開発統括本部　パッケージングソリューションセンタ　主任研究員	
越地　福朗	東京工芸大学　工学部　准教授	
能木　雅也	大阪大学　産業科学研究所　セルロースナノファイバー材料研究分野　准教授	
和泉　慎太郎	神戸大学　先端融合研究環　助教	
竹井　邦晴	大阪府立大学　大学院工学研究科　電子・数物系専攻　助教	
鈴木　克典	ヤマハ㈱　研究開発統括部　第2研究開発部　素材素子グループ　グループリーダー	
木村　　睦	信州大学　繊維学部　教授	
岡部　祐輔	セメダイン㈱　技術本部　開発部　研究第3グループ	
大高　秀夫	バンドー化学㈱　R&Dセンター　製品開発部	

目　次

第1章　IoTとウェアラブルの世界

1　IoTのためのウェアラブル・フレキシブル・エレクトロニクス　……菅沼克昭……1
　1.1　IoTとウェアラブル・デバイス　…………1
　1.2　ウェアラブルで必要とされる要素技術　………………3
　1.3　ウェアラブル・デバイスとプリンテッド・エレクトロニクス　………4
2　導電性機能素材hitoe®を用いたウェアラブル技術と応用展望
　　………高河原和彦，小笠原隆行，樋口雄一……6
　2.1　はじめに　………………………6
　2.2　導電性機能素材"hitoe®"と，ウェア型生体情報計測デバイス　………6
　2.3　スマートフォンによる生体情報の推定　…………9
　2.4　生体情報に基づくサービス応用への展開　…………15
　2.5　まとめ　………………………17

第2章　フレキシブルトランジスタ

1　塗布法への適用に向けたn型有機トランジスタ材料の開発
　　………………家　裕隆，安蘇芳雄……18
　1.1　はじめに　……………………18
　1.2　OFETの素子構造と駆動原理　……18
　1.3　n型OFET材料に向けた電子受容性ユニットの設計　…………19
　1.4　カルボニル架橋電子受容性ユニットを導入したn型OFET材料の開発　…20
　1.5　ジシアノメチレン基導入シクロペンテン縮環チオフェンに基づくn型OFET材料開発　………22
　1.6　N-アルキルフタルジチオイミドを末端ユニットに導入したn型OFET材料の開発　…………25
　1.7　おわりに　……………………26
2　超薄型フィルム上に作製した全印刷型有機集積回路　……竹田泰典，時任静士……28
　2.1　はじめに　……………………28
　2.2　全印刷有機薄膜トランジスタの作製プロセス　…………………28
　2.3　超薄型フィルム基板上の全印刷型有機集積回路　………………32
　2.4　今後の展望　…………………34
3　導電性単層CNTゴム複合材料による柔軟・伸張性トランジスタ　……関口貴子……37
　3.1　概要　…………………………37
　3.2　単層CNTゴムトランジスタの構造　…38
　3.3　CNTゴムトランジスタの製造プロセス　………………………40
　3.4　単層CNT，ゴム，ゲルのトランジスタの柔軟性　…………………42
　3.5　おわりに　……………………43

第3章 ストレッチャブル配線

1 ウェアラブルデバイスのための印刷可能なストレッチャブル配線
……… 荒木徹平, 吉本秀輔, 植村隆文, 菅沼克昭, 関谷 毅… 45
  1.1 はじめに ……………………… 45
  1.2 ストレッチャブル配線 …………… 46
  1.3 銀ナノワイヤを用いたストレッチャブル透明導電膜 ……………… 46
  1.4 レーザーを用いた非接触印刷によるストレッチャブル配線の形成 … 48
  1.5 超ストレッチャブル配線 ………… 49
  1.6 まとめ ………………………… 51

2 ストレッチャブル導電性ペーストの開発と応用展望 …… 入江達彦, 石丸園子… 54
  2.1 はじめに ……………………… 54
  2.2 ストレッチャブル導電性ペースト … 54
  2.3 ストレッチャブル配線を用いた応用例 …………………………… 58
  2.4 おわりに ……………………… 62

3 高伸縮導電配線 ………… 吉田 学… 64
  3.1 はじめに ……………………… 64
  3.2 高耐久・高伸縮配線の実現 ……… 67
  3.3 高伸縮性短繊維配向型電極 ……… 70
  3.4 高伸縮性マトリクス状センサーシート ………………………… 70
  3.5 まとめ ………………………… 71

4 伸縮性配線の疲労メカニズムと実装技術 ……………… 井上雅博… 73
  4.1 はじめに ……………………… 73
  4.2 主な伸縮配線材料の種類 ………… 73
  4.3 繰返し変形に伴う疲労現象 ……… 76
  4.4 伸縮性導電ペースト印刷配線の繰返し引張試験 …………………… 79
  4.5 今後のストレッチャブルデバイスの発展を見据えた実装技術上の課題… 81
  4.6 おわりに ……………………… 82

5 フレキシブルシルク電極 … 鳥光慶一… 83
  5.1 はじめに ……………………… 83
  5.2 フレキシブルシルク電極 ………… 84
  5.3 応用例 ………………………… 86
  5.4 おわりに ……………………… 88

6 樹脂との密着性と柔軟性に優れた導電材料の開発とフレキシブルインターコネクトへの応用 ……… 川喜多 仁… 90
  6.1 はじめに ……………………… 90
  6.2 高導電性ポリマー／金属複合材料とその構造 ……………………… 91
  6.3 光溶液化学を用いた導電性ポリマー／金属複合材料の高速合成 …… 91
  6.4 液滴塗布プロセスと光化学反応プロセスの融合による導電性ポリマー／金属複合材料の微細パターンの形成 … 92
  6.5 導電性ポリマー／金属複合材料とプラスチック基材との密着性 …… 94
  6.6 導電性ポリマー／金属複合材料の柔軟性 ……………………… 95
  6.7 おわりに ……………………… 96

第4章　電池・電源

1　ウェアラブルデバイス向けエネルギーハーベスティング技術 …… **竹内敬治** … 99
  1.1　はじめに ………………………… 99
  1.2　ウェアラブルデバイスの電源オプション ……………………………… 99
  1.3　ウェアラブル向けエネルギーハーベスティング技術の開発動向 …… 102
  1.4　今後の課題 …………………… 106
2　ジャイロ型振動発電機 … **保坂　寛** … 108
  2.1　はじめに ……………………… 108
  2.2　ジャイロ効果 ………………… 109
  2.3　モータ回転型発電機 ………… 111
  2.4　ダイナビー型発電機 ………… 112
  2.5　おわりに ……………………… 115
3　ウェアラブルデバイスに向けたフレキシブル・マイクロ熱電素子の開発
　　　………………………… **菅原　徹** … 116
  3.1　はじめに ……………………… 116
  3.2　熱電発電（変換）技術 ……… 117
  3.3　フレキシブル熱電モジュール（素子）の設計指針（デザインと用途）…… 118
  3.4　フレキシブル熱電モジュールの作製方法と変換特性 …………… 120
  3.5　フレキシブル熱電モジュールの信頼性 ………………………………… 122
  3.6　ウェアラブル・ポータブル用フレキシブル・マイクロ熱電モジュール … 122
4　塗布型フレキシブル熱電変換素子の作製技術とウェアラブルデバイスへの適用 ……………………… **荒木圭一** … 124
  4.1　はじめに ……………………… 124
  4.2　フレキシブル熱電変換素子とは … 124
  4.3　ナノ粒子の合成 ……………… 126
  4.4　インク化 ……………………… 127
  4.5　薄膜の作製～カレンダ処理 … 127
  4.6　π型フレキシブル熱電変換素子の作製 ……………………………… 128
  4.7　ファブリックモジュール …… 129
  4.8　まとめと今後の展望 ………… 130
5　ウェアラブル電源としてのバイオ電池
　　　………………… **辻村清也，四反田　功** … 133
  5.1　化学物質（バイオ燃料）からの環境発電 ……………………………… 133
  5.2　バイオ電池の作動原理，技術 …… 134
  5.3　性能向上に向けた課題と開発動向 … 136
  5.4　高性能ウェアラブルバイオ電池の開発：印刷型電池 ………………… 137
  5.5　未来のアプリケーション …… 138
  5.6　まとめ ………………………… 139

第5章　その他材料・技術

1　ウェアラブルデバイスのための透明封止材 … **植原　聡，柴田智章，池田　綾，矢田部　剛，天童一良，峯岸知典** … 141
  1.1　はじめに ……………………… 141
  1.2　当社の透明封止材のコンセプト … 141
  1.3　透明封止材の評価方法と基準 …… 142
  1.4　透明封止材の評価結果 ……… 143
  1.5　おわりに ……………………… 147
2　人体通信技術のウェアラブルデバイスへの活用 ……………… **越地福朗** … 149

2.1	はじめに …………………… 149
2.2	ワイヤレスボディエリアネットワーク …………………………… 149
2.3	人体通信を利用したマルチメディア映像・音声信号の伝送 ……… 153
2.4	人体通信技術の自動車システムへの適用 …………………………… 157
2.5	まとめ ……………………… 160
3	セルロースナノファイバーを用いた折り畳み可能な透明導電膜とペーパー太陽電池 …………… 能木雅也… 162

3.1	背景と目的 ………………… 162
3.2	結果および考察 …………… 162
3.3	結論 ………………………… 167
4	ウェアラブル呼気センサのための半導体ナノ材料 …………… 菅原　徹… 168
4.1	はじめに …………………… 168
4.2	酸化モリブデンとナノ構造の基板成長 ………………………… 169
4.3	ガスセンサ素子の作製とセンサ特性… 172
4.4	まとめ ……………………… 177

第6章　センサデバイス開発

1　ウェアラブル生体センサ
　　　……………… 和泉慎太郎… 179
1.1　はじめに ………………… 179
1.2　ウェアラブル生体センサの課題 … 179
1.3　ウェアラブル生体センサの低消費電力化技術 …………………… 180
1.4　ウェアラブル生体センサシステムの開発事例 ………………… 183
1.5　まとめ …………………… 185
2　ウェアラブルなフレキシブル健康管理パッチ実現に向けて ……… 竹井邦晴… 188
2.1　はじめに ………………… 188
2.2　加速度センサ …………… 189
2.3　温度センサ ……………… 191
2.4　紫外線センサ …………… 191
2.5　心電センサ ……………… 192
2.6　センサ集積健康管理パッチ … 192
2.7　結言 ……………………… 196
3　紡績性MWCNTを用いた衣類型ウェアラブルモーションセンサ
　　　……………………… 鈴木克典… 197

3.1　はじめに ………………… 197
3.2　薄型ストレッチャブル動ひずみセンサの概要 …………………… 197
3.3　製造プロセス，構造，動作原理 … 199
3.4　センサの特性 …………… 201
3.5　センサの動作原理 ……… 205
3.6　伸縮配線技術 …………… 205
3.7　応用提案と応用事例 …… 208
3.8　おわりに ………………… 217
4　有機導電性繊維を用いたテキスタイルデバイス ………………… 木村　睦… 221
4.1　はじめに ………………… 221
4.2　テキスタイルデバイス ……… 222
4.3　異方的機能を持つ配列ナノファイバー集合体 ………………… 222
4.4　導電性高分子の繊維化とデバイス化 … 224
4.5　まとめ …………………… 228
5　低温硬化形導電性接着剤「セメダインのSX-ECA」の開発とデバイス応用
　　　……………………… 岡部祐輔… 229
5.1　はじめに ………………… 229

5.2 エレクトロニクスの現状 ………… 229	6.1 はじめに ……………………… 239
5.3 設計コンセプト ………………… 230	6.2 C-STRETCH®の計測原理と基礎特性 ……………………………… 239
5.4 低温硬化・フレキシブル導電性接着剤の特長 …………………… 231	6.3 C-STRETCH®の特長 ………… 241
5.5 SX-ECA の応用例 ……………… 233	6.4 応用の利用例 ………………… 241
5.6 おわりに ………………………… 238	6.5 おわりに ……………………… 244
6 伸縮性ひずみセンサ「C-STRETCH®」の開発 ……………… **大高秀夫**… 239	

第1章 IoTとウェアラブルの世界

1 IoTのためのウェアラブル・フレキシブル・エレクトロニクス

菅沼克昭*

1.1 IoTとウェアラブル・デバイス

1990年代に始まったインターネットが,瞬く間に世界中に普及するとともに形を変えながら変化し,気が付いてみると2010年以降囁かれてきたIoTの時代がいつの間にか始まっている。1990年代前半は,ビジネスでもkbpsの通信速度がせいぜいであったのが,今日,Gbpsを家庭で楽しめる時代になっている。「テラ」のオーダーも目の前に来ていると言えるだろう。通信を支えるインフラが整い,「全ての物と人がインターネットに繋がる世界」が実現するのも間近である。IoTが身近に感じられるようになったのは,スマートフォン文化とともに定着したのは間違いがない。産業界においても,ドイツ発のIndustry 4.0が世界を刺激し,産業界のクラウド活用に拍車を掛けようとしている。さらに,自動車の自動運転さえも現実の技術として技術開発が華々しく行われ,IoTの大きな一分野としてデモンストレーションも盛んである。

IoTの世界を漫画で表した図1をご覧頂きたい。車や列車,航空機,工場,オフィス,家々がクラウドに繋がり,社会インフラや自然界の健全状態が常にセンシングされる。農業生産で活か

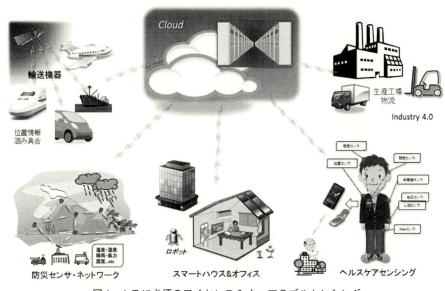

図1 IoTに必須のワイヤレス&ウェアラブルセンシング

---

* Katsuaki Suganuma 大阪大学 産業科学研究所 教授

される育成栽培の状態や環境センシング，山や川をセンシングで繋ぐ防災ネットワーク，そして，人やペットの活動や健康状態がセンシングされるわけである。これらの膨大な情報がクラウドに集積されるわけであるが，そのIoT情報の入り口となるのが，センシング・デバイス，特に，ウェアラブル・フレキシブル・デバイスである。クラウドに対してエッジデバイスとなる「トリリオン・センサ」と言われる領域である。すなわち，10^{12}個程もの多くのセンサが世の中に溢れるわけで，ここに大きな市場が生まれるのは間違いがない。フレキシブル，大面積，超薄型，低消費エネルギなどの特徴に加え，どこにでも装着できる超安価なセンサやデバイスに囲まれる近未来である。

　消費者に最も近いところで展開されるウェアラブル・デバイスには，既に市場に定着した腕時計型がある。人の活量や心拍数などを計測し，スマートフォンへ無線で渡す。めがね型もグーグルの発表以来注目を集めているが，映像収集による人権侵害およびセキュリティーへの懸念から，今のところはその市場が業務用に限られているようである。まず，腕に装着するウェアラブル・デバイスは，スポーツ・フィットネスの分野から実用が始まっている。図2には，近年公表されている様々なデバイスの例を示した。センシングする対象は，加速度，圧力・心拍数，伸び，温度・体温などの身体活動情報である。スポーツ・フィットネス分野における実用は，デバイスとしてはファッション性から一過性の色が強く，その移り変わりも激しい。しかし，その技術の延長には大きなヘルスケア市場が見え始めている。実際，ウェアラブル・デバイスでの血糖値，

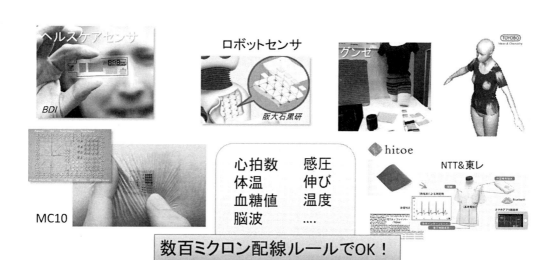

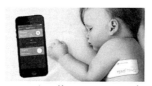

http://www.temptraq.com/

図2　ウェアラブル・デバイス

第1章　IoTとウェアラブルの世界

血圧，脳波などの計測技術開発が，日々のニュースを賑わしている。特に，日本を含め先進諸国では，老齢化社会を迎えるに当たって，これらヘルスケア・ビジネスでIoT用途への巨大な市場展開が期待されるところである。

1.2　ウェアラブルで必要とされる要素技術

　人の状態のセンシングの場合，ウェアラブルであるための多くが，単なる折り曲げ可能なフレキシブルではなく，伸びることが必要になるだろう。但し，半導体や抵抗，キャパシタのような機能部材は，伸縮による機能の変化は望ましくなく，薄くし多少のフレキシブル性を有するに留める必要があろうから，配線部分で伸縮性を与えることになる。ウェアラブル・デバイスに望まれる伸縮性能は，人の運動状態を考え身につける衣服の伸びは膝や肩，肘で最大値が現れ，50%程度になると言われる（図3）。したがって，通常の状態であればこの50%程度が目安となり，安全を見積もれば倍の100%程度となるだろう。元来の配線抵抗が小さく伸びによる抵抗値の変化が少ないこと，もちろん，衣服に装着される場合は洗濯にも十分耐え，伸縮による耐久性にも優れていることなどが要求される。ちなみに，洗濯耐性は規格から100回程度の必要性があるそうだ。以下に，様々なウェアラブル・デバイスとして開発すべき要素技術を列挙する。

・フレキシブルセンサ材料：当面は無機材料が主体であろう
・ストレッチャブル実装：低温でプロセス可能な配線と接続技術，3D展開が必要
・低電力無線通信：ワイヤレス実現のための低電力通信，フレキシブル高効率アンテナ
・フレキシブル・エネルギ：2次電池，ソーラー，熱電フレキシブルなど

　ウェアラブル・デバイスで，各種デバイスをインテグレーションする接続技術にも解がほとんどない。図4には，ウェアラブル・デバイス実装に望まれる低温接続の選択肢を示した[1]。導電性接着剤がほとんど唯一の解に近いが，ストレッチャブルに対する提案は極めて少ない。

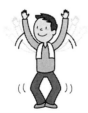 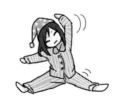

身体部位	歪み (%)
肘	6〜17
肩から肘	13〜34
肩	8〜36
腰から臀部	10〜22
膝	2〜51

SEN-I GAKKAISHI, 40(1985)

図3　衣服で必要なストレッチャブル性

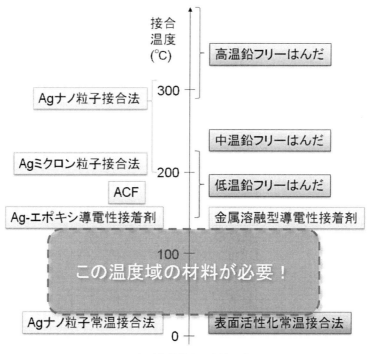

図4　各種接続技術と実装温度域

1.3　ウェアラブル・デバイスとプリンテッド・エレクトロニクス

　さて，あらゆる人と物に装着されるセンサ群は，フレキシブル・ストレッチャブルだけでなく，限りなく安価になることが望まれる。ここにプリンテッド・エレクトロニクス（PE）技術が活かされる。ナノサイズからサブミクロンサイズに調整された機能性インクを用い，ミクロンサイズにまで制御する印刷との「摺り合わせ」で新たなデバイス製造を実現する期待の技術である[2]。両者の高度な技術の組み合わせが鍵であり，単に装置の導入だけでは高品質・高機能製品は作れない。この摺り合わせの技術こそ，日本の国内製造を活性化できる鍵となる。また，PE技術の延長技術とも言える3Dプリンティングが，今日大きな盛り上がりを見せている。PE技術開発におけるナノインク技術，印刷技術，デバイス技術は，日進月歩で成長しており，半導体などの能動デバイス，受動デバイス，配線，電池，ソーラーや照明，センサまで，ありとあらゆる物が印刷形成できるようになっている。これらをうまく組み合わせることで，まるで新聞や雑誌を刷るように，オール印刷により大量に高速に電子デバイスを製造する世界も，IoTの世界を見れば決して夢ではないだろう。IoTの世界の情報の入り口となるセンサ群に，PE技術が生きてくる。

　スポーツやフィットネスの人体の活量を測定するセンシング・デバイスや，スマートフォンと連携する腕時計型情報端末など，ウェアラブル・デバイスの実用が一気に始まり，PE市場を活性化させる一大ターゲットとして大きな期待が掛かっている。今年，新たに公表され，または，既に市場に投入された様々なウェアラブル機器の例は非常に多いが，今は流行色が強いスポー

ツ・フィットネスの領域でも，いずれ健康，医療分野へと進化して行くことは明らかで，それらの技術の拡大と定着が楽しみな分野である。

　世界的なデファクト形成技術開発と同時に，PE技術やウェアラブル機器を取り巻く国際標準化がいち早く着手されていることにも要注意である。IECにおいても，2017年に新たな組織を構成しウェアラブルに関する標準化が開始されることになった。世界が競争相手であるからには，国内の市場に偏った開発のみではなく，世界市場の動向にはアンテナをしっかりと張りたい。特に，IoTが一気に進行する途上にあり，技術開発が製品展開に間に合わない状態も起こり得るだろう。既に，この巨大な市場が形成され始めていることには，十分に留意すべきである。初めは超安価で課題の多い製造技術であっても，技術は実用化するところから必ず育ってくる。いずれ世界的な競争に打ち勝つためには，アナログ的でフレキシブルな視点を持ちながら目標を的確に設定することが必要で，さらに，しっかりした科学に基づきステップを積み重ねることを期待したい。

文　　　献

1) 菅沼克昭, 導電性接着剤入門, 科学技術出版社（2014）
2) 菅沼克昭, 棚網宏, プリンテッド・エレクトロニクス技術, 工業調査会（2009）;
　 K. Suganuma, Introduction to Printed Electronics, Springer（2014）

2 導電性機能素材 hitoe®を用いたウェアラブル技術と応用展望

高河原和彦[*1]，小笠原隆行[*2]，樋口雄一[*3]

2.1 はじめに

近年，腕や頭部などの身体に装着して利用するICT端末（ウェアラブルデバイス）の実用化・商用化が進み，市場を急速に拡大している。この背景として，LSIや電池などの部品の高性能化・小型化が進みユーザの装着負担や違和感が軽減したこと，ウェアラブルデバイスの機能を拡張・補完するスマートフォンやクラウドが普及したことが挙げられる。ウェアラブルデバイスを用いてユーザの生体情報などをセンシングし，スマートフォンやクラウド上でデータを解析しフィットネスやヘルスケア分野などで活用が期待されている。これらのウェアラブルデバイスが生活の中に定着し普及するためには，自然に装着・操作できるユーザビリティや，継続的な使用に見合った価値を実感できるサービスの提供が不可欠である。このためには，生体との親和性を考慮した材料選定や，利用シーンに合わせた装着形態，デバイスで取得した情報を解析し生活の質を向上する価値に変換する情報処理，生み出した価値を適切にフィードバックする手法など，デバイスを使ってユーザに提供できる体験を総合的にデザインすることが必要となる。

本稿では，ウェアラブルデバイスの開発・応用事例として，"hitoe®"の概要について説明し，その応用展望について紹介する。

2.2 導電性機能素材"hitoe®"と，ウェア型生体情報計測デバイス

2.2.1 導電性機能素材"hitoe®"

生体では，筋肉や心臓，脳の活動に伴って電気信号（生体電気信号）が発生する。"hitoe®"は，生体に接触することで生体用電極として機能し，それら生体電気信号を取得することを目的に開発された，繊維素材をベースとした導電性機能素材である。生体用電極に求められる特性として，「生体に対する安全性」「洗濯耐久性」「生体と電極の接触インピーダンスが低いこと」が挙げられる。これらを達成するため，"hitoe®"は，PET（poly(ethylene terephthalate)）ナノファイバニット素材に導電性高分子PEDOT：PSS（poly(3,4-ethylenedioxythiophene)-poly(styrenesulfonete)）を含浸させ，さらに片面に透湿膜を積層する構造としている（図1）。

PEDOT：PSSは良好な導電特性を示すπ共役系導電性高分子PEDOTと高分子電解質PSSが複合化した構造からなり，高い親水性と生体適合性が特徴である[1]。PETナノファイバニット素材は繊維径約700 nmの超極細繊維からなり，繊維径10 μm程度の一般衣料向け繊維素材と比較して生体との接触面積が大きくなるため，生体と電極の接触インピーダンスを低くすることが

[*1] Kazuhiko Takagahara　日本電信電話㈱　デバイスイノベーションセンタ　研究主任
[*2] Takayuki Ogasawara　日本電信電話㈱　デバイスイノベーションセンタ，
　　　物性科学基礎研究所　研究員
[*3] Yuichi Higuchi　日本電信電話㈱　デバイスイノベーションセンタ　研究主任

第1章 IoTとウェアラブルの世界

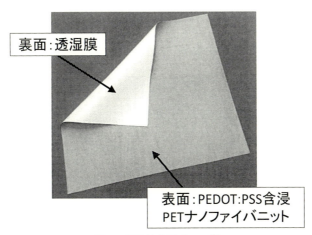

図1　機能性素材 "hitoe®"

できる。また，PEDOT:PSSが細い繊維間隙に高密度に含浸し固着されるため，洗濯や繰り返し使用を行ってもPEDOT:PSSが脱落しにくいという特長がある（図2）。さらに，生体と接触させない面に透湿膜を積層することで，生体と電極の接触インピーダンスを低くするのに十分な肌水分を保ちつつ，適度に湿度を放散して皮膚のふやけやかぶれを防ぐことができる。

これらの特長を持つ素材を組み合わせて構成することにより "hitoe®" は生体用電極に求められる特性を達成し，かつナノファイバニット素材の持つ柔軟性や伸縮性を兼ね備えているという特長がある。

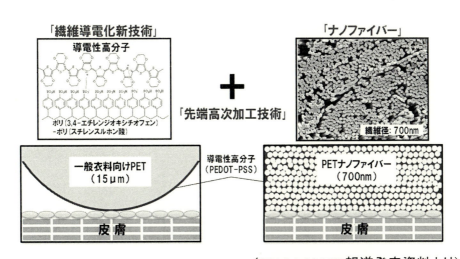

（2014.1.30 NTT報道発表資料より）

図2　機能性素材 hitoe® の構成技術

2.2.2 ウェア型生体情報計測デバイスの構成技術

図3に示すウェア型生体情報計測デバイスは，hitoe®電極や配線を一体化したウェア（hitoe®ウェア）と，取得した生体情報をスマートフォンなどに送信するトランスミッタとで構成されており，着るだけで心臓の電気信号（心電波形）や心拍数，加速度などの生体情報をセンシングすることができる。従来，医療分野においては心疾患などのモニタリングのため心電波形を計測する心電計が用いられているが，複数の電極を皮膚に粘着させる必要があったり，電極と心電計を接続する配線が煩わしかったりするという問題があり，検査以外の目的で利用するにはユーザへの負担が大きかった。本デバイスは，電極や配線を一体化したウェアとしているため，装着の負担が低減され，フィットネスや日々の健康管理など，幅広い用途で活用することができる。

ウェア型生体情報計測デバイスの概略構成図を図4に示す。以下，hitoe®ウェアとトランスミッタの構成技術について概説する。

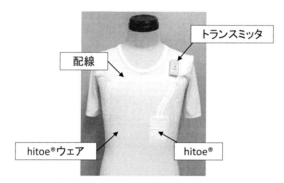

図3　ウェア型生体情報計測デバイス

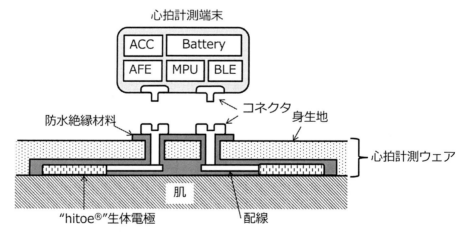

ACC: 3軸加速度センサ　　　　　　BLE : Bluetooth low energy
AFE: アナログフロントエンド回路　　MPU: マイクロプロセッサ

図4　ウェア型生体情報計測デバイスの構成概略図

第 1 章　IoT とウェアラブルの世界

(1) hitoe®ウェアの構成技術

hitoe®ウェアは，hitoe®電極や配線，トランスミッタの着脱コネクタを一体化したウェアである。

① 配線・電極

　配線は，hitoe®電極で検出した電気信号を劣化させることなく計測端末へと伝える役割を担っており，導電性と，電極間や配線間の絶縁の確保，着心地を向上させるための伸縮性などが要求される。フィットネス用途での利用を想定すると，発汗によりウェアが濡れ，身生地のインピーダンスが低下する。電極間のインピーダンスが低下すると信号強度が減衰してしまうため，電極，配線，コネクタなどの電気信号の経路と，身生地との間に防水絶縁材料を配置することで，インピーダンスの低下を防止する構造としている。

② 身生地

　身生地には，様々な運動状態においても hitoe®電極を安定して肌に密着させる役割が求められる。本ウェアでは，身生地として伸縮性の高い素材を用い，着用者の胸囲と生地の伸縮性を元に一定以上の圧力で hitoe®電極が肌に接触するようにウェアのサイズを設計している。また，電極の配置を体動による位置ズレが生じにくい左右の胸部前方としている。これによって，様々な運動を行っても体型差をカバーして身体にフィットし，安定した計測が可能となっている。

(2) トランスミッタの構成技術

　心拍計測端末は，心電信号を増幅しサンプリングするアナログフロントエンド回路，心電信号から心拍数を抽出するデジタル信号処理回路，体の動きを検出するための 3 軸加速度センサ，データをスマートフォンに送信する無線通信回路などから構成され，コネクタにより hitoe®ウェアと脱着可能となっている。

　長時間の連続測定を実現するため，計測端末には低消費電力動作が求められる。そこで，無線通信方式として低消費電力な Bluetooth Low Energy（BLE）を採用している。BLE は 1 パケットで送信可能なデータ量が20 Byte 程度であり，データ送信容量に制約があるため，生体信号毎に必要な帯域を考慮してサンプリングレートを調節し，心電波形，心拍数，3 軸加速度などの情報をスマートフォンに送信できるようにしている。

　これらの技術からなる hitoe®ウェアやトランスミッタによって，従来医療目的以外では取得が難しかった心電波形や心拍数，加速度といった生体情報を手軽に取得できるようになり，フィットネスや日々の健康管理など，幅広い用途で活用できるようになった。

2.3　スマートフォンによる生体情報の推定

　hitoe®ウェアとトランスミッタによって得られた生体情報，すなわち心電波形・心拍数・加速度データは，スマートフォンやクラウドにおいて分析し，サービスに有用な新たな特徴量として

ヘルスケア・ウェアラブルデバイスの開発

拡張することが可能である（図5）。本項では，心電波形から呼吸，心拍数から運動時における身体の負荷許容量，加速度から歩行時の様態を推定する技術について概説する。

トランスミッタにおいて直接計測されるこれらの情報を一次情報と呼ぶとすると，呼吸・運動許容量・歩容は一次情報から推定によって導かれる二次情報といえよう。

仮にセンサで直接計測できる物理量しか用いようとしない場合は計測したい数だけ異なるセンサ種が必要となる。しかし，スマートフォンやクラウドにおける解析により二次情報を生成することで，センサ数を増やすことなくマルチセンシングが可能となる。

こうした推定を誰でも手軽に行えるよう，スマートフォンアプリケーション開発者向けの開発キットが2015年からNTTドコモより無償で公開された[2]。開発キットには，本稿では取り上げなかった姿勢や睡眠段階を推定するロジックも用意されている。

以下ではこうした二次情報の推定手法について，いくつかの例を紹介したい。

2.3.1 心電波形による呼吸活動の推定

心電波形を良好に取得できるhitoe®ウェアの特徴を活かすことで，呼吸活動の推定が可能となる。呼吸時にはヒトの胸郭が運動するが，この胸郭運動によって心電波形におけるR波とS波の電圧差分（RS振幅）が変動することが知られている[3]。この胸郭運動とRS振幅の関係性に着目することで，心電波形から呼吸活動を推定できる。これまで大学や医療機関を除けば日常で手

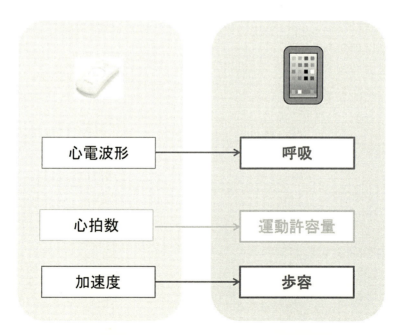

図5 ウェア型生体情報計測デバイスで得られる一次情報と二次情報の例

軽に心電波形を計測できるとは言い難く，あまりこの知見は活用されてこなかったが，hitoe®ウェアを用いれば心電・心拍情報が日常生活で容易に得られるため，これによる呼吸推定の実現性も高まった。

hitoe®ウェアで計測された心電波形からRS振幅を算出し，その変動が実際の呼気流のそれと対応するか検証を行った[4]。座位姿勢においてhitoe®ウェアで計測したRS振幅と，マスクによる呼気流を比較したところ，良好な対応関係が見て取れる（図6）。

しかしながら心電波形から求めたRS振幅は，姿勢変化や体動によるインピーダンスの変動，循環器系の活動によるRS振幅値の変動を擾乱として受けるため，こうした擾乱に対する補正が必要となる。これまでに我々はカルマンフィルタを用いた動的な誤差予測により，歩行や走行時といった体動が生じている期間においても高精度に呼吸数を推定することに成功した[5]。こうした補正はスマートフォンで実行され，高精度な呼吸数をリアルタイムに提供することができる。

ウェアで呼吸を推定できれば，マスクを用いた呼気計測よりも拘束感が少なく日常における様々な呼吸動態を可視化できる。心理作用と呼吸のかかわりはよく知られている。「ギスギスしていて息が詰まりそう」「息を凝らしてじっと見つめる」などの慣用句は一種の比喩だが，ストレスにさらされているときや集中しているときの呼吸活動の不活化は古来より認識されてきた。一方で，嬉しさで「息が弾む」場合もあれば，これらの傾向が万人に当てはまるかと言えば人によって異なったりするため，心と呼吸の関係は分かっているようで非常に奥が深い。こうした心と呼吸との関係も，計測が容易化されることで，具体的な事例において傾向が定量的に明らかになっていくであろう。

日常応用以外に，呼吸器系の疾病モニタリングや，運転中の眠気の検知，エンターテインメントにおけるゲーム参加者の状態把握など，様々な応用展開が期待される。エンターテインメント型の応用として，2016年4月に開催されたニコニコ超会議2016において，呼吸活動に着目したイベントを実施した[6]。イベントではホラーゲームをプレイする実況者がhitoe®ウェアを着用し，プレイ中における呼吸の変化を視聴者に提示した（図7）。呼吸が乱れた場面で白いエフェ

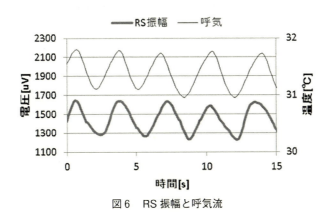

図6　RS振幅と呼気流

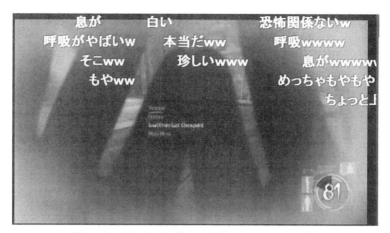

図7 白い息のように描かれるゲームプレイ中の呼吸

クトが生成され，ゲームの映像と重なることで，あたかも息でモニタが曇っていくかのような演出を施した．視聴者からは「息が」「曇る」などといった呼吸に対する反応が伺えた．こうした生体情報の映像表現と，人気実況者の巧みな実況とのコラボレーションにより，場の雰囲気を盛り上げる生体情報活用方法を見出すことができた．

2.3.2 心拍数による運動許容量の推定

運動時の心拍数の変動は，運動強度やユーザの疲労，回復度合いによって変動する．心拍とパワーが1次近似式で変換されることを利用し，従来パワー計測が必要であった残存運動許容量を，心拍計測のみで実現する手法を提案している[7]．高価なパワーメータの導入が不要になるほか，従来パワーの計測が行えなかったスポーツでの応用が可能になると見込まれる．

CP（Critical power）は長時間運動の可否を分ける運動強度の閾値である．運動許容量はCP以上の運動強度でどれだけ持続するかを表すエネルギー量である．運動中の残存運動許容量は自転車に搭載されたパワーメータで取得したパワーから算出することができる[8]．式は次の通りである．

$$\frac{dW'}{dt} = -(P - CP) + K\left(1 - \frac{W'}{W'_0}\right)D_{CP} : P > CP \tag{1}$$

$$\frac{dW'}{dt} = K\left(1 - \frac{W'}{W'_0}\right)D_{CP} : CP > P \tag{2}$$

W'は残存運動許容量，W'_0は運動許容量の初期値，Pはパワー，D_{CP}は$CP > P$のときの$(CP - P)$の平均値，Kは回復パラメータである．

一般的に，パワーと心拍は1次近似式で変換できる．そのため，事前に関係式を取得しておけば，心拍からパワーを算出することができる．心拍とパワーの関係を用いることで，心拍から残存運動許容量W'[J]を算出することができる．さらに，W'を初期値であるW'_0で規格化することで，各項の次元を無次元化できるため，心拍とパワーの関係式を取得することなく，心拍

データから残存運動許容量の割合（W'_n [%]）を算出できる。

$$\frac{dW'_n}{dt} = -\frac{(HR - HR_{CP})}{W'_{0\_HR}} + (1 - W'_n)\frac{D_{HR_{CP}}}{W'_{0\_HR}} : HR > HR_{CP} \qquad (3)$$

$$\frac{dW'_n}{dt} = (1 - W'_n)\frac{D_{HR_{CP}}}{W'_{0\_HR}} : HR_{CP} > HR \qquad (4)$$

HR（Heart rate）は心拍数，HR_{CP} は CP に相当する HR，W'_{0_HR} は HR から算出した運動許容量の初期値，W'_n は残存運動許容量の割合，$D_{HR_{CP}}$ は $HR_{CP} > HR$ のときの（$HR_{CP} - HR$）の平均値である。

準備運動後，段階的に運動強度を上げてオールアウトまで漕ぐワークアウトを3セット行い，(3), (4)式を用いて残存運動許容量を算出した。図8に実験風景を示す。また，比較のため，(1), (2)式を用いてパワーから残存運動許容量を算出し，パーセンテージ表示にした。結果を図9に示す。CP以上のパワー，HRに対して，残存運動許容量が減っていくことが分かる。また，ワークアウト終了後，残存運動許容量が回復していることが分かる。図10は各セットでのパワーと心拍から算出した残存運動許容量が最小となる値を比較したグラフである。2セット目にて心拍から算出した残存運動許容量がパワー算出に比べて20%低くなっていることが分かる。この結果は心拍ドリフトによる影響だと考えられる。図11は各セットでのパワーと心拍の相関を表している。1セット目に比べて2，3セット目では同じパワーでも心拍が上昇してることが分かる。この上昇により残存運動許容量が大きくなったと考えられる。

心拍から運動許容量を算出するアルゴリズムを構築した。このアルゴリズムにより高価なパワーメータを必要とせずに安価な心拍計から運動許容量が算出できる。パワーと心拍から算出し

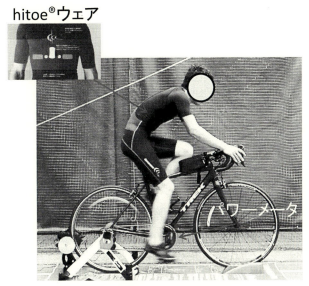

図8　運動許容量の推定実験の風景

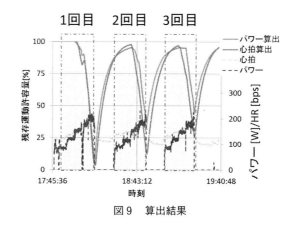

図9　算出結果

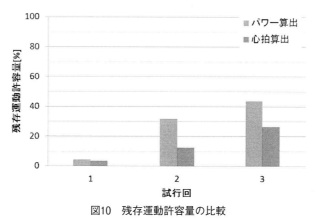

図10　残存運動許容量の比較

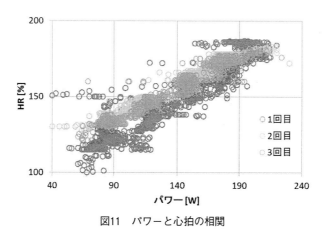

図11　パワーと心拍の相関

た残存運動許容量の違いに関しては主観的な評価によって今後比較する予定である。

2.3.3 加速度による様態情報の推定

　二次情報の一つである歩容は，トランスミッタが具備する加速度センサの計測値から分析され

る。総歩数，歩行ピッチ，歩幅，移動速度・距離が算出されるほか，安静・歩行・走行のいずれの状態にあるかが識別される[9]。こうした歩容情報が心拍数と同時に取得されることで心拍変化の解釈が容易になる（図12）。例えば図12では12時頃の運動の後の2時間程度はほぼ安静状態にあるにもかかわらず，運動前よりも高い心拍数を示している。これは運動をきっかけにしばらく高い代謝状態が継続したためと考えられる。しかし心拍数のみが計測され，運動があったことや安静であったことが分からなかったならば，解釈はより困難となる。心拍数だけを見ていては，12時から15時までずっと運動していたと読み間違えてしまうといったことが起こりうる。加速度から推定される様態情報は，心拍数の変化をはじめとしたバイタル変化の意味づけに重要な役割を果たす。

こうした様々な生体情報の活用により，リハビリや見守りなど広い分野でのモニタリングの実現が期待される。クラウドサーバの利用が当たり前になり，スマートフォンや綺麗なディスプレイを備えた時計型デバイスを誰でも持てるようになった昨今，二次情報推定を実用する環境はほぼ整ってきた。センサの適用領域を拡大する強力なアプローチとして二次情報はますます用いられてゆくだろう。

2.4 生体情報に基づくサービス応用への展開

hitoe®ウェアとトランスミッタによって得られる心電波形や心拍数には，自律神経の活動など

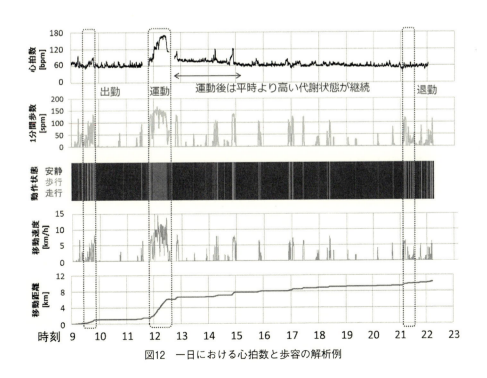

図12　一日における心拍数と歩容の解析例

様々な生体情報が含まれており，2.3項で述べたスマートフォンやクラウドによる二次情報の推定・データ蓄積と連携することで，様々な分野でのサービス展開が期待される。我々は，フィットネス，健康増進，安心・安全，医療サポート，エンターテインメントなどの分野における新サービスの創出を目指して様々なパートナー企業と研究開発を進めている（図13）。

フィットネス分野では，すでに運動強度の指標として心拍数が広く用いられており，瞬発力向上や脂肪燃焼といった目的ごとの運動強度の管理に利用されている[10]。我々が開発した生体情報計測ウェアの技術は，スポーツトレーニング支援用の心拍計測ウェアとして製品化されており，スマートフォンやクラウドと連携して，心拍数，走行距離，位置情報などの情報を記録し，コーチングを受けられるサービスが提供されている。

安心・安全分野では，屋外や工場の過酷な環境で働く作業員の熱中症などの事故防止に向けた見守りサービスを検討している。hitoe®ウェアとトランスミッタによって測定された作業員一人ひとりの生体情報がスマートフォンを介してクラウドサーバに送信され，作業管理者がリアルタイムに状況を確認することができる。このとき，クラウドサーバでは送信されてきた生体情報から平常時と異なる状況（心拍数の異常な上昇／下降や転倒など）を自動判別しており，異常を検知すると作業管理者にアラートを発出し，早期に対策を講じることができる。さらに，生体情報だけではなく，必要に応じて職場に備えられた温湿度計などの環境センサなどとも連携することで，より多面的な解析が可能となる。このように，作業員の体調管理，安全確保をより効率的に行うことを目的に，パートナー企業と連携して実証実験を行っている[11～13]。

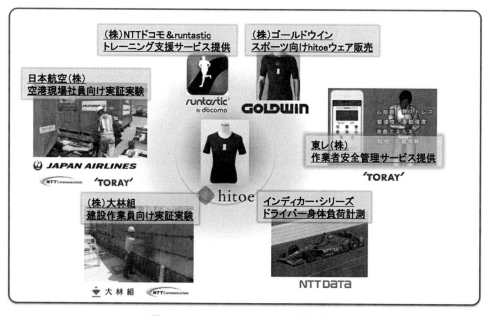

図13　パートナーとのサービス創出検討

2.5 まとめ

本稿では，ウェアラブルデバイスの開発・応用事例として，機能素材 hitoe®を用いたウェア型生体情報計測デバイスの構成技術と，取得した生体情報から新たな特徴量を抽出する技術，得られた生体情報に基づいたサービス展開例を概説した。ウェア型生体情報計測デバイスは，ユーザの装着性向上の観点からウェア設計・材料選定を行い，心電波形や心拍数，加速度といった生体情報を手軽に計測できるようにした。特徴量抽出では，取得した生体情報の変動と生体の状態変化との関係を紐解くことで，センサ数を増やすことなくマルチセンシングを可能とした。これらの技術を応用することで，フィットネスや安心・安全分野で従来にはなかったサービスが提供され始めている。

今後さらに多様なウェアラブルデバイスが開発・普及していくと，ICT 技術は"使う"ものから，意識しなくても我々の生活の中に当然のように"ある"ものとして発展し，我々の生活を革新するようなサービスが生み出されていくことが予想される。

文　　献

1) S. Tsukada et al., *PLoS ONE*, **7**(4), e33689 (2012)
2) ㈱NTT ドコモ，2015年12月10日報道発表，https://dev.smt.docomo.ne.jp/?p = notice.detail&news_id =149
3) 藤澤宏幸，魚住超，小野功一，医用電子と生体工学，**36**(4), 337-342 (1998)
4) 小笠原隆行，松浦伸昭，桑原啓，笠原亮一，信学ソ大，B-18-39, 2016年9月
5) N. N. Lepine, T. Tajima, T. Ogasawara, R. Kasahara, H. Koizumi, "Robust respiration rate estimation using adaptive Kalman filtering with textile ECG sensor and accelerometer", IEEE EMBC 2016, Orlando, FL, USA, August 16-20 (2016)
6) 社家一平，松田達樹，薄井宗一郎，NTT 技術ジャーナル，**28**(8) (2016)
7) 樋口雄一，藤井孝治，信学ソ大，B-18-40, 2016年9月
8) Skiba, Philip Friere, "The Kinetics of the Work Capacity Above Critical Power." University of Exeter (2014)
9) T. Ogasawara, Y. Itoh, K. Kuwabara, R. Kasahara, *NTT Technical Review*, **14**(4) (2016)
10) いまから始める心拍トレーニングBOOK，山と渓谷社 (2014)
11) 東レ㈱，2016年8月25日報道発表，http://cs2.toray.co.jp/news/toray/newsrrs01.nsf/0/52BBA7665975956649258019 0025F3C4
12) NTT コミュニケーションズ㈱，2015年3月25日報道発表，http://www.ntt.com/about-us/press-releases/news/article/2015/20150325.html
13) 日本航空㈱，2015年8月17日報道発表，http://press.jal.co.jp/ja/release/201508/002421.html

第2章　フレキシブルトランジスタ

1　塗布法への適用に向けたn型有機トランジスタ材料の開発

家　裕隆[*1], 安蘇芳雄[*2]

1.1　はじめに

　有機合成化学と構造有機化学の進展に伴って，有機π電子化合物の分子合成と物性チューニングが自在に行える状況となってきている。近年では，これまでの構造物性相関の知見を活かして，機能材料への応用を目指す試みが注目されている。中でも"π電子"特有の光物性や電子物性を活かせる点から，有機半導体材料への応用に向けた化合物開発が盛んに行われており，この分子薄膜を活性層とする有機エレクトロニクスは次世代の電子デバイスとして一部実用化にまで至りつつある。有機エレクトロニクスの素子応用の代表例としては，有機発光ダイオード（OLED），有機電界効果トランジスタ（OFET），有機薄膜系太陽電池（OPV）などが挙げられる状況である。これらの素子を駆動させるためには，キャリアが正孔であるp型半導体材料と電子のn型半導体材料の両方が不可欠である。p型半導体材料に関しては，開発が精力的に行われており，無機半導体材料を超える高性能材料も見出されている。これに対して，有機n型半導体材料の研究例はp型半導体材料に比べて少なく，依然として，開発途上の段階にある。これはπ電子系分子の多くは電子輸送に関与する分子の最低空軌道（LUMO）レベルを下げるのが困難であること，および，π電子系の還元種が本質的に不安定なことに起因している。このような状況において，高性能化に向けた知見に繋がるn型半導体材料の創出が切望されている。本稿では，分子構造の精密な修飾が容易などの優れた特徴を併せ持つπ電子系分子に着目し，斬新なアプローチで設計したn型OFET材料開発の筆者らの研究結果について紹介する。また，本書の主題であるヘルスケア・ウェアラブルデバイスへの利用に向けて，塗布法に対応可能な特性付与を目指した材料開発への展開の結果についても紹介する。

1.2　OFETの素子構造と駆動原理

　OFETの素子構造はソース電極，ドレイン電極，ゲート電極の3つの金属電極とゲート絶縁膜，有機薄膜活性層で構成される。代表的な素子構造として，ソース，ドレイン電極を有機薄膜活性層の上に積層させるボトムゲート・トップコンタクト型素子とソース，ドレイン電極の上に有機薄膜活性層を積層させるボトムゲート・ボトムコンタクト型素子が用いられる（図1(a)）。実用化に向けて，微細な集積構造の作製の点からは，後者の方が有利であることから，以降の本

[*1]　Yutaka Ie　大阪大学　産業科学研究所　准教授
[*2]　Yoshio Aso　大阪大学　産業科学研究所　教授

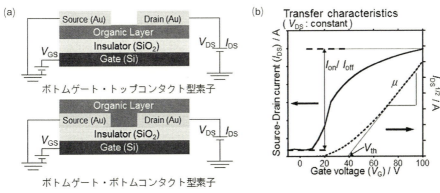

図1 (a) OFETの素子構造，(b) トランスファー特性

稿で紹介するOFET評価には，ソース，ドレイン電極の上に有機薄膜活性層を積層させるボトムゲート・ボトムコンタクト型素子を用いた。OFETでは，ソース—ゲート電極間に印加される電圧（V_G）によって有機半導体中のキャリアの蓄積状態が変化することで，ソース—ドレイン電極間の電流（I_{DS}）を制御する。このキャリアが正孔（ホール），あるいは電子となる化合物がそれぞれp型半導体材料，n型半導体材料と呼ばれている。ソース—ドレイン電圧（V_{DS}）一定下でのI_{DS}—V_G特性（トランスファー特性）を図1(b)に示す。移動度，駆動前後の電流のオン，オフ値（$I_{on/off}$），駆動閾値電圧（V_{th}）が半導体材料としての性能の主な判断材料となる。本稿ではこの中の移動度（n型半導体材料なので電子移動度（μ））で結果を説明する。

1.3 n型OFET材料に向けた電子受容性ユニットの設計

n型OFET材料を開発するためには，有機π電子化合物のLUMOレベルを下げることで高い電子受容能を付与することが不可欠となる。これに伴って，OFET材料においては，電子輸送に関与するLUMOレベルと金属電極の仕事関数のミスマッチを軽減させることができるため，電子注入が起こりやすくなる点でも有利となる。π電子系のLUMOレベルを低下させる手段として，電子求引性置換基の導入が有効である。しかし，立体的に嵩高い電子求引性基を導入することでπ電子系の共役平面性が阻害され，π電子系そのものの特性が失われることが課題であった（図2）。これに対して，より効果的にn型特性を発現させる材料開発の観点から，筆者らは電子求引性基の電子的効果を最大限に活かすと同時に，π電子系への導入による立体障害を抑える設計指針として"電子求引性基による縮環・架橋構造"を特徴とするn型ユニットの設計を行った。具体的には，カルボニル架橋含チアゾール縮合多環化合物（CBB, IDD），カルボニル縮環チオフェン（B），ジシアノメチレン基導入シクロペンテン縮環チオフェン（TCp(CN)$_2$CF$_2$），ジチオフタルイミド（S-Imi）を設計し，これらのユニットを含む新規n型π電子系分子の系統的な開発を行った。なお，OFETの薄膜活性層に着目すると，分子構造と物性のみならず，薄膜状態において電子輸送に有利な分子配列をとるように分子構造を制御することも重要

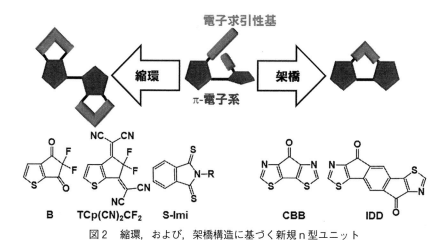

図2　縮環，および，架橋構造に基づく新規 n 型ユニット

である。この点からも共役平面性が保たれた分子は有利である。

1.4　カルボニル架橋電子受容性ユニットを導入した n 型 OFET 材料の開発

我々は電気陰性の中央ユニットとしてカルボニル架橋と電子受容性チアゾール環で構成される (CBB, IDD) を設計し，これとトリフルオロアセチルフェニル基 (FAc)[1,2] を組み合わせた化合物 FAc-CBB, FAc-IDD を開発した（図3(a)）[3,4]。これらの分子はサイクリックボルタンメトリー (CV) 測定の第一半波還元電位 ($E_{1/2}$) から LUMO レベルがそれぞれ，−3.64, −3.79 eV と見積もることができた。X 線結晶構造解析から，いずれの分子構造も期待通りほぼ平面構造であった。また，密な π スタッキング構造が形成されていたことから，真空蒸着薄膜内においても電子輸送に有利な分子配列を形成することが期待された。実際，これらの物性と構造を反映して，薄膜の X 線回折 (XRD) には結晶性を示す一連のピークが現れ，真空下での OFET 測定において，それぞれ，6.0×10^{-2}, $0.39 \, cm^2 \, V^{-1} \, s^{-1}$ の良好な電子移動度が観測された（表1）。さらに，これらの素子は大気曝露下でも OFET 特性を維持していた。なお，n 型 OFET 特性は酸素や水に対して敏感であることが実用化に向けて解決すべき問題となっている。これは，n 型 OFET のキャリア輸送に寄与している有機半導体材料の還元種が本質的に不安定なことに起因するものである。このことから，大気下で安定に OFET 駆動を行うための化合物開発の設計指針として，分子の LUMO レベルを酸素や水の還元レベルより低い −4.0 eV 以下にすることで熱力学的安定性が有効に機能すると提案されている[5,6]。これに対して，FAc-CBB, FAc-IDD の LUMO レベルは −4.0 eV まで低下していないことから，密なパッキングに起因する速度論的安定性も大気安定性の発現に寄与していると考えている。

そこで，LUMO レベルをさらに低下させることを目的として，フルオロアシル基を末端基として IDD に直結した F3-IDD, F7-IDD の開発へと展開した（図3(a)）[7]。実際，これらの分子の $E_{1/2}$ から LUMO レベルはそれぞれ，−4.07, −4.05 eV まで低下していることが示唆された。

第2章 フレキシブルトランジスタ

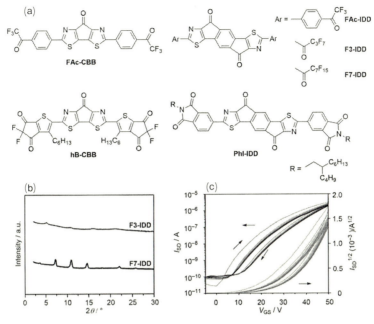

図3 (a)カルボニル架橋ユニットを導入したn型OFET材料の分子構造, (b)F3-IDD, F7-IDDのXRD, (c)hB-CBBで構成されるOFETの大気曝露下でのトランスファー特性の繰り返し測定

表1 OFET特性

compounds	condition	μ /cm^2 V^{-1} s^{-1}
FAc–CBB[a]	vacuum	6.0×10^{-2}
FAc–IDD[a]	vacuum	0.39
F3-IDD[a]	vacuum	8.6×10^{-3}
F3-IDD[a]	air	4.8×10^{-3}
F7-IDD[a]	vacuum	0.18
F7-IDD[a]	air	0.09
hB-CBB	vacuum	1.1×10^{-2}
hB-CBB	air	1.6×10^{-3}
PhI-IDD	vacuum	4.6×10^{-4}

a) vacuum deposition

一方で,これらの真空蒸着膜のX線回折(XRD)においては顕著な違いが観測された。すなわち,F3-IDDではピークが観測されなかったのに対して(アモルファス状態),F7-IDDでは明確なピークが観測されたことから結晶性の薄膜構造をとっていた(図3(b))。これらのOFET測定を行った結果,いずれの化合物も真空下の移動度に対して,半分程度まで低下するものの大気曝露下でも良好な性能を示した(表1)。薄膜の結晶性配列の有無に関わらず,同様のOFET挙動が観測されたことから,F3-IDD,F7-IDDの大気駆動安定性は低いLUMOレベルに起因する

熱力学的安定性の寄与がより顕著になっていることを示すものである。

　しかし，上記の分子は有機溶媒に対して低い溶解度であったため，塗布法での薄膜作製が困難であった。また，CBB，IDDは強力な電気陰性ユニットであるが，溶解度を付与させるための置換基を導入することが困難な分子構造である。そこで，可溶性の末端ユニットと組み合わせることで塗布法に応用可能なn型OFET材料の開発へと展開を行った。CBBに対する末端ユニットの母骨格としてはユニットBに着目した。これにヘキシル基（C_6H_{13}）基を導入したユニットhBを末端基とするhB-CBBを開発することで，低いLUMOレベルと溶解性確保の両立を目指した（図3(a)）[8]。CV測定の$E_{1/2}$からhB-CBBのLUMOレベルは-3.83 eVと見積もられた。hB-CBBの電子輸送型OFET材料としての機能を明らかとするため，OFET素子を用いて真空中で特性評価を行った。なお，hB-CBBはクロロホルム溶媒を用いたスピンコート法により均一な薄膜の作製が可能であった。最適化を行った結果，熱アニール後の電子移動度は1.1×10^{-2} cm^2 V^{-1} s^{-1}となり，真空蒸着法により作製したFAc-CBBの薄膜と同レベルの電子移動度を示した（表1）。この素子の大気曝露下における素子駆動安定性の評価を行ったところ，電子移動度は真空下と比べると1桁低下したものの（1.6×10^{-3} cm^2 V^{-1} s^{-1}），n型OFET特性を維持し，大気下での連続した繰り返し測定においてもヒステリシスは小さいものであった（図3(c)）。

　IDDに関しては，π電子系がCBBより拡張されていることに起因して，溶解度の確保が困難であり，hBと組み合わせた分子でも有機溶媒への溶解度は低いものであった。そこで，分岐アルキル基を導入したN-アルキルフタルイミド（PhI）と組み合わせたPhI-IDDを開発した（図3(a)）[9]。CVの$E_{1/2}$からPhI-IDDのLUMOレベルは-3.81 eVと見積もられた。この分子においてもスピンコート法で薄膜を作製した。真空下でOFET測定を行った結果，4.6×10^{-4} cm^2 V^{-1} s^{-1}の特性を示した。上述の真空蒸着系の結果とは対照的に，IDDを用いたときの方がCBBより移動度が低下している。これは溶解度を付与するために立体的に嵩高い分岐アルキル基を導入したことによる影響と考えている。一方，PhI-IDDにおいて塗布法で作製した薄膜においても電子輸送特性を示していることから，IDDと適切な可溶性ユニットを組み合わせることで低分子，あるいは，高分子のn型半導体材料への展開が今後期待できる状況である。

1.5　ジシアノメチレン基導入シクロペンテン縮環チオフェンに基づくn型OFET材料開発

　上述の通り，LUMOレベルをより一層低下させることができれば，OFETにおける大気駆動安定性が向上すると考えた。そこで，強力な電子求引性基であり，カルボニル基から一段階での変換手法が確立されているジシアノメチレン基に着目し，これを導入したジシアノメチレン基導入シクロペンテン縮環チオフェン（TCp(CN)$_2$CF$_2$）を設計した。中央ユニットに可溶化基を導入した代表的なπ共役ユニットであるビチオフェン，フルオレンと組み合わせることで，TCp(CN)$_2$CF$_2$-HH，TCp(CN)$_2$CF$_2$-F8の開発を行った（図4(a)）[10,11]。CV測定において，これらの化合物は可逆な還元波が観測され，$E_{1/2}$はそれぞれ-0.67，-0.65 Vと中央ユニットによらずほぼ同じであった。TCp(CN)$_2$CF$_2$ユニットを末端に導入したπ電子系分子の理論計算では，

第 2 章　フレキシブルトランジスタ

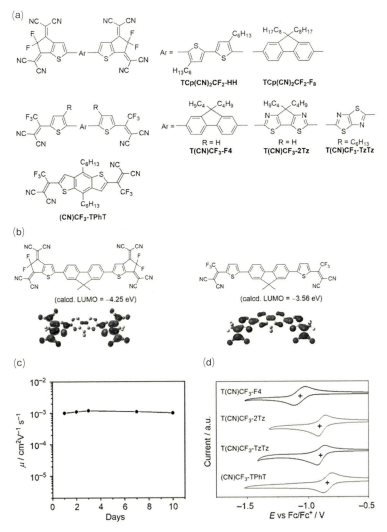

図4　(a)ジシアノエチレン含有ユニットを導入した n 型 OFET 材料の分子構造，(b)モデル化合物の理論計算，および，LUMO 軌道図，(c) TCp(CN)$_2$CF$_2$-F8 で構成される OFET の大気曝露下での電子移動度の経時変化，(d) T(CN)CF$_3$-F4，T(CN)CF$_3$-2Tz，T(CN)CF$_3$-TzTz，(CN)CF$_3$-TPhT の CV

LUMO 軌道は末端に局在化しており，中央ユニットの電子状態に依存することなく −4.0 eV 以下の LUMO レベルとなった（図4(b)）。この計算結果は実験結果とよく一致するものである。スピンコート法でこれらの化合物の薄膜を作製し，OFET 素子で電子移動度の評価を真空下で行った結果，いずれの化合物も典型的な n 型特性を示し，電子移動度はそれぞれ 5.4×10^{-4}，$3.5 \times 10^{-3} cm^2 V^{-1} s^{-1}$ であった（表2）。薄膜の XRD 測定において，TCp(CN)$_2$CF$_2$-F8 からのみ明確なピークが観測されたことから，中央部位のアルキル置換フルオレンが薄膜内での分子配列制御に効果的に働いた結果，電子移動度の向上に寄与したものと思われる。OFET 素子を大気曝露

表2 OFET 特性

compounds	condition	μ /cm^2 V^{-1} s^{-1}
TCp(CN)$_2$CF$_2$-HH	vacuum	5.4×10^{-4}
TCp(CN)$_2$CF$_2$-HH	air	4.6×10^{-4}
TCp(CN)$_2$CF$_2$-F8	vacuum	3.5×10^{-3}
TCp(CN)$_2$CF$_2$-F8	air	1.0×10^{-3}
T(CN)CF$_3$-F4	vacuum	6.2×10^{-3}
T(CN)CF$_3$-2Tz	vacuum	1.6×10^{-3}
T(CN)CF$_3$-TzTz	vacuum	2.0×10^{-4}
(CN)CF$_3$-TPhT	vacuum	1.2×10^{-3}

下で評価したところ，いずれにおいても期待通り真空下と同レベルの移動度を保った．これらの化合物の−4.0 eV 以下の低い LUMO レベルを反映しているものと考えている．大気曝露下における素子駆動安定性に関してさらに知見を得るため，TCp(CN)$_2$CF$_2$-F8の素子を大気下で1〜10日間放置した状態で電子移動度の評価を行った．この結果，電子移動度は10^{-3} cm^2 V^{-1} s^{-1} 域に保たれることが明らかとなった（図4(c)）．この結果は，TCp(CN)$_2$CF$_2$を導入した n 型半導体材料は実デバイス応用に向けて期待できることを示すものである．

一方で，OFET においては隣接する分子間での LUMO の重なりが性能に影響を与えることから，高い電子受容能の TCp(CN)$_2$CF$_2$ と中央ユニットとの間のエネルギーレベルのミスマッチを回避するための分子開発へと展開した．具体的には，高い電子受容性とπ電子系全体への LUMO の非局在化が両立可能な電子受容性の末端ユニットとして T(CN)-CF$_3$ を設計し，種々の中央ユニットと組み合わせた T(CN)CF$_3$-F4，T(CN)CF$_3$-2Tz，T(CN)CF$_3$-TzTz，(CN)CF$_3$-TPhT を開発した（図4(a)）[12]．理論計算では T(CN)CF$_3$ を導入した系においては，LUMO レベルは TCp(CN)$_2$CF$_2$ より増加するものの，期待通り，LUMO がπ電子系全体に非局在化していることが示唆された（図4(b)）．なお，本稿では有機合成の詳細には触れないが，このユニットではフルオロアルキル鎖長の調節，および，導入位置と数の制御が TCp(CN)$_2$CF$_2$ より容易に行えることを特徴とする．CV 測定において可逆な還元波が観測され（図4(d)），$E_{1/2}$ から LUMO レベルは−3.72〜−3.97 eV と見積もられた．この結果から，期待通り，中央ユニットに依存して LUMO レベルを調節できることが示唆された．これらの化合物の OFET 特性の評価を行った結果，いずれも真空下で典型的な n 型特性が観測され，その電子移動度は10^{-3}〜10^{-4} cm^2 V^{-1} s^{-1} であり，TCp(CN)$_2$CF$_2$ を末端に有する系と同程度であった．また LUMO レベルが比較的低かった T(CN)CF$_3$-2Tz，T(CN)CF$_3$-TzTz，(CN)CF$_3$-TPhT においては大気曝露下でも素子特性を発現した．この結果は，LUMO レベルのみならず LUMO 軌道のチューニングによって良好な特性の n 型 OFET 材料が創出できることを示している．

第2章　フレキシブルトランジスタ

1.6　N-アルキルフタルジチオイミドを末端ユニットに導入したn型OFET材料の開発

縮環イミド誘導体は有機エレクトロニクス材料における代表的な電子受容性ユニットであり，OFETやOPVなどのn型半導体材料として機能することが知られている。この分子骨格に対してLUMOレベルをさらに低下させるための手段として，イミドの酸素原子を硫黄原子に置き換えたチオイミドへの変換が挙げられる。図5(a)に示すように，軌道係数はチオカルボニル基に引きつけられ，LUMOレベルは低下することが理論計算から示唆される。そこで筆者らは，N-アルキルフタルジチオイミド（S-Imi）を導入した有機π電子系化合物（S-Imi-a-BT, S-Imi-TT, S-Imi-T-BT-T, S-Imi-TzTz）を開発した（図5(b)）[13]。CV測定からこれらの分子は対応する環状イミド誘導体（Imi-a-BT, Imi-TT, Imi-T-BT-T, Imi-TzTz）に比べて低いLUMOレベルとなる傾向が明らかとなった[4]。例えば，S-Imi-a-BTのLUMOレベルは -3.72 eVであるのに対してImi-a-BTは -3.32 eVである。さらに，塗布法で作製した薄膜において，チオイミド誘導体はイミド誘導体より低い結晶性を示すことが明らかとなった。一例を図5(c)に示す。一方で，Imi-a-BT薄膜のUV-visスペクトルにおいては，ショルダーの出現を伴って溶液状態より長波長シフトすることが観測された。一方，対応するチオイミド誘導体S-Imi-a-BTの薄膜状態での吸収スペクトルではショルダーの出現が見られない代わりに，顕著なブロードニングが観

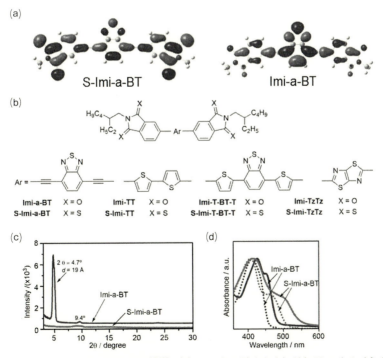

図5　(a) S-Imi-a-BTとImi-a-BTのLUMO軌道，(b) N-フタルジチオイミドとN-フタルイミド含有ユニットを導入したn型OFET材料の分子構造，(c) S-Imi-a-BTとImi-a-BTのXRD，(d) S-Imi-a-BTとImi-a-BTのUV-visスペクトル（点線はクロロホルム溶液，実線は薄膜のスペクトル）

表3 OFET特性

Compounds		μ_e / cm^{2}V^{-1}s^{-1}	V_{th} / V	I_{on}/I_{off}
Ar-≡-[N-S-N benzothiadiazole]-≡-Ar	Ar: Imide	5.4×10^{-6}	70	10^3
	Ar: Thioimide	1.4×10^{-4}	69	10^5
Ar-[bithiophene]-Ar	Ar: Imide	2.1×10^{-4}	42	10^6
	Ar: Thioimide	1.4×10^{-3}	66	10^5
Ar-[thiophene]-[BT]-[thiophene]-Ar	Ar: Imide	1.2×10^{-5}	33	10^3
	Ar: Thioimide	1.3×10^{-3}	7	10^3
Ar-[TzTz]-Ar	Ar: Imide	4.0×10^{-6}	85	10^2
	Ar: Thioimide	1.1×10^{-2}	29	10^8

測された（図5(d)）。このブロードニングは薄膜における分子間の大きな軌道相互作用を示すものであり，S-Imi-a-BT分子軌道は薄膜状態において有効に重なり合っていることが示唆された。電子移動度に着目すると，チオイミド誘導体では対応するイミド誘導体と比べて1〜2桁の向上が見られ，とりわけ，S-Imi-TzTzにおいて最高の1.1×10^{-2} cm^2/Vsの電子移動度が観測された（表3）。なお興味深いことに，これらの化合物では立体的に嵩高い分岐アルキル基を末端に導入しているにも関わらず，高い移動度を示している。この薄膜物性とOFET特性の相関は，結晶性薄膜が高い性能を示す一般的な傾向と反対であった。すなわち，環状チオイミドユニットが，LUMOレベルの低下とアモルファス膜での硫黄原子による分子間軌道相互作用の増加に寄与する結果，電子移動度の向上に有効となるためであり，この特徴はOFET材料設計の新たな指針になりうるものと考えている。

1.7 おわりに

以上，筆者らのn型OFET材料を目指した新規な有機π電子系化合物開発について紹介した。本研究の結果は，電子求引性置換基の縮環構造や架橋構造がn型特性を得るのに有効であることを示している。実用に向けた高性能化や高耐久性付与に向けて，さらなる化合物開発が求められている状況である。これまでに得た分子構造―基礎物性―薄膜物性―OFET素子機能の相関を足がかりにしながら，引き続き材料開発を展開していきたいと考えている。最後に，本稿の研究は大阪大学産業科学研究所で行われたものであり，本研究を進めるにあたり，多くの共同研究者の方々のご協力をいただきました。ここに深謝いたします。

第 2 章　フレキシブルトランジスタ

文　　献

1) Y. Ie, Y. Aso *et al.*, *Chem. Lett.*, **36**, 1326（2007）
2) Y. Ie, Y. Aso *et al.*, *J. Phys. Chem. C*, **113**, 17189（2009）
3) Y. Ie, Y. Aso *et al.*, *Adv. Funct. Mater.*, **20**, 907（2010）
4) Y. Ie, Y. Aso *et al.*, *Chem. Mater.*, **24**, 3285（2012）
5) D. M. de Leeuw *et al.*, *Synth. Met.*, **87**, 53（1997）
6) T. D. Anthopoulos, D. M. de Leeuw *et al.*, *Appl. Phys. Lett.*, **90**, 122105（2007）
7) Y. Ie, Y. Aso *et al.*, *Chem. Eur. J.*, **20**, 10569（2014）
8) Y. Ie, Y. Aso *et al.*, *Chem. Asia. J.*, **6**, 2352（2011）
9) Y. Ie, Y. Aso *et al.*, *Chem. Lett.*, **43**, 1640（2014）
10) Y. Ie, Y. Aso *et al.*, *Chem. Eur. J.*, **17**, 4750（2011）
11) Y. Ie, Y. Aso *et al.*, *J. Org. Chem.*, **76**, 6604（2011）
12) Y. Ie, Y. Aso *et al.*, *Org. Lett.*, **18**, 4320（2016）
13) Y. Ie, Y. Aso *et al.*, *J. Mater. Chem. C*, **1**, 5373（2013）

2 超薄型フィルム上に作製した全印刷型有機集積回路

竹田泰典[*1], 時任静士[*2]

2.1 はじめに

プリンテッドエレクトロニクスは，従来，写真やポスター，新聞など，紙やフィルムといった媒体へ出力するために用いられてきたグラビア印刷，スクリーン印刷，インクジェット印刷などの印刷技術を，電子回路の電極，配線の形成，電子デバイス製造へ応用するものである。

印刷技術を用いて配線を形成する場合，導電性インクを印刷後，熱焼成や光焼成をするという短時間で配線を形成することができ，基本的に必要部分に必要なだけ材料を使用するアディティブなプロセスである。さらに真空装置が必要ないため装置の大型化が容易である。これらの特徴により，印刷技術を用いた高速・低コストな電子デバイス製造プロセスの構築が期待され，国内外を含め盛んに研究が行われている。近年，超薄型の電子デバイスの実現が試みられており，極限まで薄く・軽く・柔軟にすることで，"感知できない"，"肌に貼ることができる"新しいエレクトロニクス形が報告されている。既に有機材料の柔軟性を活かし，1μm程度の厚さのOLED素子[1]や有機太陽電池[2]，有機トランジスタアレイ[3]など試作されている。しかし，電極には真空蒸着法が用いられておりプリンテッドエレクトロニクスによりこのようなデバイスが実現することができれば，さらに利用分野が広がることが考えられる。筆者の研究グループでは，全工程を印刷手法により有機集積回路を実現するために研究を行っている。ここでは，超薄膜基板上に塗布法と印刷法を組み合わせて有機トランジスタと集積回路を試作した結果を紹介する[4,5]。

2.2 全印刷有機薄膜トランジスタの作製プロセス

一般的に，有機薄膜トランジスタ（Organic Thin-Film Transistor：OTFT）は，ソース（Source：S）・ドレイン（Drain：D）・ゲート電極（Gate：G），ゲート絶縁膜（Gate Insulator：GI），有機半導体（Organic Semiconductor：OSC），基板から構成され，構造（構成部品の位置関係）や構成材料によりプロセス上の課題が異なってくる。

2.2.1 トランジスタ構造が抱える課題

図1にOTFTの基本構造と印刷プロセスで作製する際の主な課題を示す。一般的に，ボトムコンタクト構造よりトップコンタクト構造の方が接触抵抗が低いことが知られている[6]。しかし，半導体の上に直接ソース・ドレイン電極を形成する必要性があるトップコンタクト構造は半導体へ電極の熱処理時の熱の影響，金属インク溶媒の影響があるため，印刷電極を適用することは困難である。また，トップゲート構造では，半導体上にゲート絶縁膜とゲート電極を形成する

---

*1　Yasunori Takeda　山形大学　大学院理工学研究科
　　有機エレクトロニクス研究センター

*2　Shizuo Tokito　山形大学　大学院理工学研究科　有機エレクトロニクス研究センター
　　教授

第2章 フレキシブルトランジスタ

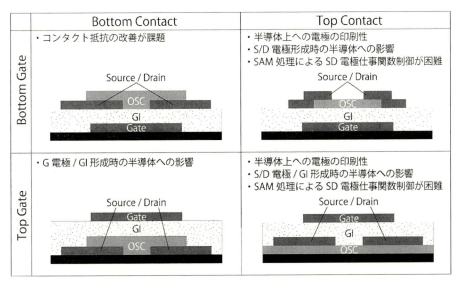

図1 有機薄膜トランジスタの基本的な構造と印刷プロセス時における主な課題

必要性があり，電極・半導体形成時の溶媒や熱の影響がある。このため下層に影響しない溶媒（直交溶媒）を用いて素子を形成する手法などが研究されている[7,8]。このように，全ての工程を印刷法や塗布法で作製し良好な特性を得るためには，半導体上への印刷電極の成膜性や半導体への熱・溶媒の影響に十分考慮する必要がある。これらの課題があるため印刷型有機トランジスタは比較的作製が容易なボトムゲート・ボトムコンタクト構造の報告が多い[9~14]。

2.2.2 印刷電極が抱える課題

OTFT は図1に示すように下部電極と上部電極があり，電極が積層された構造になっている。このような素子を作製するためには電極間の短絡が素子の欠陥となってしまう。短絡の問題は絶縁膜の厚膜化により解決可能であるが，膜厚の増加はソース・ゲート間の電界強度低下に繋がり駆動電圧・コンタクト抵抗の増加に直結する。このため下部電極の成膜性（薄膜化，平坦性の向上）を上げ，絶縁膜を薄膜化することが非常に重要となる。

各印刷手法に適用可能なインクの粘度範囲が決まっているため形成される電極の厚みは印刷手法により大きく異なる。一般的に高い粘度範囲のインクが用いられる印刷手法では形成される電極の膜厚は厚くなる。薄膜形成（100 nm 以下）が容易なグラビア印刷（図2(a)），凸版反転印刷（図2(d)）やインクジェット印刷（図2(c)）では1～100 mPa・s と低いのに対し，3 μm 厚以上など膜形成が容易なスクリーン印刷（図2(b)）では10～100 Pa・s と高い。当然，材料のもつ抵抗率が同一の場合，体積が大きい方が抵抗が低くなるので，RFID タグのアンテナなど低抵抗が必要な場合はスクリーン印刷など，求められる膜厚，抵抗率などに応じて印刷手法を変えるのが望ましいとされる。

OTFT の電極形成に用いられる主な印刷手法を図2に示す。インクジェット印刷[10]，グラビ

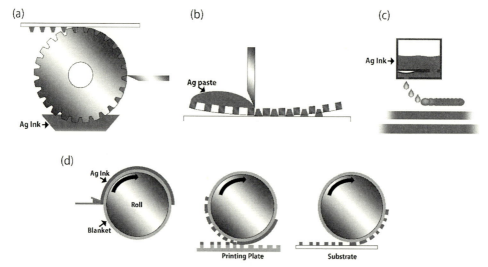

図2　有機薄膜トランジスタの電極作製に用いられる印刷手法
(a)グラビア印刷，(b)スクリーン印刷，(c)インクジェット印刷，(d)凸版反転印刷

ア印刷[12,15]，スクリーン印刷[16]，凸版反転印刷[17]などが報告されている。OTFTのゲート電極形成に適用することを考えると電極のソース・ドレイン電極との短絡を防ぐために平坦で薄い電極が必要になる。筆者の研究グループでは，薄い電極が比較的容易に作製可能なインクジェット印刷法と凸版反転印刷法に着目した研究を行っている。

(1) インクジェット法による電極形成

インクジェット印刷を用いて電極を形成した場合，端部が隆起した形状が得られることが多い。これはコーヒーリング効果と呼ばれ，溶媒が蒸発する際の対流により溶質である金属ナノ粒子が端部に偏るためである[18]。筆者の研究グループではこの不均一性を溶媒の乾燥環境の制御により解決することを試みた。東京大学の奥薗らにより溶液が乾燥した際の最終的な形状について論理的な解析が行われている[19]。この報告によると，溶質の拡散と溶媒の蒸発が最終的な形状を決定する因子となり，乾燥速度が速い場合にはインクの端部に溶質（金属ナノ粒子インクであればナノ粒子）が流れやすくなり，端部が隆起しやすい（図3(a)）。また，乾燥速度が遅い場合には，溶質の拡散の効果により端部への溶質の集中が緩和され平坦な膜が形成されやすくなる（図3(b)）。ここでは，水系溶媒の銀ナノ粒子インク（JAGLT，DIC㈱）をインクジェット印刷装置（DMP-2831，FUJIFILM Dimatix）を用いて配線とし乾燥雰囲気の温度と湿度を制御することで，溶媒の乾燥状態の制御を行い形状の制御を試みた。乾燥時の温度を30度と固定し，湿度を30% rh，80% rh，85% rh，90% rhと変化させ形状の観測を行ったところ，30% rhでは端部が隆起した凹型の形状が得られ，湿度85% rhでは台形のような形状，湿度90% rhでは端部の隆起がなくなり，緩やかな凸型の形状が得られることがわかった[20]（図3(c)）。このように得られる配線形状が湿度の制御により自在に制御できることを見出した。これにより，OTFTの様な上部電極

第2章　フレキシブルトランジスタ

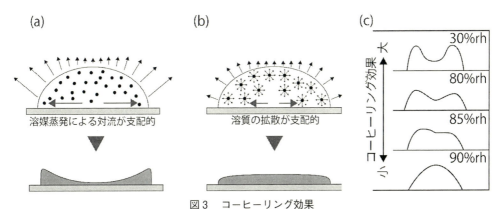

図3　コーヒーリング効果
(a)効果有り，(b)効果無し，(c)湿度による形状の変化

と下部電極がある素子の短絡による歩留まりの低下を抑えられる。

(2) 凸版反転印刷法による電極形成

薄く平坦な形状の電極を形成することは素子の特性向上と歩留まりの向上のために非常に重要な課題である。凸版反転印刷は，100 nm以下の薄い電極の形成が可能で，高い印刷解像度をもつ手法として近年OTFTの作製プロセスに用いられた報告もある[17]。印刷手順は図2(d)に示したように，初めにブランケット（PDMS）上にインクを塗布し，ある程度乾燥させた後に，版により不要な部分を抜き取る。その後，ブランケットに残った必要なパターンを機材に転写することでパターニングを行う。図4(a)は凸版反転印刷法で形成した電極の断面SEM像である。平坦なブランケット上である程度乾燥させた状態で基材に転写するので，コーヒーリング効果の影響がない平坦な断面が得られている。また，図4(b)は線間隔が1 μm以下の電極の光学顕微鏡像であり高解像度な印刷が可能であることがわかる。本手法を含めた基材に転写する前にブランケッ

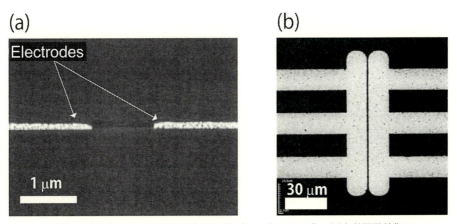

図4　(a)凸版反転印刷法で形成された電極の断面SEM像，(b)光学顕微鏡像

ト上でインクがある程度乾燥するオフセット（反転）印刷は，平坦な電極表面が得られやすく，転写後のインクの広がり（だれ）がなく綺麗な電極形状が得られやすい。今後，本手法を含めオフセット印刷による積層素子の性能向上や歩留まり向上に向けた試みが行われると予想される。

2.3 超薄型フィルム基板上の全印刷型有機集積回路

筆者の研究グループでは，プリンテッドエレクトロニクスによる電子デバイスの実現に向け，全ての工程を印刷手法により OTFT を作製することを目標としている。ここでは，印刷法や塗布法を含めた溶液法で OTFT を作製した結果について紹介する。

2.3.1 超薄型フィルム基板上への全印刷型有機トランジスタの作製

作製手順を図5(a)に示す。①まず，素子完成後のフィルムの剥離を容易にするために支持基材となるガラス基板上に，剥離層としてテフロン（AF1600X, DuPont）薄膜をスピンコート法により形成する。②薄型フィルムとして，パリレン（diX, KISCO）を膜厚1 μm になるように CVD により成膜する。③平坦化層として架橋 PVP をスピンコート法により成膜しパリレン表面

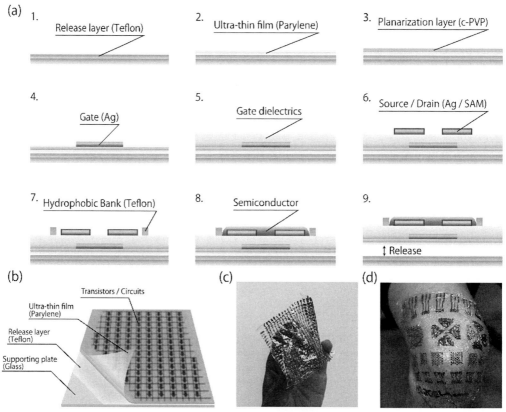

図5　超薄型フィルム上の全印刷型有機トランジスタ
(a)作製プロセス，(b)剥離イメージ図，(c)剥離後のデバイス写真，(d)皮膚へ貼った様子

を平坦化する。④インクジェット印刷法によりゲート電極（JAGLT, DIC㈱）を形成する。このとき，平坦化のために乾燥環境の制御を行った（2.2.2(1)を参照）。⑤光硬化性樹脂（lisicon D207, Merck）をスピンコート法により成膜し，UVにより硬化することでゲート絶縁膜とする。⑥インクジェット印刷法を用いてソース・ドレイン電極（NPS-JL，ハリマ化成グループ㈱）を形成し，仕事関数の調整のために自己組織化単分子膜（lisicon M001, Merck）を用いて，電極表面を修飾処理する。⑦テフロン溶液をディスペンサー装置を用いてパターニングし，半導体隔壁（バンク）を作製する。⑧有機半導体溶液（lisicon S1200, Merck）をディスペンサー装置を用いてバンク内に塗布し，⑨剥離する。基板を含めた素子全体の膜厚は $2\,\mu m$ 以下である。本研究では，メルク㈱製の材料を用いたが，ゲート絶縁膜材料は架橋PVP，電極修飾材料はペンタフルオロベンゼンチオール（PFBT），有機半導体溶液はdiF-TES-ADTなどの一般的な材料に置き換えが可能である。作製した超薄型OTFTアレイ（図5(c)）は，非常に薄く柔軟性が高いため人の膝のような曲面，凹凸のある表面に容易に貼り付けることが可能である（図5(d)）。

　これまでも基板材料を除くOTFT素子の厚みは $1\,\mu m$ 程度であることは知られていた。基板材料（ガラス基板やシリコン基板）が $500\,\mu m$ 以上の厚みがあるため素子全体の厚みの増加を招いていた。本研究で用いたパリレン薄膜はCVD法で基板上に様々な膜厚で容易に形成・剥離することができ超薄型基板作製のための有用なプロセスといえる。

2.3.2 超薄型フィルム基板上のデバイス特性

　OTFTの電気的特性は，10V駆動時に飽和領域の移動度で $1.0\,cm^2/Vs$，閾値電圧 $-0.53\,V$，電流のオンオフ比は 10^6 とガラス基板上に作製した場合と同等の性能を得ている。これは，平坦化層を用いることによりガラス基板上に作製したときと同等の表面状態を実現していることによる。また，OTFTが形成されたパリレン薄膜を剥離する際には，湾曲や引っ張りなどの応力が加わるため電気的特性への影響を確認したところ特性変化はないという結果が得られた（表1）。

　超薄型OTFTとOTFTを2つ組み合わせたインバータ回路の機械的安定性を歪みを加えた状態でトランジスタ特性を測定することで調べた。測定手法として，伸ばしたゴム弾性をもつ樹脂（エラストマー）（NITOMS, J0930, No.441）の上に素子を貼り付け，縮めることで歪みを印加した。エラストマー上の素子は細かく折れ曲がりながら圧縮され（図6(c)），屈曲している部分の曲率半径は数 μm と非常に小さい。圧縮前後の伝達特性を図6(a)に示す。トランジスタ特性を全体の長さが50％の長さになるまで10％毎に測定した結果，図6(b)に示すように移動度の変化はほとんどなく，作製したインバータ回路の入出力特性（図6(d)）からも集積回路とした場合でも特性の変化は小さいことがわかる。これまで，蒸着法により形成された電極と半導体を用いて超薄型有機デバイスが作製され良好な動作が報告されてきた[1~3]。本研究では，インクジェット法で形成された電極と塗布型半導体を用いて作製したが，それと同等の歪み強度（機械的安定性）を示すことがわかった。

　筆者の研究グループでは，既に相補型集積回路の作製にも着手しており，絶縁膜以外を印刷法で超薄型フィルム上へ相補型集積回路の作製に成功[5]（図7）した。現在，全ての工程を印刷法

表1　剥離前後のOTFT特性の変化

	移動度(cm^2/Vs)	Vth(V)	On電流(μA)	On/off電流比
剥離前	0.95	0.32	5.3	$4.8*10^6$
剥離後	0.95	0.66	5.5	$4.5*10^6$

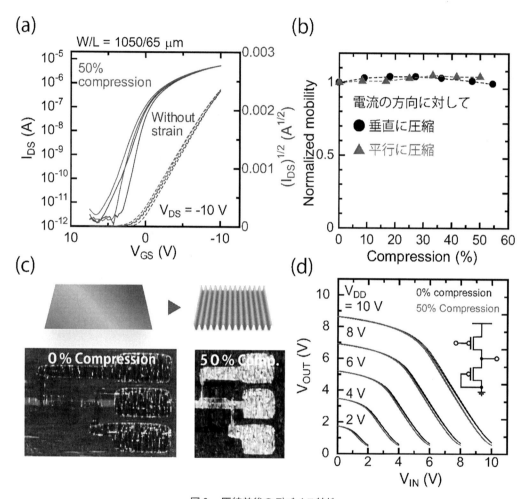

図6　圧縮前後のデバイス特性
(a)OTFT特性, (b)圧縮率による移動度変化, (c)デバイスの圧縮前後の光学顕微鏡像, (d)インバータ特性

に置き換えるべく日々研究を行っている。

2.4　今後の展望

本節で紹介した筆者の研究グループの取り組みは，超薄型フィルム上に印刷法で有機薄膜トランジスタとそれを組み合わせた集積回路（インバータ回路）を形成したもので，電極の形成には

第2章　フレキシブルトランジスタ

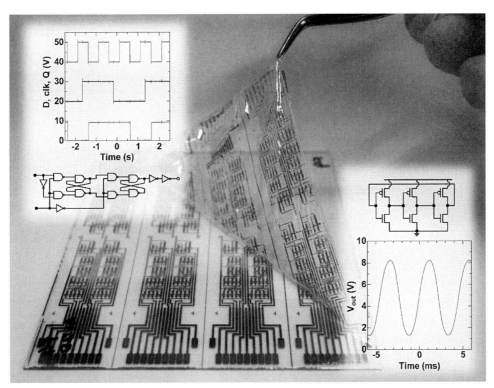

図7　超薄型フィルム上に作製した相補型有機集積回路

インクジェット法を用いていた。通常のインクジェット印刷法では，電極の線幅は100μm以上，電極間隔（チャネル長）も10〜20μmが限界である。トランジスタと集積回路の高性能化には短チャネル化とソース・ドレイン電極とゲート電極のオーバーラップ領域低減のために電極の微細化と，印刷法の高精細化が重要となってくる。このため高集積・高性能が要求されるデバイス実現のためには2.2.2(2)で紹介した凸版反転印刷法のような高解像度な印刷法へのシフトが必須である。さらに集積回路の消費電力と性能の観点から，p型OTFTとn型OTFTを組み合わせた相補型集積回路の実現が求められているが，全印刷法での実現報告は非常に少ないのが現状である。印刷法で高性能な超薄型相補型集積回路を実現できれば，Internet of Things（IoT）社会への実現に大きな影響を与えるだろう。

文　　献

1) T. Yokota *et al.*, *Science Advances*, **2**, e1501856 (2016)
2) M. Kaltenbrunner *et al.*, *Nature Communications*, **3**, 770 (2012)

3) M. Kaltenbrunner et al., *Nature*, **499**, 458 (2013)
4) K. Fukuda et al., *Nature Communications*, **5**, 4147 (2014)
5) Y. Takeda et al., *Scientific Reports*, **6**, 25714 (2016)
6) P. V. Pesavento et al., *Journal of Applied Physics*, **99**, 094504 (2006)
7) H. Park et al., *Nanotechnology*, **23**, 344006 (2012)
8) K.-J. Baeg et al., *ETRI Journal*, **33**, 887 (2011)
9) S. H. Ko et al., *Nanotechnology*, **18**, 345202 (2007)
10) S. Chung et al., *IEEE Electron Device Letter*, **32**, 1134 (2011)
11) K. Fukuda et al., *Scientific Reports*, **4**, 3947 (2014)
12) A. de la F. Vornbrock et al., *Organic Electronics*, **11**, 2037 (2010)
13) Y. Takeda et al., *Japanese Journal of Applied Physics*, **54**, 04DK03 (2015)
14) Y. Takeda et al., *Organic Electronics*, **14**, 3362 (2013)
15) M. Hambsch et al., *Materials Science and Engineering : B*, **170**, 93 (2010)
16) B. Peng et al., *Scientific Reports*, **4**, 6430 (2014)
17) K. Fukuda et al., *Advanced Electronic Materials*, **1**, 1500145 (2015)
18) R. D. Deegan et al., *Nature*, **389**, 827 (1997)
19) T. Okuzono et al., *Physical Review E*, **80**, 021603 (2009)
20) K. Fukuda et al., *ACS Applied Materials and Interfaces*, **5**, 3916 (2013)

3 導電性単層 CNT ゴム複合材料による柔軟・伸張性トランジスタ

関口貴子[*]

3.1 概要

人体との親和性に優れたウェアラブルデバイスの開発が近年注目を集めている。衣類や寝具にデバイス機能を付与することで，日常環境の中で簡便かつ詳細な健康や安全管理が可能になる。ウェアラブルデバイスの開発では，デバイスとしての性能だけでなく，衣類のような着心地で身に着けることができること，衣類と同じように扱うことができることが重要である。最近ではゴムやカーボンナノチューブ（CNT）といった柔軟な素材でできたセンサーの開発が進み，トランジスタのような制御回路への柔軟性の要求も高まっている。

しかしながら，従来のトランジスタには，半導体材料であるシリコンやGaAs，絶縁材料であるSiO_2やAl_2O_3，導体である金属などが用いられており，これらの材料は全て硬く，曲げたり伸ばしたりすることができない。このためトランジスタに衣類のような柔軟性を付与し，丸めたり，折り畳んだり，圧力や衝撃を加えても壊れない丈夫さを両立することは困難であった。トランジスタに柔軟性を持たせる方法としては，従来のトランジスタを波型形状や網目形状に加工する方法[1~3]と，有機分子やナノカーボンのような柔軟な素材を用いる方法[4,5]がある。

我々のグループでは単層CNTをゴム，ゲルと組み合わせることで柔らかく伸縮性のある材料のみのトランジスタを開発した[6]（図1）。このトランジスタの特徴はゴムのような柔らかさを持つだけでなく，曲げ，引張り，ねじり，圧縮といった様々な負荷を加えても壊れず正常な動作を維持できるというロバスト性をあわせ持つことである。本稿では，単層CNTを用いた柔らかいトランジスタ開発に至るコンセプト，ゴムやゲルといった柔軟な材料のみでトランジスタをアセンブルするための製造プロセス，柔軟でロバストなトランジスタの性能を紹介する。

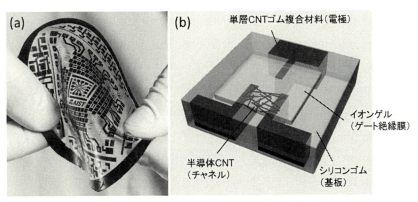

図1 (a)CNTゴムトランジスタと(b)その模式図

---

[*] Atsuko Sekiguchi （国研）産業技術総合研究所　ナノチューブ実用化研究センター　主任研究員

3.2 単層CNTゴムトランジスタの構造

柔軟なトランジスタ開発のポイントは，衣類やゴムのような機械的特性を持ちながら，トランジスタが動作するのに十分な電気的特性を有する材料の選定である。今回開発したトランジスタでは，電極に単層CNTとフッ素ゴムの複合材料，チャネルに半導体的性質の単層CNT（95 wt%），ゲート絶縁膜にイオンゲル，基材にシリコンゴムを用いた（図1(b)）。

単層CNTの化学構造はグラファイト層を丸めて繋ぎ合わせたもので表され，グラフェンシートの巻き方によって半導体にも金属にもなりうる。通常合成した単層CNTには半導体と金属の両方が含まれるが，半導体的性質の単層CNTだけを選択的に分離することでトランジスタのチャネルとして利用することができる。単体の単層CNTはほとんど伸縮性を示さないが，ネットワーク構造を形成することでマジックハンドのように伸び縮みすることができる。チャネルと電極に用いた単層CNTはどちらも絡まり合った糸のようなネットワーク構造を形成している。特に電極に用いたスーパーグロース単層CNTは長軸方向に長く高純度であるため，ゴムとの複合化により母材のゴムと一体化して伸縮することができる。

チャネルに用いたのは，直噴熱分解合成法で成長した結晶性が高いe-Dips単層CNTを半導体と金属に分離したものであり，半導体的性質の濃度は95 wt%[7]である。ソース・ドレイン・ゲート電極に用いた単層CNTゴム複合材料は，スーパーグロース法で合成した長軸方向に長く高純度の単層CNTとフッ素ゴムの複合材料である[4]。CNT濃度は8（wt%），導電率は18.7（S/cm）であり，単層CNTをチャネルとするトランジスタを正常に動作させるのに十分な導電性を持つ。イオンゲルには機械的強度が高く自立膜としての取扱いが可能なイオンゲル（共重合体ポリマー（poly(vinylidene fluoride-co-hexafluoropropylene)），イオン液体（1-ethyl-3-methylimidazolium, bis(trifluoromethylsulfonyl)imide, EMIM-TFSI））を用い[8]，基材には市販のシリコンゴム（poly(dimethylsiloxane), PDMS）を用いた。

トランジスタに用いたこれらの材料は，ゴムや衣類と同等の機械的特性を有し，従来のトランジスタで使用されていた金属やプラスチックよりもはるかに高い柔軟性を有する。図2はトランジスタの構成材料，開発したトランジスタ，金属，プラスチック，衣類のヤング率と許容弾性ひずみ量を比較したものである。ヤング率は材料を変形するのに要する力であり，硬さや柔らかさの指標となる物性値である。一方，許容弾性ひずみ量は材料が可逆変形を維持できる最大のひずみ量であり伸縮性の指標となる。この図から，今回トランジスタに用いた構成材料ならびにトランジスタ自体も，ゴムや衣類と同等以上の柔らかさと伸縮性を持つことが分かる。柔らかく伸縮性のある材料のみで構成されるためトランジスタ自体がゴムのような柔軟性を示す（図3）。

我々はこれらの材料を用いてソース・ゲート・ドレイン電極が同一面内に形成されたサイドゲート型トランジスタを作製した。電気二重層を利用するイオンゲルのゲート絶縁膜を用いているため，サイドゲート型構造が可能である。図4に作製したCNT，ゴム，ゲルのトランジスタの性能を示す。オン電流が$-50\,\mu\text{A}$，オンオフ比は10^4であるが，これは既報のCNTをチャネルとするフレキシブルトランジスタと同等の性能である[9〜12]。つまり金属や酸化物，硬いプラス

第2章　フレキシブルトランジスタ

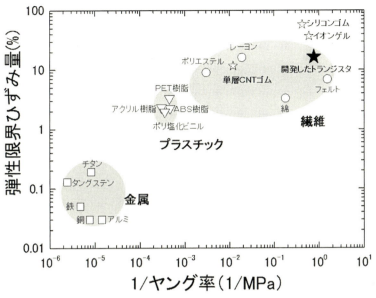

図2　CNTゴムトランジスタとその構成材料，繊維，金属，プラスチックの機械的特性

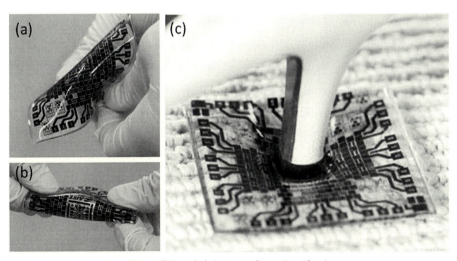

図3　柔軟で丈夫なCNTゴムトランジスタ
(a)曲げ，(b)折り畳み，(c)ハイヒールで踏む

チックなどを一切使用せず，CNT，ゴム，ゲルという柔軟な材料だけで，既報のCNTトランジスタと同等の性能を持つトランジスタの開発に成功した。トランジスタの性能については，トランジスタの構造，ゲート絶縁膜材料の選択，チャネル用CNTの分離プロセスなどにより今後も向上の余地は十分にある。

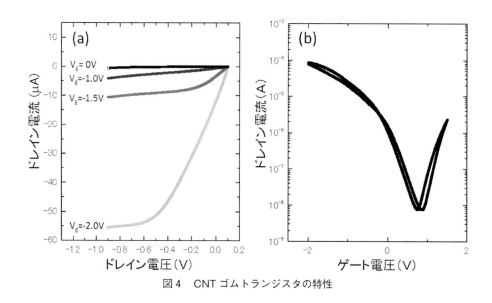

図4　CNTゴムトランジスタの特性

3.3 CNTゴムトランジスタの製造プロセス

　CNT，ゴム，ゲルといった炭素系材料は，金属や酸化物などと比べて熱，薬品，プラズマに対する耐性が低い。このため従来のシリコン半導体のようにリソグラフィとエッチングで層毎に形成していくプロセスを適用することは困難である。そこで今回開発したCNTゴムトランジスタには，別々の基板で加工した各部材を転写，印刷法を組み合わせてアッセンブルするプロセスを用いた。

　ソース・ドレイン・ゲート電極用単層CNTゴム複合材はスプレーコート法でシリコン基板上に塗布成膜した後，リソグラフィプロセスで電極形状に加工した。シリコン基板を加熱しながら，フッ素ゴムを溶解したCNT分散液をスプレーコートすることで，溶媒乾燥過程でのCNTの凝集を抑制することが可能であり，フッ素ゴム中に均一に単層CNTのネットワーク分布させることができる。このように成膜した単層CNTゴム複合膜上に，フォトリソグラフィでメタルマスクを形成した後，O_2プラズマによるドライエッチングで電極形状に加工した。このプロセスでは複数のトランジスタを同一平面上に高精度で形成することが可能である（図5）。図6(a)には，走査型電子顕微鏡で観察したトランジスタ用のソース・ドレイン・ゲート電極を示す。複数のトランジスタが高密度に配列していることが分かる。単層CNTゴム電極は加工後にシリコンゴム基板に転写した。硬化前の液状シリコンゴムを単層CNTゴム電極上に塗布し，硬化によるひずみを利用してシリコン基板から剥離すると，シリコンゴム内に単層CNTゴム電極が埋め込まれた形で転写される。このときシリコン基板表面の平坦性が，単層CNTゴム電極とシリコンゴムに転写されるため，ソース・ドレイン間に半導体単層CNTのチャネルを形成することができる。チャネル用の半導体CNTはマイクロインクジェットプリンティングで塗布形成した。図6(b)のインセットにはチャネルに用いた半導体単層CNTのAFM像を示すが，半導体単層

第2章　フレキシブルトランジスタ

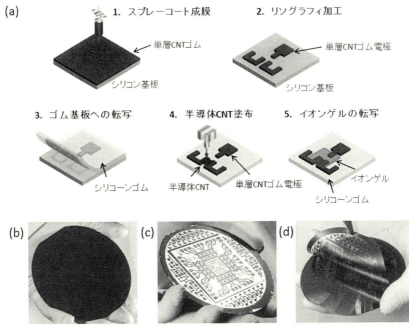

図5　(a) CNTゴムトランジスタの製造プロセス，(b)スプレーコート成膜した単層CNTゴム複合膜，(c)リソグラフィプロセスとドライエッチングで微細加工した単層CNTゴム電極，(d)単層CNTゴムのシリコンゴム基板への転写

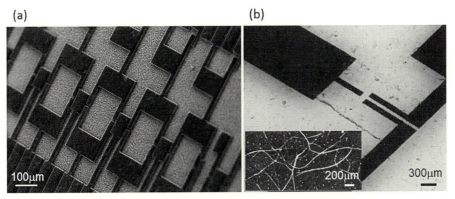

図6　(a)シリコンゴム基板上に形成した単層CNTゴム電極の走査型電子顕微鏡像，(b) CNTゴムトランジスタの全体像（インセット：半導体CNTのAFM像）

CNTはネットワーク構造を形成していることが分かる。またイオンゲルは別のシリコン基板上に塗布したものをレーザーでカットし，ソース・ドレイン電極間に転写した。この製造プロセスは半導体リソグラフィと印刷法を組み合わせたものであるため，4インチウェハでのプロセスや，複数のトランジスタを集積化させたロジック回路を形成することも可能である。

将来的には全て印刷での製造が望ましいが，今回トランジスタに用いた材料は，全て印刷プロ

セスへの適用も可能であり，今後の開発によってオール印刷での製造も十分に可能性がある。

3.4 単層CNT，ゴム，ゲルのトランジスタの柔軟性

今回開発した単層CNT，ゴム，ゲルのトランジスタは柔軟な材料のみで構成されているため，容易に曲げることや折り畳むことができる。また全ての部材が一体化して変形し，トランジスタ内部での応力やひずみの集中が生じにくいため，様々な機械的負荷（圧縮，ねじり，引張り，曲げ，衝撃，繰り返し荷重）に対して壊れずにトランジスタ性能を維持できる。

機械的特性が異なる部材間の界面は剥離や破壊の拠点になりやすいため，柔らかく，伸縮性が高いデバイス開発において，界面ならびに界面近傍での整合性や安定性は重要である。例えば金属やセラミックのように硬く伸縮しにくい材料と，エラストマーや繊維のような伸縮性に優れた材料の界面では，引張りや曲げのような機械的負荷下でのひずみ量の違いが大きくなる。今回我々が開発したCNTゴムトランジスタのように機械的特性が近い材料のみを使用することで，界面ならびにその近傍でのひずみや力の整合性，均一性を高めることができる。

図7にCNTゴムトランジスタが様々な機械負荷を加えても壊れないことを実証した試験結果を示す。図7ではトランジスタに引張り，曲げ，圧縮，ねじりを加えた前後のトランジスタ性能を示し，引張り，曲げ，圧縮，ねじりについては各々100％，r=1，4 MPa，180°までトランジスタは正常な動作を維持していることを示している。人間の関節の収縮は約80％であると言われ

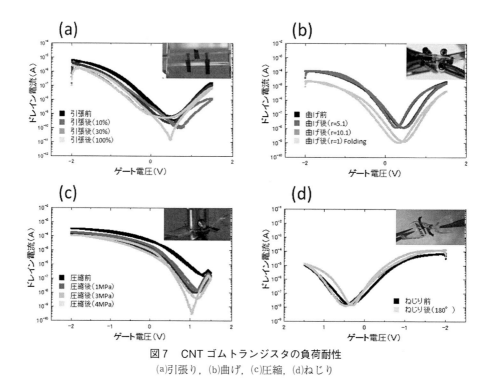

図7　CNTゴムトランジスタの負荷耐性
(a)引張り，(b)曲げ，(c)圧縮，(d)ねじり

ている。よって100％の引張りに対する耐性は，今回開発したトランジスタを衣類などに貼り付けた場合，衣類の伸縮に追随できる柔軟性を持つことを示唆している。また折り畳むことができれば，衣類とともに収納しても壊れることはない。さらに4 MPaという圧力は日常環境で想定される負荷に対して十分である。例えば日常環境で最も厳しいとされるハイヒールからの圧力でさえ約2～3 MPaであり，自動車のタイヤに負荷される圧力は約1.5～2 MPaである。つまり今回開発したトランジスタは，衣類と同等の柔軟性と丈夫さを持ち，衣類に貼り付ける，もしくは埋め込むといったウェアラブルデバイス用途に適した特徴を持つ。

3.5 おわりに

今回我々は，ネットワーク構造の単層CNT，ゴム，ゲルという柔軟な材料のみでトランジスタを作製することで，衣類やゴムのように柔らかく丈夫なトランジスタを実現した。今後は，柔らかい素材でできたセンサーやキャパシタ，メモリーなど複数のデバイスをインテグレーションすることで，携帯電子機器や医療用途をはじめとする様々なウェアラブルエレクトロニクスへの応用を検討していく。

謝辞

本研究開発の一部は，(国研)科学技術振興機構　戦略的創造研究推進事業チーム型研究（CREST）「プロセスインテグレーションによる機能発現ナノシステムの創製」研究領域における研究課題「自己組織プロセスにより創製された機能性・複合CNT素子による柔らかいナノMEMSデバイス」（平成21～25年度）の支援を受けて行った。

文　献

1) D. H. Kim, J. H. Ahn, W. M. Choi, H. S. Kim, T. H. Kim, J. Song, Y. Y. Huang, Z. Liu, C. Lu, J. A. Rogers, *Science*, **320**, 507-511（2008）
2) M. Kaltenbrunner, T. Sekitani, J. Reeder, T. Yokota, K. Kuribara, T. Tokuhara, M. Drack, R. Schwödiauer, I. Graz, S. B. -Gogonea, S. Bauer, T. Someya, *Nature*, **499**, 458-463（2013）
3) S. H. Chae, W. J. Yu, J. J. Bae, D. L. Duong, D. Perello, H. Y. Jeong, Q. H. Ta, T. H. Ly, Q. A. Vu, M. Yun, X. Duan, Y. H. Lee, *Nat. Mater.*, **12**, 403-409（2013）
4) T. Sekitani, H. Nakajima, H. Maeda, T. Fukushima, T. Aida, K. Hata, T. Someya, *Nat. Mater.*, **8**, 494-499（2009）
5) M. Shin, J. H. Song, G. Lim, B. Lim, J. Park, U. Jeong, *Adv. Mater.*, 3706-3711（2014）
6) A. Sekiguchi, F. Tanaka, T. Saito, Y. Kuwabara, S. Sakurai, D. N. Futaba, T. Yamada, K. Hata, *Nano Lett.*, **15**, 5716-5723（2015）

7) K. Ihara, H. Endoh, T. Saito, F. Nihey, *J. Phys. Chem. C*, **115**, 22827-22832 (2011)
8) K. H. Lee, M. S. Kang, S. Zhang, Y. Gu, T. P. Lodge, C. D. Frisbie, *Adv. Mater.*, **24**, 4457-4462 (2012)
9) M. Ha, Y. Xia, A. A. Green, W. Zhang, M. J. Renn, C. H. Kim, M. C. Hersam, C. D. Frisbie, *ACS Nano*, **4**, 4388-4395 (2010)
10) H. Okimoto, T. Takenobu, K. Yanagi, Y. Miyata, H. Shimotani, H. Kataura, Y. Iwasa, *Adv. Mater.*, **22**, 3981-3986 (2010)
11) Y. Nobusa, Y. Yomogida, S. Matsuzaki, K. Yanagi, H. Kataura, T. Takenobu, *Appl. Phys. Lett.*, **99**, 183106 (2011)
12) F. Xu, M.-Y. Wu, N. S. Safron, S. S. Roy, R. M. Jacobberger, D. J. Bindl, J.-H. Seo, T.-H. Chang, Z. Ma, M. S. Arnold, *Nano Lett.*, **14**, 682-686 (2014)

第3章 ストレッチャブル配線

1 ウェアラブルデバイスのための印刷可能なストレッチャブル配線

荒木徹平[*1]，吉本秀輔[*2]，植村隆文[*3]，菅沼克昭[*4]，関谷 毅[*5]

1.1 はじめに

最近，衣服や皮膚に貼り付けて生体信号取得を行うことを目的としたウェアラブルデバイスの開発が盛り上がりをみせている。近年のエレクトロニクスは，集積化技術の高度化により，GHz（ギガヘルツ）を超えるデータ処理能力やTB（テラバイト）に迫るデータ蓄積能力を有する軽薄短小なデバイスを実現している。その結果，手のひらサイズのスマートフォンやタブレットが普及し，生体信号計測を行うウェアラブルデバイスが開発されつつある。しかし，衣服や皮膚に貼り付けて生体信号を連続計測するためには，長時間装着を可能とする生体親和性の高い材料，高い信頼性を有する信号取得，信号を解釈・認識するための可視化・フィードバックが必要であった。最近，筆者らは，これらの技術を搭載したウェアラブルな「パッチ式脳波計」を開発した（図1(a)）。この脳波計は，医療機器と同じ計測精度を有し，簡便に額に装着するだけで健常者とアルツハイマー型認知症患者の脳波を区別可能である。本稿では，「パッチ式脳波計」の材料開発に繋がった生体親和性向上の基礎技術としてストレッチャブル配線を主に紹介する（図1

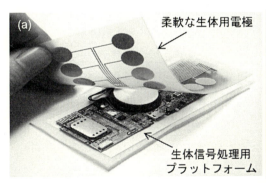 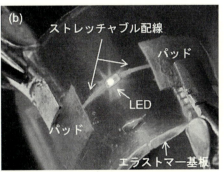

図1 (a)リアルタイムセンシング可能な「パッチ式脳波計」，(b)銀ナノワイヤを用いたストレッチャブル印刷配線。基板変形下でも配線が低い抵抗値を維持するため，LED点灯試験に成功した。

---

* 1　Teppei Araki　大阪大学　産業科学研究所　助教
* 2　Shusuke Yoshimoto　大阪大学　産業科学研究所　助教
* 3　Takafumi Uemura　大阪大学　産業科学研究所　特任准教授
* 4　Katsuaki Suganuma　大阪大学　産業科学研究所　教授
* 5　Tsuyoshi Sekitani　大阪大学　産業科学研究所　教授

(b))。特に,銀ナノワイヤを用いたストレッチャブル透明導電膜が関連深い。

1.2 ストレッチャブル配線

　ストレッチャブル配線は,ゴムのように伸び縮みする配線のことを呼称しており,外力により変形した際でも電気的な接続信頼性を失わないため電子デバイスの全体の柔軟性を向上させることが可能である。従来のエレクトロニクスは,人の動作(曲げ・ねじり・伸縮・圧縮など)に追従可能な柔軟性を備えていないため,高い装着感および皮膚との摩擦による炎症[1〜3]を引き起こしていた。そこで,つけ心地がよく,生体親和性の高いウェアラブルデバイスの実現に向けて,柔軟な電子材料やデバイス構造の技術開発が盛んに行われている[1〜15]。人の動きにより生じる関節部の歪は数%〜50%程度[16]であり,皮膚自身の歪はさらに大きく35〜115%[17]である。このように,デバイスの生体親和性を高めるために,最大で2倍程度の伸長性がストレッチャブル配線に要求される。

　ウェアラブルデバイスの配線は,フレキシブルなポリマー基板上へ形成されるため,新聞印刷のようなロール・ツー・ロール印刷での製造が期待されている。これまでに開発されたストレッチャブル配線[10〜12,18〜23]は大きく2つに大別できる。①フォトリソグラフィー・エッチングなど従来のパターニング技術を用いたバネ構造配線の開発,②湿式プロセス可能な配線材料の開発。ドロップキャストやスプレー,印刷法などを用いた湿式プロセスでの配線形成は,簡便なプロセスのため高スループット製造に繋がる。なかでも印刷法は,エッチングを行う従来の電子デバイス製造プロセスに比べると,目的材料を目的箇所に必要なだけアディティブに形成可能なため低環境負荷と高コスト効率を狙える。湿式プロセスで形成された従来のストレッチャブル配線は,実際,2倍以上の伸長性を有していた。しかし,印刷用インキのポットライフの向上,および配線伸縮時において抵抗値変化量の最小化などの課題があった。これらの課題克服により,高コスト効率な大面積製造の実現も夢ではなく,ストレッチャブル配線がウェアラブルデバイスなどのメディカル・ヘルスケア分野[1〜4],人工筋肉や人工皮膚などのロボティクス分野[5〜11],フレキシブル太陽電池・ディスプレイなどの家電分野[12〜15]において重要な材料となり得る。

1.3 銀ナノワイヤを用いたストレッチャブル透明導電膜

　金属ナノワイヤ配線は,ランダムメッシュ構造を形成するため光透過性のある膜となり,その構造からストレッチャブル性も有する(図2(a))。光透過性および導電性を有する透明導電膜は,タッチパネルや太陽電池,ディスプレイなどのアプリケーションにおいて,重要な役割を果たしている。透明導電膜として従来使用されている酸化インジウムスズ(ITO)などの金属酸化物は,その脆性のためポリマーを用いた柔軟なエレクトロニクスには不向きである[24]。対して,金属ナノワイヤ[25]やCNT[22],グラフェン[26],導電性ポリマー[27]などは,フレキシブル透明導電膜となるだけでなく,湿式プロセスで印刷形成できるため魅力的である。なかでも,銀ナノワイヤは高導電性や高透明性を有しており,すでに,比較的大型のオールインワンパソコンなどの透明導電

第3章　ストレッチャブル配線

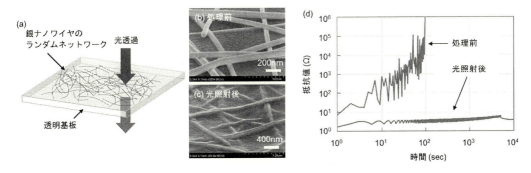

図2　銀ナノワイヤを用いたストレッチャブル透明導電膜
(a)光透過性を示す模式図。透明導電膜は，透明基板上に銀ナノワイヤ層を形成した構造である。銀ナノワイヤ配線へ(b)光照射を施す前または(c)施した後のSEM画像。(d)光照射前後の銀ナノワイヤ配線に関する繰り返し伸縮試験（20％歪の100回繰り返し）。

膜部材として採用され始めており，近い将来，有機太陽電池や有機照明，タッチパネルなど[15,25,28〜31]へ広く応用されることが期待されている。本項では，我々が開発した銀ナノワイヤを用いたストレッチャブル透明導電膜[32]を紹介する。

銀ナノワイヤは，ポリビニルピロリドン（PVP）および塩化物イオンが溶解しているエチレングリコール（EG）溶媒中で，硝酸銀を還元することにより化学合成された。銀ナノワイヤをエタノール中へ分散し，ポリウレタン基板（武田産業社製，MG）上へスプレー塗布後，キセノンランプによる光照射（Novacentrix社製，PulseForge3300）処理を行った。

図2(b)および(c)に，光照射前後の銀ナノワイヤの電子顕微鏡観察像を示す。光照射処理を施した銀ナノワイヤは，処理前の銀ナノワイヤと比べて，ポリウレタン基板へ埋め込まれていることが確認できる。銀ナノワイヤは波長390 nm付近で表面プラズモン共鳴を有しておりUV光を吸収しやすい。UV光を含むキセノンランプ光の下では，銀ナノワイヤは光吸収時に発熱を伴いワイヤ同士強固な接合を得る。同時に，100℃以下の軟化点を有するポリウレタン基板表面に銀ナノワイヤ配線が埋め込まれる。これまでの銀ナノワイヤ透明導電膜は，銀ナノワイヤが基板へ低い密着性を示すことから，オーバーコートや長時間の加熱処理などのプロセスを必要としていた。我々は，銀ナノワイヤ液を直接スプレー塗布したのち，100マイクロ秒以内の光照射を行うことにより，銀ナノワイヤの密着性および導電性を向上させた。

光照射が銀ナノワイヤ配線のストレッチャブル特性へ及ぼす影響を確かめるため，0〜20％歪において100回繰り返し伸縮中の配線抵抗を測定した。その結果を図2(d)に示す。光照射を施していない銀ナノワイヤ配線は，繰り返し伸縮中に抵抗値が上昇している。一方，光照射後の銀ナノワイヤ配線は，繰り返し伸縮中でも低い抵抗値を維持していた。光照射後の銀ナノワイヤ配線は，ポリウレタン基板中に埋め込まれているため，銀ナノワイヤの接点がパッキングされており，伸縮中でも導電性ネットワークが失われにくい。今回，湿式プロセスおよび光照射プロセスを組み合わせることで，銀ナノワイヤを用いた光透過性を有するストレッチャブル配線を短時間に形

成した。今後，高透明なストレッチャブル配線を大面積かつ高スループット形成することが期待される。

1.4 レーザーを用いた非接触印刷によるストレッチャブル配線の形成

印刷方法には，スクリーン印刷，ロールを用いたグラビア印刷やフレキソ印刷，インクジェット印刷，ディスペンサ印刷，スプレー描画などがある。なかでも，非接触式の印刷方法は，印刷時に予め形成されている素子へ物理的ダメージを与えないというメリットがある。しかし，代表的な非接触技術であるインクジェット印刷において，コーヒーリング現象を抑制するための高粘度インク，およびストレッチャブル配線に有利な高アスペクト比粒子を含有するインクを印刷した場合，ノズルの詰まりが生じてプロセス信頼性が低下する。一方，レーザーによる非接触印刷としてLaser Induced Forward Transfer（LIFT）と呼ばれる技術[33～35]がある。LIFTは，インク粘度やインクに含有している粒子形状の影響が少ない非接触印刷技術であり，従来の印刷技術にはない利点を有する。そのため，非接触方式であるLIFTは，高粘度インクや高アスペクト比の銀ナノワイヤインクの印刷が可能である[36,37]。本項では，LIFTにより非接触印刷して作製した銀ナノワイヤストレッチャブル配線[37]に関して紹介する。

LIFTの模式図を図3(a)へ示す。ドナーは透明支持基板，剥離層，およびターゲット層で構成されている。レーザー光が透明支持基板を通過して剥離層へ到達すると，剥離層が光を吸収して分解・気化する。その際に生じる体積変化により，ターゲット層は推進力を得てアクセプタ基板上へ着弾する。今回，248 nmの波長を有するエキシマレーザー，透明支持基板には石英ガラス，

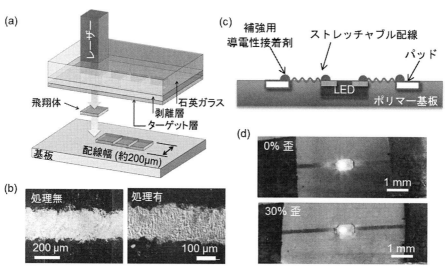

図3　LIFTによる銀ナノワイヤ配線の作製
(a)LIFTの模式図。(b)プレストレッチ処理有無の配線観察。(c)LED点灯試験に用いたデバイスの模式図。(d)伸長中におけるLED点灯試験。

第3章 ストレッチャブル配線

剥離層には厚み150 nm トリアゼンポリマーを用いた。ターゲット層は，銀ナノワイヤをドロップキャスト後，樹脂溶液をスピンコートによりオーバーコートして形成した。樹脂溶液は，飛翔中の銀ナノワイヤネットワークを保持するために重要である。今回のセットアップでは，トリアゼンポリマーへレーザーを照射すると，直ちにトリアゼンポリマーが気化して銀ナノワイヤ層の一部を押し出し，銀ナノワイヤのネットワークがアクセプタ基板上へ転写される。

ストレッチャブル配線は，LIFTにより1ドットを繋ぎ合わせることで作製した。配線の体積抵抗率は，ガラス基板上に形成した際，幅200 μm・厚み1 μmにおいて$6.4×10^{-4}$ Ω・cm であった。ストレッチャブル配線は，プレストレッチ（予め伸長）させたポリウレタン基板上へ配線形成し，基板の伸長緩和後に配線を座屈させて作製した。座屈によって，配線は2次元バネに相当するシワ形状を有する（図3(b)）。50%歪のプレストレッチにより作製した配線は，約30%歪において伸長前の抵抗値が1.3倍以内の上昇に留まっていた。さらに50%歪まで伸長させると，初期抵抗値の1.8倍にまで抵抗値が上昇した。プレストレッチの歪を100%歪まで増加させて作製したストレッチャブル配線は，100%歪まで伸長させても1.6倍までの抵抗値上昇に留まっていた。LIFTとプレストレッチを組み合わせて作製したストレッチャブル配線は，プレストレッチ時に与えた歪程度まで伸長可能であった。

LIFTにより非接触でストレッチャブル配線をパターニングしてLEDデバイスの作製を行った（図1(b)，図3(c)および(d)）。LEDチップや電極パッドは，ポリウレタン基板上へ埋め込まれており，曲げや伸長などの外力によって剥離しないようにシランカップリング剤により表面処理がなされている。この素子埋込型ポリウレタン基板を用いて，ストレッチャブル配線を50%歪のプレストレッチにより形成した。しかし，柔らかい基板と硬いチップの界面では応力集中が生じる[38,39]ため，配線自身はその局所的な応力によって破壊されやすい。そこで，配線端部は導電性接着剤で補強した。作製したLEDデバイスは，曲げや伸縮時にも動作していた（図1(b)および図3(d)）。また，デバイスは，半径2 mmの棒に100回巻き付けても点灯し続け，数十回の伸縮へも耐久性を有していた。銀ナノワイヤを用いた非接触印刷は，すでに形成されている素子へダメージを与えることなくオンデマンドに透明導電膜やストレッチャブル配線をパターニングできるため，多品種少量生産の配線パターニング時，導電性膜の部分的な補修時，積層印刷時などにおいて今後さらなる展開が期待される。

1.5 超ストレッチャブル配線

これまでのエレクトロニクスにおいて，印刷可能な複合材料といえば，鉛フリーはんだ代替材料として使用されている導電性接着剤が挙げられる。従来の導電性接着剤は，導電性フィラーに銀・銅・ニッケル・カーボンなどのマイクロサイズやサブマイクロサイズの粒子が使用され，樹脂成分にはエポキシ・アクリル・ポリイミドなどがバインダーとして用いられている。近年では，バインダーに柔軟性のあるポリマーを用いて，フレキシビリティやストレッチャビリティを兼ね備えた導電性接着剤が開発されている。本項では，開発した7倍伸長可能な銀粒子／ポリウレタ

ン導電性材料について紹介する[40]。

　これまで,印刷可能なストレッチャブル導電性材料として金属粒子やカーボンナノ材料を導電性フィラーに用いた研究が多い。東大・染谷グループは,導電性フィラーにカーボンナノチューブやイオン性液体,バインダーにフッ素系熱可塑性ゴムを用いることで,$1.8×10^{-2}$ Ω·cm の抵抗率を118%歪まで一定に保つことが可能な配線を2009年に開発している[12]。さらに,2015年には,銀フレークとフッ素系樹脂を用いることで,抵抗率を$1.4×10^{-3}$ Ω·cm まで改善し,さらに伸長性も215%歪まで向上した配線の開発に成功している[20]。Chun らは,カーボンナノチューブ,銀フレーク,銀粒子,イオン性液体,フッ化ポリビニリデン共重合体を用いることで,$1.8×10^{-4}$ Ω·cm を有して140%歪まで伸長可能な配線を作製している[21]。金属粒子とカーボンナノチューブを組み合わせたハイブリッド導電性材料は,比較的低い抵抗率と高い伸長性を維持している。

　ストレッチャブル導電性材料の多くはシリコーン樹脂やフッ素系樹脂を用いて基板の上に伸縮性導電材料を貼り付けている。それらの樹脂は高耐熱性・高耐候性といった特徴を有するが,一方で表面エネルギーが低く,異種材料との密着性が弱い[41]。そのため,伸縮性配線を大きく伸長させると,導電体部分が基板から剥離して導電性が失われるという欠点がある[12,23,39]。そこで,異種材料への接着性能や経済性,環境性,伸長性に優れている水系ポリウレタン樹脂をベースにし,7倍伸ばしても高導電性を保持するストレッチャブル導電性材料を開発した[40]。

　フレーク状銀粒子（福田金属箔工業社製,AgC-239）を,水系ポリウレタン（バイエルマテリアルサイエンス AG 社（現コベストロ社）製）へ混合し,ペーストを作製した。ポリウレタン系ペーストをポリウレタン基板に,ポリクロロプレン系ペーストをポリクロロプレン基板へマスク印刷後70℃・3時間乾燥し,幅3 mm,長さ20 mm,厚さ0.36 mm の配線を作製した。得られた配線の銀含有率は56 vol%であった。

　前述したように,これまでのストレッチャブル導電性材料は,シリコーン樹脂を基板として用いた開発が多い。しかし,これらの樹脂は表面エネルギーが低いため異種材料に対し密着性が弱く,多くの配線は伸長すると配線が基板から剥離する。密着性の改善のための,ペーストへ架橋剤の添加,基板への Cr 層の形成やプラズマ処理などにより密着性の向上が可能である。さらに,シリコーン樹脂は2倍以上の伸長性能に乏しかった。一方,ポリウレタン樹脂は,煩雑な表面処理技術を必要とせず高い密着性を有し,9倍伸長可能な高い柔軟性を示した。ポリウレタン系配線を0%歪から100%歪ごとに配線の抵抗率を測定した。その結果を図4に示す。配線を伸長させると,銀フレーク同士の電気的接触が減少していき,抵抗率が上昇する。ポリウレタン配線は,伸長ごとに徐々に抵抗率が上昇し,400%歪まで10^{-1} Ω·cm 以下の低い抵抗率を維持していた。そこで,一部の配線にポリウレタン配線を用いた LED の点灯実験を行った結果,図4に示すように,400%歪時でも LED は点灯し続けた。600%以上の歪時には装置の測定限界を超えた。しかし,ポリウレタン／フレーク状銀粒子間の密着性,および配線／ポリウレタン基板間の密着性が高いため,配線の断線および基板／配線間の剥離はエラストマーの伸長限界である800%歪ま

第3章　ストレッチャブル配線

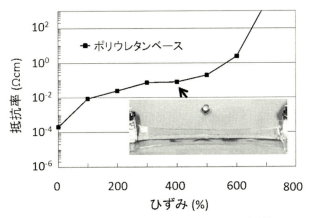

図4　700%歪まで伸長させたポリウレタン系配線
挿入図は，400%歪時に行ったLED点灯試験。

で生じなかった。通常，銀粒子には粒子の凝集を防ぐため，高級脂肪酸や天然高分子化合物などの分散剤が銀フレークの表面をコートしている。また，フレーク状の銀粒子は，粒子表面に凹凸が多く形成されている。ポリウレタン樹脂はフレーク状銀粒子の表面に対して優れた密着性を示すため，ポリウレタン導電体は大きな引張歪が加わっても亀裂や破断が生じず，低い抵抗率を保持し続けた。

1.6　まとめ

本稿は，ウェアラブルデバイスにおいて，服や皮膚に貼り付けて生体信号を連続計測しても違和感や炎症などが生じない生体親和性の高い材料が重要であり，ストレッチャブル配線がデバイスの柔軟性を向上させるための一つの要素技術であることを述べた。また，ストレッチャブル配線を印刷形成により開発することは，低環境負荷と高コスト効率，大面積性を備えた製造プロセスへ応用可能となる。筆者らは，高導電性を有する銀ナノワイヤを用いたストレッチャブル配線の開発を行った。透明導電膜の開発では，スプレー塗布により形成した銀ナノワイヤ層へ光照射処理を施すと，ポリウレタン基板と銀ナノワイヤ層の密着性が改善されて，高い伸縮性を有するストレッチャブル透明導電膜を作製できることを紹介した。また，レーザーによる非接触印刷技術としてLIFTを紹介し，従来の非接触印刷であるインクジェットでは敵わなかった高アスペクト比粒子の印刷形成を実現し，さらにストレッチャブル配線作製に成功した。さらに，柔軟性に富んだポリウレタン樹脂に銀フレーク状粒子を混合した印刷インキの開発を紹介し，ポリウレタン樹脂の高伸長性と高密着性により7倍伸ばしても導電性を保持するストレッチャブル配線を作製できることを述べた。これらデバイスの柔軟性を向上させるストレッチャブル配線の基礎技術を応用し，高信頼性の信号取得システムおよび信号の可視化・フィードバックとインテグレーションすることで「パッチ式脳波計」の開発に至った。今後，開発した脳波計は，脳疾患の簡易

検査へ繋がる可能性があり，社会的意義の大きいものであると期待される。

文　　献

1) R. Minev *et al.*, *Science*, **347**, 159-163（2015）
2) S. Lee *et al.*, *Nature Comm.*, **5**, 5898（2014）
3) L. Guo *et al.*, *IEEE TBioCAS*, **7**, 1（2013）
4) M. Lee *et al.*, *Nano Lett.*, **13**, 2814-2821（2013）
5) D. H. Kim *et al.*, *Nature Mater.*, **9**, 511-517（2010）
6) D. -H. Kim *et al.*, *Science*, **333**, 838-843（2011）
7) R. C. Webb *et al.*, *Nature Mater.*, **12**, 938-944（2013）
8) K. Takei *et al.*, *Nature Mater.*, **9**, 821-826（2010）
9) R. Pelrine *et al.*, *Mater. Sci. Eng.*, **C11**, 89-100（2000）
10) M. Watanabe *et al.*, *J. Appl. Phys.*, **92**, 4631-4637（2002）
11) D. J. Lipom *et al.*, *Nature Nano.*, **6**, 788-792（2011）
12) T. Sekitani *et al.*, *Nature. Mater.*, **8**, 494-499（2009）
13) M. S. White *et al.*, *Nature Photonics*, **7**, 811-816（2013）
14) M. Kaltenbrunner *et al.*, *Nature Comm.*, **3**, 770（2012）
15) T. Tokuno *et al.*, *Nano Res.*, **12**, 1215-1222（2011）
16) 荒谷善夫ほか，繊維と工業，**40**，318-321（1984）
17) R. Edwards *et al.*, *Clinics in Dermatology*, **1**(13), 375-380（1995）
18) S. P. Lacour, *Proceedings of the IEEE*, **93**, 1459（2005）
19) J. Vanfleteren *et al.*, *MRS Bulletin*, **37**, 254-260（2012）
20) N. Matsuhisa *et al.*, *Nature Comm.*, **6**, 7461（2015）
21) K. Chun *et al.*, *Nature Nano.*, **835**, 8（2010）
22) K. Liu *et al.*, *Adv. Mater.*, **21**, 2721-2728（2011）
23) M. Inoue *et al.*, *J. Jpn, Inst. Electronics Packaging*, **11**, 136-140（2008）
24) D. R. Cairns *et al.*, *Appl. Phys. Lett.*, **76**, 1425（2000）
25) A. R Madaria *et al.*, *Nanotechnology*, **22**, 245201（2011）
26) K. S. Kim *et al.*, *Nature*, **457**, 706-710（2009）
27) D. J. Lipomi *et al.*, *Chem. Mater.*, **24**, 373-382（2012）
28) J. Y. Lee *et al.*, *Nano Lett.*, **8**, 689-691（2008）
29) W. Gaynor *et al.*, *ACS Nano*, **4**, 30-41（2010）
30) X. Y. Zeng *et al.*, *Adv. Mater.*, **22**, 4484-4488（2010）
31) Z. Yu *et al.*, *Adv. Mater.*, **23**, 664-668（2011）
32) Y. Yang *et al.*, *Nano Res.*, **9**, 401-414（2016）
33) J. Bohandy *et al.*, *J. Appl. Phys.*, **60**, 1538（1986）
34) S. M. Perinchery *et al.*, *Laser Phys.*, **24**, 066101（2014）

35) M. L. Tseng *et al.*, *Laser Photonics Rev.*, **6**, 702-707 (2012)
36) T. Inui *et al.*, *RCS Adv.*, **5**, 77942 (2015)
37) T. Araki *et al.*, *Nanotechnology*, **27**, 45LT02 (2016)
38) A. Robinson, *J. Appl. Phys.*, **115**, 143511 (2014)
39) I. M. Graz *et al.*, *APL*, **98**, 124101 (2011)
40) T. Araki *et al.*, *IEEE EDL*, **32**, 1424-1426 (2011)
41) L. Tang *et al.*, *Lab on a Chip*, **10**, 1274-1280 (2010)

2 ストレッチャブル導電性ペーストの開発と応用展望

入江達彦[*1], 石丸園子[*2]

2.1 はじめに

現在, 様々なタイプのウェアラブル・スマート・デバイス（身につけて利用するコンピューターデバイス）が市場に展開されている。具体的には, ブレスレット型デバイス, メガネ型デバイス, 腕時計型デバイス, 衣服埋め込み型デバイスなどがある。ウェアラブル・スマート・デバイスの市場が拡大している背景には, コンピューターの小型・軽量化, スマートフォンの普及によるモバイルネット環境の充実, 音声認識や画像認識・センサーなどの技術の発展がある。これらのデバイスの発展に伴い, 用いられる配線・電極も従来の配線とは異なり, 柔軟性, 伸縮性が求められている。

弊社ではタッチパネル用途をメインに導電性ペーストの製造, 販売を実施してきた。そこで培われた樹脂共重合技術, 分散技術を応用し, 従来の導電性ペーストでは達成困難であった伸縮しても導電性が維持できる配線を形成可能な「ストレッチャブル導電性ペースト」の開発を行ってきた。

また弊社ではテキスタイル技術, 快適性評価技術を有しており, ストレッチャブル導電性ペーストと技術融合を図ることで, スマートウェアに適した機能性フィルム素材「COCOMI®」の開発を行っている。スマートウェアは心拍数や筋電などを測ることができるため, 一般の人たちの自己健康管理向けから介護, 医療分野における生体情報の活用まで使用範囲が広がっていくと予想される。

本報ではストレッチャブル導電性ペーストの技術ならびに特長, また応用例としてフィルム状機能素材COCOMI®の応用展開について報告する。

2.2 ストレッチャブル導電性ペースト

2.2.1 概要

柔軟な配線を形成する技術として, エッチングやスクリーン印刷などによる馬蹄形状配線, CNT, 導電性高分子を使用した伸縮性配線, 金属メッキ繊維などが開発されてきた。しかしながら上記技術では導電性の不足, 複雑な形状の配線形成が困難, 伸縮性が低いなどの問題点があげられる。

ストレッチャブル導電性ペーストは120℃前後の比較的低温で熱処理することにより伸縮しても導電性を維持できる配線を形成可能な導電性ペーストである。また一般的な導電性ペースト同

[*1] Michihiko Irie 東洋紡㈱ 総合研究所 化成品開発研究所 新機能材料開発部
リーダー

[*2] Sonoko Ishimaru 東洋紡㈱ 総合研究所 コーポレート研究所 快適性工学センター
部長

第3章 ストレッチャブル配線

様にスクリーン印刷による配線形成が可能といった特長があげられる。

伸長時の抵抗上昇の抑制は大きくは物理的な塗膜欠陥（クラック）の抑制，導電性フィラーによる導電パスの維持・回復に分類される。バインダーとして弾性樹脂を，伸長した際に導電パスが維持されやすい形状の導電性フィラーを用いることで，伸長時の導電性維持，抵抗上昇の抑制を実現している。またペースト塗膜中の導電性フィラーの含有量も特性への重要な要因の一つである。伸縮時の特性を考慮した場合，導電性フィラーの含有量が少ない組成で，十分な導電パスラインを形成することが重要となる。

柔軟な配線に求められる特性はその用途によって異なる。大別すると，配線形成時もしくは実使用時に1回伸長のみを求められる用途，実使用時に繰り返し耐久性を求められる用途が想定される。そのためストレッチャブル導電性ペーストの配線の一般的な評価としては，1回伸長時の抵抗変化および，一定伸長率での繰り返し伸縮時の抵抗変化があげられる。評価サンプルはウレタン基材などの伸縮基材上にストレッチャブル配線を形成して評価を実施した。バインダーとして用いられる弾性樹脂のS-Sカーブは降伏点を持たないが，弾性樹脂と導電性フィラーを混合した導電性ペースト塗膜のS-Sカーブは降伏点を持ち，比較的短い伸長領域で塑性変形が生じる。このため実使用を考慮した場合，ストレッチャブル導電性ペーストは伸縮性基材との組み合わせが必須と考えられる。

2.2.2 伸長時の抵抗変化

図1にストレッチャブル導電性ペーストを用いて作製したストレッチャブル配線の伸長時の抵抗変化を示す。測定サンプルとしては，伸縮基材として市販の100μm厚みのウレタン基材を用い，配線厚み40μm，配線幅1cmのサンプルを用いた。10％伸長毎（伸長速度10 mm/sec）に1分間保持し抵抗値を測定した。

初期比抵抗は約1.0×10^{-4} Ω cmと比較的良好な導電性を示す。伸長直後，抵抗は上昇するが，伸長状態で保持すると，抵抗は最初大きく低下し，その後緩やかに低下していく。上記の抵抗の

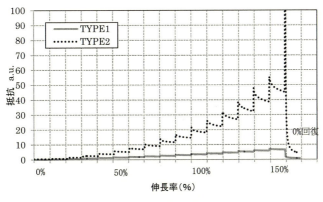

図1 ストレッチャブル配線の伸長時の抵抗変化

変化は塗膜の弾性樹脂の緩和により生じていると考えられる。伸長率が高くなるに従って抵抗は上昇していくが、2倍以上の長さまで伸長しても、断線することなく導電性は維持されている。また150％伸長後に元の長さに戻すと伸長前に近い抵抗値まで回復する。人間の皮膚の最大伸長である1.5倍を超えるため、十分な伸長導電性を有するということができる。

図1にはTYPE 1, TYPE 2の二種類の伸長時の抵抗変化を示している。TYPE 1とTYPE 2はバインダー・導電粒子などの種類や配合比を変えて作製している。TYPE 2は伸長時の抵抗上昇が大きいのに対し、TYPE 1は伸長時の抵抗上昇が小さい。伸長時の抵抗変化が大きいことを利用したセンサー用途の場合にはTYPE 2というように、用途や要求特性に応じて伸長時の抵抗変化をコントロールすることが可能である。

2.2.3 繰り返し伸縮時の抵抗変化

図2にストレッチャブル導電性ペーストを用いて作製したストレッチャブル配線の20％繰り返し伸縮時（伸縮速度10 mm/sec）の抵抗変化を示す。測定サンプルとしては、伸長測定に用いたものと同様の形状のサンプルを用いた。50回伸縮毎に20％伸長時、0％回復時で各1分間保持し、繰り返し試験を実施した。図には1分間保持後の20％伸長時の抵抗と元の長さに戻した時のそれぞれの抵抗変化を示している。

繰り返し回数が増えるにつれて、徐々に抵抗は上昇するものの、元の長さに戻すと500回後でも伸長前に近い抵抗値まで回復する。しかしながら試験後のサンプルを元の長さに戻しても、その抵抗が完全に初期値まで回復することはない。これは塗膜の微細なクラック発生や導電パスの破壊に由来している。またそれ以外の要因の一つに用いている伸縮基材の影響があげられる。繰り返し試験終了後の配線は完全に元の長さに戻らない。これは伸長回数が多い程、また伸縮時の伸長％が大きい程、顕著になる。より高い信頼性を得るためには、ストレッチャブル導電性ペーストの特性改善と並行して、伸縮基材やオーバーコート剤などによる性能改善が今後の課題の一つと考えられる。

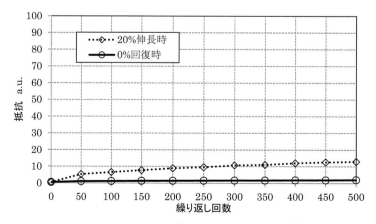

図2　ストレッチャブル配線の伸縮時の抵抗変化

第3章 ストレッチャブル配線

上記のストレッチャブル配線の評価は使用する基材，配線厚み，幅，伸長速度，インターバル時間，環境温度などの評価条件によって結果が異なってくる。そのため実使用に近い条件での測定が重要になってくる。今後，材料としての評価条件の標準化がなされることで，各種のストレッチャブル導電性配線の実力がより明確になってくると予測される。

2.2.4 スクリーン印刷性

図3にストレッチャブル導電性ペーストのウレタン基材へのスクリーン印刷性を示す。用いる基材によって異なるものの，L／S＝200／200μm（L／S：パターン配線幅（L）および配線間隔（S））のスクリーン印刷が可能であり，複雑な回路形成が可能である。当然ながら，より伸長時の抵抗上昇を抑制するために，馬蹄形状などの回路形成も容易に作製可能である。今後必要になっていく測定項目の多チャンネル化や配線積層化などを考えると他の柔軟な配線形成技術よりも優位な点と言える。

しかし現状では線幅が細くなる程，また塗布厚みが薄くなる程，伸長時・伸縮時の抵抗上昇は悪化していく傾向にある。今後，ストレッチャブル導電性ペーストの用途拡大のためには，線幅100μm以下，厚み10μm以下でも抵抗上昇を低減できるよう特性改善が必要になってくると考えられる。

2.2.5 ストレッチャブル導電性ペーストまとめ

ストレッチャブル導電性ペーストは今後のストレッチャブル・フレキシブルなエレクトロニクスデバイスには重要な部材の一つと考えられる。特にその特性からスマートウェア案件への適用が期待される。この応用展開について，次項で弊社が開発しているフィルム状機能素材「COCOMI®」について詳細を紹介する。

一方で現状での特性の課題として汎用の導電性ペーストと比較すると比抵抗が1桁程度高い，細線薄膜での特性改善，耐久性の改善があげられる。電子機器回路への展開を考慮すると，さらなる特性改善が必要である。

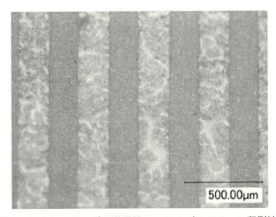

図3 ストレッチャブル導電性ペースト（スクリーン印刷性）

2.3 ストレッチャブル配線を用いた応用例
2.3.1 フィルム状機能素材"COCOMI®"

上記のストレッチャブル導電性ペーストをフィルム状にした素材を"COCOMI"と称する。弾性樹脂の上に導電性ペースト層を積層した形状を電極，さらにその上に弾性樹脂を積層した形状を配線とし，トータルの厚みが約0.3 mmと非常に薄い構成をしている（図4）。弾性樹脂部分が絶縁層となる。低い抵抗を示す導電ペーストを使っているため配線にも使うことができ，電極と配線を一体化できるのが特長である。その結果，電極と配線の接続部に段差が生じなく，ウェアにした場合，違和感のない着心地を提供することができる。

また，心電図を計測する場合，電極は常に皮膚に接触していなければならない。そのため，衣服により心電図を計測する場合は，体にフィットする衣服であることが必要となる。人体は動作により皮膚が伸びるので，電極・配線も皮膚伸びに追随すれば違和感のない着心地が得られる。様々な姿勢をとったときの皮膚伸びを調査した資料から，腕を上げたときの皮膚の伸長率が約70%と非常に大きいことが分かっている[1]。その値を参考にしてフィルム状の"COCOMI"を長さ5 cmから10 cmへ伸長率100%まで伸ばして，ストレッチ性のない導電シートと比較した写真を図5に示す。ストレッチャブル導電シートもストレッチ性のない導電シートも，編物の上に弾性樹脂，その上に導電ペースト，という電極仕様の構造とした。ストレッチ性のない導電シートサンプルは，シート下の生地の白色が見えるくらいにクラックが生じており，伸長率10%で導通しなくなった。一方，"COCOMI"は100%伸長してもクラックが発生しておらず，導通も維持していることを確認した。したがって，"COCOMI"を配置したウェアを着用して様々な動作をしても皮膚伸びに追随し，動作を妨げない動きやすい"スマートセンシングウェア®"を提供することができると考える。

なお，"COCOMI"は熱圧着でファブリックに容易に貼付することができる特長がある。また，形状の自由度も高く，必要な場所に必要な形状で"COCOMI"を貼付することができるので，導電性繊維よりも制限を受けることなく電極・配線のウェアへの貼付位置を決めることができ

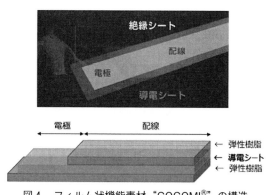

図4 フィルム状機能素材"COCOMI®"の構造

第3章　ストレッチャブル配線

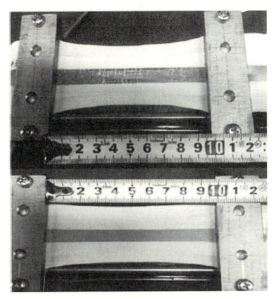

図5　100％伸長時のクラック発生比較
（上段：非ストレッチ性導電ペースト使用，下段：ストレッチ性導電ペースト使用）

る。

2.3.2　心電図計測

　生体情報として，心電図，筋電図，呼吸数，皮膚温，発汗，血圧など様々な項目がある。本報では，"COCOMI"を使って心電図を計測するウェアについて紹介する。心電図のR波を正確に検出できれば，副交感神経系，交感神経系の自律神経系の情報を得ることができる。心電図は，心臓を挟んで左右に電極を貼り，左右の電位差を計測する方法が一般的であり，電極は皮膚に接触していなければならない。ゆとりがあるウェアでは，電極は皮膚に接触しない部分が多くなるので体に密着するウェアが望ましいが，そのようなウェアでも，体の部位によっては衣服と人体との間に隙が生じる。そのため，動作をしてもウェアが常に人体に接触している部位を見つける必要がある。

　そこで，弊社独自の「衣服圧シミュレーション技術」を用いて検討した。本技術は，衣服圧（衣服を着用したときに人体にかかる圧力）を予測するための技術である。ファブリックの伸長特性と型紙CADデータから，実際に衣服を縫製・着用しなくても衣服圧を計算することができる。圧力がかかっている箇所は衣服が人体に接触していると判断できるため，本技術を活用して衣服と人体が密着しているかどうかを数値計算で求めた。図6に衣服圧計算結果の衣服圧コンター図を示す。左図は歩行時の衣服圧コンター図，右図はその一部を抜粋した衣服圧コンター図である。色が薄い部分が圧力がかかっている箇所であり，その部分に電極を配置すれば，人が動いても電極と皮膚が接触し心電図の計測が可能になると判断した。

　実際にウェアに"COCOMI"を貼付して，トレッドミルにより16 km/hrの速度で走行したと

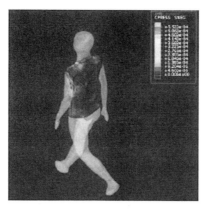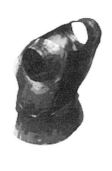

図6　衣服圧シミュレーションによる衣服圧コンター図

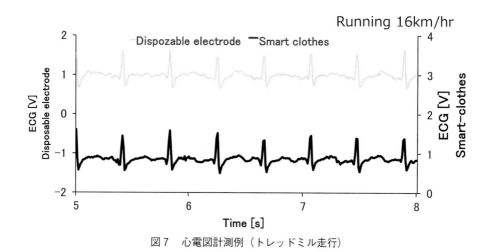

図7　心電図計測例（トレッドミル走行）

きの心電図を計測した結果を図7に示す[2]。一般的なジェル電極で計測した心電図波形とほぼ同様の波形を得ることができることを確認した。本結果は，電極を水にぬらさないで計測しており，"COCOMI"をドライ電極として使うことができることも分かった。

2.3.3　心電図計測ウェアの活用

　心電図は，心拍数だけでなく，図8に示すRR間隔（R波と次のR波までの時間）が正確に計測できれば，高速フーリエ変換（FFT）により自律神経系の活動が把握できる。具体的にはHF（High Frequency）とLF（Low Frequency）とに分類し，HFは副交感神経系の活動を意味し，LH／HF，または，LF／（LF＋HF）は交感神経系の活動を意味すると言われており，心電図から心理状態を評価できる可能性がある。弊社では，図9に示す「心理・生理マップ」を提案しており[3]，「緊張―リラックス」のくつろぎ度をRR間隔で示すことができるという知見を得ている。本マップでは，RR間隔が大きくなるとリラックスしている，逆にRR間隔が小さくなると

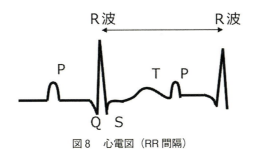

図8　心電図（RR間隔）

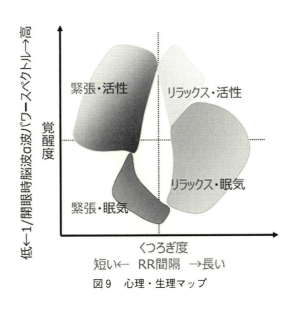

図9　心理・生理マップ

緊張している，脳波のα波が開眼時に出現すると眠気が生じている，α波が出現しないと活性化していることを意味する。緊張しやすい場面でもリラックスすることでパフォーマンスを100％発揮することが必要なアスリートなどのメンタルトレーニングとしても使えると考える。

また，弊社は自動車運転時に眠気を感じたときに発生する特有の心電図についても研究を進めている。ドライバーは，RR間隔が一定回以上連続して上昇し，かつ，その変化幅が一定値以上ある場合には眠気を感じる[4]，という知見を得ている（図10）。矢印の部分が眠気を生じたと判断できる箇所である。この指標を用いることで居眠り運転の防止などへの応用も可能と考える。

さらには，人だけではなく馬の心電図も計測することが可能である。図11に示すように，腹帯カバーに"COCOMI"を用いることにより馬の心拍数が計測できる。競走馬は最高速度70 km/hrで走るとも言われているが，その状態でも正確に心拍が計測できることを確認した。

2.3.4　生体情報計測ウェアの開発の課題

一般的なウェアラブル・スマート・デバイスと異なり，生体情報計測ウェアは人が着る商品であるため，当然，洗濯耐久性が求められる。今後，計測デバイスをウェアと一緒に洗濯できる技

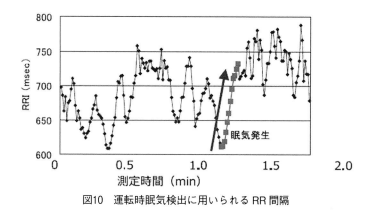

図10　運転時眠気検出に用いられる RR 間隔

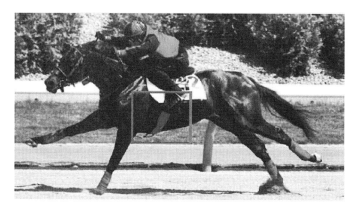
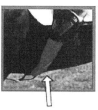

図11　競走馬の心拍計測例

術も確立されるであろうが，まずは，電極・配線の付いたウェアの洗濯耐久性を，通常のウェアと同等にすることが求められている。

また，これまでのウェアとは異なる領域のウェアであり，従来の規格では対応できない商品であり，規格化も重要な課題である。

生体情報計測ウェアは，衣服，電極・配線，信号の検出，情報処理という異業種にまたがる技術によって完成されるものである。繊維，電子材料，デバイス，ソフトウェアの幅広い技術を組み合わせて総合的に取り組むことが必要である。特に，単に生体情報を計測するだけでは着用者は満足しないので，着用者が生体情報計測ウェアを継続して着たいと思う情報を着用者にフィードバックしなければならない。どんな情報があるとうれしいのか，着用者の潜在的な要求を引き出し提供することがポイントとなる。

2.4　おわりに

柔軟性，伸縮性を有するストレッチャブル導電性ペースト・配線の開発により，これまでにな

第 3 章　ストレッチャブル配線

い新しいエレクトロニクスデバイスの可能性が見えてきた。一方で新しいデバイスにより，使用者がどのような利点を得ることができるかが今後の市場拡大のポイントと言える。

　現状，最も出口に近いと考えられる用途はスマートテキスタイルである。特に生体情報を計測するウェアは，スポーツ，ヘルスケア，見守りシステム用途，さらには，人だけでなく動物を対象とした前記用途への展開など幅広い活用が考えられる。ユーザーの要求に合わせた製品設計ができるよう，業種をまたいだ総合的な取り組みにより，従来の枠組みに縛られることなく柔軟に対応をしていくことが肝要である。生体情報計測ウェアを世の中に定着させていく一端を担いたいものである。

　ストレッチャブル・フレキシブルデバイスは比較的新しい技術であり，その使用方法，使用環境に合わせた性能改善が今後も必要になってくると予想される。ストレッチャブル導電性ペーストはもちろんのこと，基材となるフィルム・生地，センサー，リジッドな部材との接合方法など，あらゆる部材の性能向上が新しいエレクトロニクスデバイスの発展には不可欠と言える。各部材共に切磋琢磨することで，新しい製品の開発に拍車をかけていきたい。

　なお，弊社は，文部科学省の「革新的イノベーション創出プログラム（COI STREAM）拠点」事業の「運動の生活カルチャー化により活力ある未来をつくるアクティブ・フォー・オール拠点」の立命館大学・順天堂大学拠点（中核拠点：立命館大学）に参画し，本技術の一部を提供している。

文　　献

1) 原田隆司ほか，繊維機械学会誌，**36**，275（1983）
2) T. Tsurumi *et al.*, 38th Annual International Conference of the IEEE Engineering in Medicine and Biology Society 2016（2016）
3) 石丸園子，日本繊維製品消費科学会，**47**，772（2007）
4) 松井まり子ほか，自動車技術会春季学術講演会，447-20135034（2013）

3 高伸縮導電配線

吉田　学*

3.1 はじめに

　近年，人体に装着可能なウェアラブルデバイスが注目を集めており，スマートフォンと連動するリストウェアやアイウェアなど様々な形態のデバイスが登場している。これらのデバイスが新たなエレクトロニクス市場を牽引していくことが期待されている。

　ここで，ウェアラブルデバイスのニーズという観点から，普及のための課題について考えてみたい。表に示すように，総務省が一般消費者に対する，ウェアラブルデバイスに関する利用意向の調査を行っている（表1）。特に注目していただきたい部分は，利用したくない理由の集計である。これらの意見が，現在のウェアラブルデバイスの開発課題を端的に表しているといえる。下記の3つが，一般消費者がウェアラブルデバイスを利用したくない理由の上位を占めるものである。

① 「常にウェアラブル端末を身に着けるのは面倒だから」
② 「価格が高いと思うから」
③ 「機器を使ってまで健康を維持する必要性を感じないから」

　①の意向に関しては，やはり，デバイスを装着していることを意識させない，また，使用時にわざわざデバイスを装着することがないようなシステムを開発する必要がある。これは，現在普及しているウォッチ型で実現することは難しそうである。

表1　ウェアラブルデバイスを活用した健康管理サービスを利用したくない理由[1]

（単位：％）

	割合
常にウェアラブル端末を身に着けるのは面倒だから	47.0
ウェアラブル端末は好みに合うデザインのものがなさそうだから	3.6
ウェアラブル端末を身に着けているのを人に知られたくないから	3.1
周囲に身に着けている人がいないから	5.7
身に着けたときに髪形が乱れたり，皮膚が蒸れたりしそうだから	6.3
自分の健康データが記録されることにプライバシー保護上の不安があるから	13.5
医療に活用できる程度の精度がなさそうだから	13.5
価格が高いと思うから	43.4
機器を使ってまで健康管理をする必要性を感じないから	36.8
その他	2.1

n＝983

*　Manabu Yoshida　（国研)産業技術総合研究所　フレキシブルエレクトロニクス研究センター
　　印刷デバイスチーム　研究チーム長

第3章 ストレッチャブル配線

②の意向に関しては，印刷プロセスなどの大量生産プロセスを導入し効率的に生産することや，デバイスの実装プロセス，封止プロセスなどを効率化しデバイスを低価格化するための開発が必要である。

③の意向に関しては，デバイスを用いてどのような魅力的なサービスを提供するか，また，そのサービスのコストパフォーマンスの問題である。それらのサービスの充実を図るためには，まず，デバイスができること（特にセンシングできる項目）を拡充することが必要である。例えば，現在，心拍や脈拍などが計測できるウェアラブルデバイスは多数登場しているが，心拍や脈拍のみの計測では，提供できるサービスも限られてくるため普及の限界がある。また，現在のウェアラブルデバイスで計測できる情報は医療用として用いるためには精度が十分でなく，サービスの幅を狭めている一因ともなっている。現在，急激な高齢化による医療費の増加は社会問題となっており，ウェアラブルデバイスをうまく活用し，この問題に取り組んでいく必要がある。

これらの消費者の意向に対応するためには，現在のウォッチ型デバイスのみでは不十分であると考えられる。実際に，ウェアラブルエレクトロニクスの市場予測では，ウォッチ型デバイスは，しばらくの間，大きな市場シェアを占めるが，増加率でみた場合飽和もしくは減少傾向にある。一方，他のタイプのウェアラブルデバイスがシェアを増加させる傾向にある。この中で，特に衣服型デバイスは，上記の一般消費者の利用意向を好転させる鍵となるデバイスであると考えている。

それでは，衣服型のデバイスが活躍するのはどのような分野であろうか。現在，医療やヘルスケア分野においてこれらを活用することが期待されている。例えば，長期の心拍・心電・血圧・体温・生体音・モニタリングや体の動きのセンシングなどを行い，多種の生体情報を統合的に解析することにより，より精度の高い体調管理や診断に用いることなどが検討されている（図1）。

これらの一般消費者のニーズに応えていくためには，今までのエレクトロニクス製品と違った観点からデバイスを設計・製造していく必要があるため，製造プロセスや材料に対しては従来と

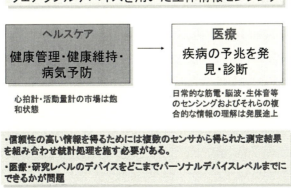

図1　ウェアラブルデバイスを用いたセンシングデバイスの活用例

異なる要求仕様が出てくることが予測される。特に，衣服型のウェアラブルデバイスは曲面で構成されている人体に装着して用いるため，フレキシブルな材料が必要となる。フレキシブルな材料にデバイスを形成するという観点からは，今までに，フレキシブルエレクトロニクスやプリンテッドエレクトロニクスが盛んに研究開発されており，プラスチックフィルム上に印刷プロセスを利用して高速にデバイスを形成する技術は発展を遂げてきた。これらの技術は，プラスチックフィルムなどの曲がる材料上にデバイスを作製できることが強みといえる。一方，人体への装着を考慮した場合，プラスチック基材のように曲がるだけでは，快適な使用感が担保されない場合が多い。図2に示すように，人体表面は二次元平面に展開できない非可展面でできているため，プラスチックフィルムのように伸縮性のないフィルムを表面に貼り付けた場合，隙間ができたり，皺が寄ったりしてしまう。例えば，衣服の洗濯表示マークのタグでさえ着用時の快適性を大きく損なうことがあるので，プラスチックフィルム上に形成されたデバイスを衣服の内側に付けて着用することで生じる問題は明らかである。これらを考えても，ウェアラブルデバイス用の基材としては，曲がるだけではなく，伸縮性を持つような柔軟な材料（例えば，ウレタン系材料，シリコーン系材料，ブチルゴム系材料，テキスタイル系材料など）が求められることになる。

　故に，ウェアラブルデバイスを効率的に作製するためには，従来のプリンテッドエレクトロニクスやフレキシブルエレクトロニクスを対象とした製造プロセスからさらに発展させたプロセス開発が必要になると考えられる。材料に関しては，製造時の加熱プロセスに対応できる耐熱性や，寸法安定性，耐水性，耐溶剤性など様々な課題が山積している。

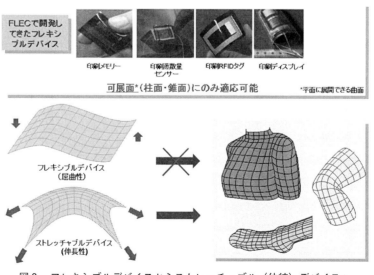

図2　フレキシブルデバイスからストレッチャブル（伸縮）デバイスへ

第3章 ストレッチャブル配線

3.2 高耐久・高伸縮配線の実現

衣服型のウェアラブルデバイスを実現するためには，伸縮性配線は非常に重要な部材である。前述のように人体は非可展面で構成されているため，プラスチックフィルムなどを用いたフレキシブルデバイスを装着した場合，完全な密着状態を実現することは不可能である。故に，人体表面への高いフィット性を実現するためには伸縮性を持つデバイスを作製する必要がある。

それでは，人体にデバイスを装着するために，配線部はどれだけ伸長する必要があるだろうか。図3は様々なアプリケーションにおいて布地などがどれだけの伸長率を要求されるかをまとめたものである。単純に球面などの曲面にデバイスを貼り付けることを考えた場合，最も伸長する部分で，60%の伸長率（元の長さの1.6倍）が必要となる。また，人体などでは，装着後，体の動きなどによりデバイスが伸長する。膝関節部などでは，0〜150度屈曲させた場合，40%の伸長率が必要となる。

現在，印刷できる伸縮性導電ペーストは様々なものが開発されている。故に，印刷により伸縮性の導電配線を形成することが可能である。しかし，印刷により形成する導電性配線は，伸縮時の抵抗変化をどれだけ抑えられるかが現状の開発課題となっている。

我々は，図4に示すように，柔軟で，伸縮性の高いデバイスを実現するため，柔軟な薄膜樹脂上に導電性繊維をバネ状に形成した高伸縮性バネ状導電配線を開発した。この導電配線は，3倍以上伸長しても，抵抗値変化は1.2倍程度と安定な電気特性を示す。この高伸縮配線をLED用配線として用いたところ，3倍以上の伸長時にもLEDの発光輝度がほとんど変化せず，伸長時の抵抗値変化が非常に小さいことが確認された。一方，従来の伸縮性導電材料を用いた場合，配

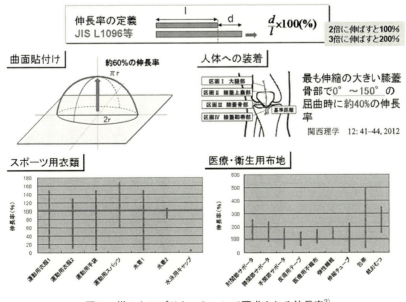

図3 様々なアプリケーションで要求される伸長率[2]

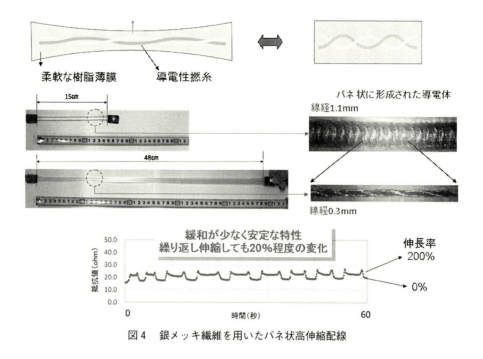

図4　銀メッキ繊維を用いたバネ状高伸縮配線

線抵抗が大きく変化しLEDの発光輝度の大きな揺らぎが観測された。一般的に，伸縮性導電配線を伸長・収縮させた場合，抵抗値が急激に変化したのち一定値に安定するまでに非常に長い時間を必要とする。故に，これらの材料を配線として用いたセンシングデバイスに変形が加えられたとき，出力信号にノイズがのってしまうことやセンシングした信号の定量性を確保できないことが問題となっていた。一方，開発したバネ状導電配線は，伸長・収縮時の抵抗値変化が小さいことに加えて，抵抗値が安定するまでの時間が短く安定に信号をモニターすることができるため，信頼性の高いセンシングシステムを構築することができる。

　また，図5に示すようにこの配線は折り畳んでもほとんど抵抗値変化を示さない。20万回以上折り曲げても（曲げ半径0.1 mm以下）抵抗値は安定しており，十分な耐久性を備えている。従来の金属系のフレキシブル配線では，折り畳んでしまうと断線してしまうため，ある程度の曲率半径を担保して用いる必要があり，デバイス薄化の妨げとなっていた[3]。今回開発した配線を用いることにより，非常に薄いデバイスを実現することが可能となる。

　伸縮性配線とフレキシブルデバイスやリジッドデバイスとの接合技術は，ウェアラブルデバイスを実現するに当たって，非常に重要な開発課題である。図6に示すように，我々の開発した高伸縮配線はマトリクス状に配置し，従来の電子素子を実装したり，印刷したフレキシブルデバイスと電気的に接合することができる。一般的に伸縮性デバイスと非伸縮性デバイスとの接合界面において，金属配線などが金属疲労を起こし，電気的な接触不良を起こすことが良く知られているが，我々の開発した高伸縮配線は，バネ状であるため，接合界面においてバネのピッチが徐々に変化することにより，伸縮により発生するひずみを吸収し，断線を起こりにくくしていること

第3章　ストレッチャブル配線

が確認されている。

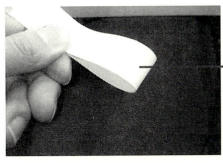
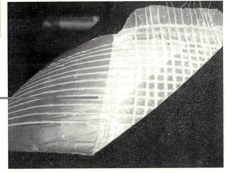

図5　バネ状高伸縮配線を折り畳んだ様子

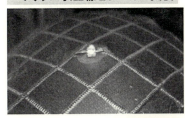
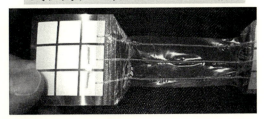
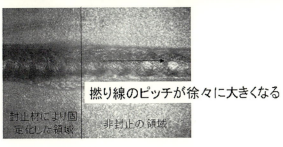

図6　マトリクス上に配線したバネ状高伸縮配線とフレキシブルデバイスやリジッドデバイスと高伸縮配線を接合した様子

3.3 高伸縮性短繊維配向型電極

ウェアラブルデバイスの作製には任意形状のデバイスを作製する必要があるため，高伸縮性電極を任意のパターンに形成する必要がある。我々は導電性の短繊維を高い配向性を持たせパターニングすることにより高伸縮性を持つ電極を形成する方法を開発した（図7(A)）。

本高伸縮性電極は，広い面積に形成できるため，図7(B)に示すような高伸縮性キャパシタを作製することができる。このキャパシタは柔軟であるため，圧力などの力学的変化により発生する容量変化を検出する容量型圧力センサーとして利用することができる。

3.4 高伸縮性マトリクス状センサーシート

従来のマトリクス状圧力センサーシートは，フレキシブルであるが伸縮性がないものがほとんどであり，特に信号配線として用いられるフラットケーブルは10 mmの曲げ半径で1万回程度の屈曲耐性しか持たなかった（折り曲げると断線する）。我々は，上記の高伸縮性短繊維配向型電極でマトリクス状センサー部を形成し，信号配線として高伸縮性バネ状導電配線を接合することにより，高伸縮性と高屈曲耐性を合わせ持つ新規のマトリクス状センサーシートを作製することに成功した（図8）。本センサーシートは200％伸長しても，0.1 mm以下の曲げ半径で，20万

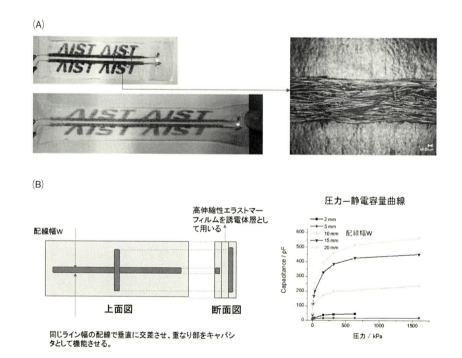

図7 (A)高伸縮性短繊維配向型電極にLEDを接続し2倍に伸長した時の様子（左），エラストマーシート上に配向した導電性短繊維（右）
(B)高伸縮性圧力センサーの構造と特性

第3章　ストレッチャブル配線

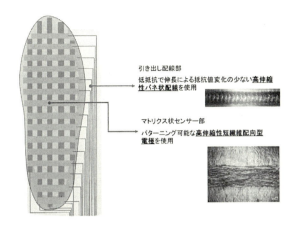

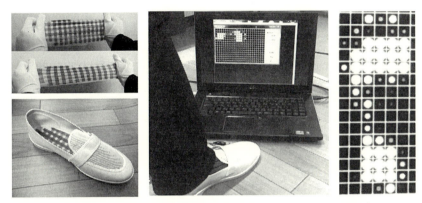

図8　高伸縮性バネ状配線と高伸縮性短繊維配向型電極を利用したマトリクス状圧力センサーシート

回以上折り曲げても安定に動作することを確認している。このセンサーシートは，靴の中のように長時間人間の体重分の負荷がかかり，変形を繰り返すような，過酷な環境においても用いることができるため靴底圧力分布センサーとして用いることができる。

また，このセンサーシートは伸縮性が高いため，曲面に隙間なく貼り付けることができる（図9）。図9はコンピューターのマウス表面に圧力センサーを貼り付けた写真であるが，センサーシートを貼り付けた際にマウス形状に対応した静電容量変化が起こる。これをマッピングすることにより，マウス形状に関する情報を静電容量変化の分布として取得することができる。また，このセンサーシート上に手をのせるとさらに圧力印加に対応した静電容量変化が起こる。これを利用して，マウス操作時にマウス表面にかかる圧力変化を常時モニタリングすることができる。

3.5　まとめ

一般消費者の意識調査をもとに，現行のウォッチ型ウェアラブルデバイスから衣服型デバイスなどの様々な形態のデバイスに展開が必要であることを述べた。衣服型デバイスを広く普及させ

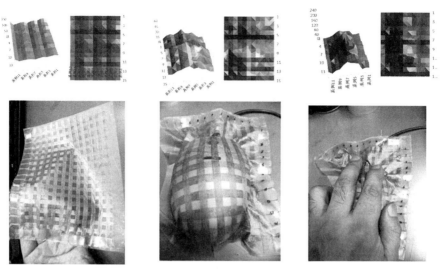

図9　圧力センサーシートをマウス上に配置した様子およびその時の静電容量分布

るためにはプリンテッドエレクトロニクスなどを応用した製造プロセスを開発し，効率的に製造し低価格化を図ることや，ウェアラブルデバイス向けの伸縮性の高耐久性柔軟部材を開発し，デバイス装着時の快適性向上を図ることなどが課題となる．今回は特に衣服型ウェアラブルデバイスを実現するために不可欠な高伸縮性配線材料に関して解説した．衣服型ウェアラブルデバイスでは，今回取り上げた伸縮性や屈曲耐性のみならず，他にも様々な開発課題があり，デバイス設計，部材設計，システム設計など様々な側面でさらなる研究開発を進めることが必要になる．

文　　　献

1)　総務省，「社会課題解決のための新たなICTサービス・技術への人々の意識に関する調査研究」（2015）
2)　和田直子ほか，関西理学，**12**, 41（2012）
3)　岡田顕一ほか，フジクラ技報，**99**, 49（2000）

4 伸縮性配線の疲労メカニズムと実装技術

井上雅博[*]

4.1 はじめに

近年,ウェアラブルセンサシステムなどへの応用を目指し,各種の伸縮性配線(ストレッチャブル配線)技術の開発研究が活発化してきた。伸縮性配線の考え方が提案され始めた2000年代初頭の段階では「数百倍に伸長しても導通が確保される」というような実際のアプリケーションを想定しないデモンストレーションが盛んに行われていたが,最近では具体的なアプリケーションを想定した実際的な研究が行われるようになってきた。

伸縮性に対応できるストレッチャブルデバイスには,各種のセンサのようなパッシブなものからアクチュエータのようなアクティブなものまで様々なデバイスが含まれるが,必要な伸長率の観点からみれば,①低伸長タイプ(伸長率10%以下),②中伸長タイプ(伸長率10〜40%),③高伸長率タイプ(伸長率40〜100%),④超高伸長率タイプ(伸長率100%以上)に大別することができる。現在想定されているアプリケーションとしては高伸長率タイプのデバイスも少なくないが,低伸長タイプか中伸長タイプのいずれかに分類されるものの方が圧倒的に多い。本稿では,ストレッチャブルデバイスを実現するために必要な伸縮性配線の特性および信頼性評価や実装技術上の課題について,伸縮性導電ペースト印刷配線を中心に概説したい。

4.2 主な伸縮配線材料の種類

4.2.1 金属および関連材料

電子デバイスに最もよく用いられる配線材料は金属であるが,金属材料を用いて伸縮性配線を作製するためにはいくつかの方法が提案されている。

まず,Cu,Au,Ag などの固相の金属配線に伸縮性を付与するためには配線形状を制御することが一般的に行われている[1]。例えば,ゴム基材やテキスタイルのような伸縮性基板上に波線状に金属配線を形成すると伸縮可能なプリント配線板を得ることができる。

また,液相の金属を配線や接続材料として用いる研究も進められている[2〜4]。表1に示すよう

表1 ストレッチャブル配線材料に使用される主な液体金属の融点と電気伝導特性

合金系	融点(℃)	電気抵抗率(Ω cm)
Ga-In 共晶 (Ga-24.5 wt% In)	15.7	$\sim 3 \times 10^{-5}$
Ga-Sn 共晶 (Ga-14 wt% Sn)	20.5	$\sim 3 \times 10^{-5}$
Ga-In-Sn 共晶 (Ga-21 wt% In-10 wt% Sn)	−19.0	$\sim 3 \times 10^{-5}$

---

[*] Masahiro Inoue 群馬大学 先端科学研究指導者育成ユニット 先端工学研究チーム 講師

に，Ga-In，Ga-Sn，Ga-In-Sn などの 2 元系あるいは 3 元系共晶合金の融点は室温近傍からそれ以下の温度域にあるため，液相の状態で配線材料として使用することが可能になる。実際に，これらの液体金属をエラストマーチューブに封入することで伸縮性配線（ケーブル）が試作されている。

　このほかに金属線を編み込むことで伸縮可能な配線ケーブルを作製することができる[5]。また，金属を導電性コーティングに用いることにより導電性繊維（金属被覆繊維）を作製することも行われている。代表的なものとしては Ag 被覆繊維（図 1(a)）などが挙げられる。これらの繊維材料を図 1(b)のように編み込むことにより伸縮性配線を形成させることができる。このような金属被覆繊維を用いた伸縮性配線は E-テキスタイル用配線材料として用いられることが多い。

4.2.2　導電性高分子

　代表的な導電性高分子である PEDOT:PSS に伸縮性を付与した導電性フィルムの開発が進められている。また，PEDOT:PSS が水溶性であることを利用し，この水溶液を繊維に含浸させることにより導電性繊維や導電性布帛を作製することができる。PEDOT:PSS で被覆した繊維からなる布地は生体電気信号計測用の電極として実用化されている[6]。

4.2.3　エラストマーをバインダとした導電ペースト

　ウレタン系，アクリル系，シリコーン系などのエラストマー（ゴム）バインダ中に導電フィラーを添加した導電ペーストを用いることで，伸縮性基材上に伸縮性配線を印刷形成することができる[7〜9]（図 2）。その際に用いられるフィラーは，Ag や Ag 被覆粒子などの金属系フィラーと CNT やカーボンブラックなどの炭素系フィラーに大別される。金属系フィラーを用いた導電ペースト配線の（未変形の状態での）電気抵抗率は $10^{-3}〜10^{-5}$ Ω cm であるが，炭素系フィラーを用いた導電ペースト配線の電気抵抗率は $10^{1}〜10^{-1}$ Ω cm となり，用いるフィラーによって電気伝導特性が大きく異なるため，目的に応じた使い分けが必要である。

4.2.4　伸縮性配線材料の比較

　以上のように様々な伸縮性配線が提案されているが，基本性能と実装プロセス上の問題点など

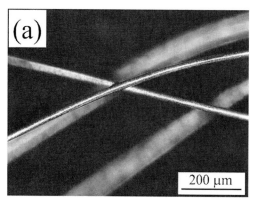 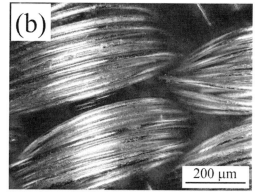

図 1　(a)銀被覆繊維と(b)それを用いて作製した伸縮性配線リボン

第3章　ストレッチャブル配線

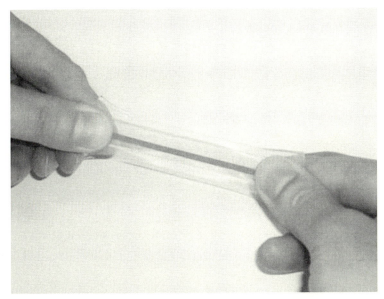

図2　ゴム基板上に印刷形成した伸縮性導電ペースト配線の一例

を総合的に検討することで，作製しようとしているデバイスに最も適した伸縮性配線を選択する必要がある。

　金属や金属被覆繊維などは電気伝導特性の面で優れており配線用途には適した材料である。また，機械的変形が加わった場合でも電気抵抗の変動が少なく，電気伝導特性の安定性が高い。しかし，繰返し引張に耐えられるひずみの大きさは両者では大きく異なる。波線状などの形状を付与した金属配線の場合，応力集中部から亀裂が発生し破断に至るため，高伸長タイプのデバイスへの応用が困難である。そのため，基板にスリットを入れるなどの工夫で伸縮性の改善が図られることもある。

　図1(b)のような金属被覆繊維を編み込んだ配線では，繊維が撓みを持つ形で編み込まれるため，高伸長条件でも電気抵抗上昇が非常に小さい。さらに繰返し引張試験においても非常に高い耐久性が示されている。このような特性上のメリットに加えて，テキスタイル製品の製造プロセスに適用可能であることからE-テキスタイル用配線に用いられることが多い。

　一方，導電ペーストによる配線形成には，印刷工法を用いることができるという製造プロセス上のメリットがある。しかし，伸縮などの機械的変形に伴う電気抵抗変化が比較的大きいことが電子回路設計上の問題とされており，生体信号計測用電極やリード[10〜12]などの電気抵抗変動がある程度許容できるアプリケーションを中心に応用研究が進められているのが現状である。

　このように，伸縮配線の機械的変形による電気抵抗変化や疲労耐性は伸縮性配線材料を選択する際に検討すべき重要なポイントであるが，伸縮配線の特性や信頼性の評価法の標準化はほとんど進んでおらず，配線の特性劣化メカニズムなどに関する学術的基盤に立脚した評価法を確立す

ることが望まれている。

以下では，固相金属配線と伸縮性導電ペースト印刷配線の疲労現象について考えてみる。

4.3 繰返し変形に伴う疲労現象
4.3.1 金属疲労

波線状などの形状に成形した固相金属配線に繰返し変形を加えた場合の疲労現象は，金属疲労による応力集中部でのき裂発生と伝播によって引き起こされる。疲労き裂の発生と伝播によって配線の電気抵抗の上昇と機械的強度の低下が同時に起こるため，配線の信頼性評価や寿命予測は金属疲労解析に準じた形で行うことになる。ここでは金属疲労のメカニズムについて考えてみる。

金属疲労は，主としてき裂発生とき裂伝播の2つの過程を通じて進行し，最終破断に至る現象である[13,14]。その際，金属に繰返し変形を加えると局所的にひずみが集中する箇所にすべり帯が生じ，それに沿ってき裂（疲労き裂）が発生する。き裂発生段階で生じた微小き裂は繰返し変形の過程で合体し，成長していく。一般に，金属の疲労寿命の大部分はき裂伝播に費やされるため，き裂伝播過程の解析が寿命予測を行う上で重要となる。

疲労き裂の発生と伝播には転位のすべりに伴う局所的な塑性変形が関与しており，き裂発生と成長が弾塑性応力場で起こると考えて解析する必要がある。この弾塑性応力場は弾性応力場と塑性変形による付加応力場の和としてモデル化できる。

一定のひずみ振幅を繰返し加える試験の場合，全ひずみ振幅（$\Delta\varepsilon/2$）は，弾性ひずみ振幅（$\Delta\varepsilon_e/2$）と塑性ひずみ振幅（$\Delta\varepsilon_p/2$）の足し合わせたものになる[13]。

$$\Delta\varepsilon/2 = \Delta\varepsilon_e/2 + \Delta\varepsilon_p/2 \tag{1}$$

この式は，Manson-Coffinの関係とBasquinの式を用いて，(2)式のように変形できる[13]。

$$\Delta\varepsilon/2 = [\{\sigma_f'(2N_f)^b\}/E] + \{\varepsilon_f'(2N_f)^c\} \tag{2}$$

ここで，Eと$2N_f$はそれぞれヤング率，破断までの荷重反転数である。b, cは定数である。また，σ_f'およびε_f'は疲労強度係数と疲労延性係数であるが，通常，これらの係数はそれぞれ材料の破断真応力と破断真ひずみとほぼ等しい値となる。

(2)式の右辺の第1項および第2項はそれぞれ全ひずみ振幅の弾性成分と塑性成分であり，両対数グラフに図示すると図3のようになる。この2つの直線の交点を境に塑性成分が支配的な領域と弾性成分が支配的な領域に分割することができるが，疲労特性解析を行う際には，前者を低サイクル疲労，後者を高サイクル疲労と区別して取り扱う。固相金属からなる伸縮配線では，加えられるひずみ振幅の大きさにも依存するが，ほとんどの場合，低サイクル疲労が問題となる。

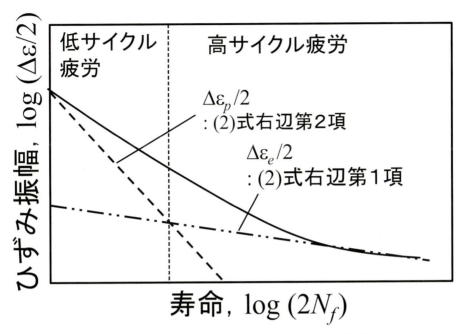

図3　ひずみ振幅をパラメータとする寿命曲線のモデル図

4.3.2　エラストマー（ゴム）の疲労

(1)　き裂発生を伴う疲労現象

　エラストマーバインダ中に導電フィラーを添加した導電ペーストを用いて印刷形成される伸縮性配線は基本的にゴム材料（ゴム状弾性体）であるので，金属疲労とは異なるメカニズムにより疲労が進行する。伸縮性導電ペースト配線で実際に観察された2種類の疲労き裂の状況を図4に示す。図4(a)は，フィラー添加量が過剰となり配線の伸縮性が極端に低下し，脆性的な破断が起

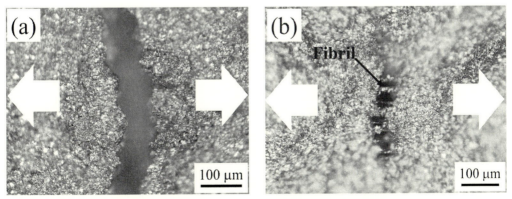

図4　伸縮性導電ペースト配線で発生するき裂の種類
(a)脆性的破断時のき裂，(b)フィブリル形成を伴う疲労き裂。写真中矢印は引張方向を示す。

こった場合のき裂の様子を示している。一方，図4(b)に示したき裂は，配線が脆性的に破断するのではなく，繰返し引張ひずみを加えることにより発生した疲労き裂である。

図4(b)のようなき裂の発生には局所的な塑性変形が関与しており，低サイクル疲労によって引き起こされる現象である。金属材料の場合，低サイクル疲労によるき裂発生は転位のすべり運動に伴うすべり帯形成に起因しているが，ゴム材料の場合にはメカニズムが異なる。ゴム材料の場合，局所的ひずみ集中部において引張軸方向に高分子鎖が配向することによりフィブリル（分子鎖束）ができる[15]。状況によっては，このフィブリルが結晶化し，除荷すると消失するという応力誘起結晶化と呼ばれる現象が起こることもある。図4(b)は10％の一軸引張ひずみを加えた状態で観察した疲労き裂であり，繊維状のフィブリルが形成されていることがわかる。このフィブリルの周囲にはボイドが発生するが，それが合体・成長することで疲労き裂が発生する。初期の段階では，疲労き裂はフィブリルによって橋かけ（ブリッジング）されているため，不安定的に伝播することはない。フィブリルが破断するようにき裂が成長していくことになる。

伸縮性導電ペースト配線中での疲労き裂の生成挙動は，バインダの配合組成やフィラー添加量，フィラーの幾何学的因子などの調整により制御することができることがわかっている。

(2) き裂発生を伴わない疲労現象

伸縮性導電ペースト配線において疲労き裂の生成が抑制できたとしても，繰返し変形により配線の電気伝導特性や機械的性質の変化は避けることができない。実用化が検討されている伸縮性導電ペースト配線において考慮すべき最大の問題点は，このようなき裂発生を伴わない疲労である。

フィラーを添加したゴム材料に機械的変形を加えるとPayne効果やMullins効果などの特有の現象が起こることが知られている[15]。ここではMullins効果[16]について説明する。フィラーを添加したゴムや結晶相で強化されている天然ゴムなどに引張ひずみを加えて除荷すると，除荷時に急激な弾性率低下が起こるとともに残留ひずみが生じる。このようなひずみ軟化現象をMullins効果と呼ぶ。また，ひずみ軟化を起こしたサンプルを70～80℃以上の温度でアニールするなどの処理をすると弾性率は回復する。伸縮性導電ペースト配線に繰返し引張ひずみを加える場合にもMullins効果による弾性率低下とアニールによる弾性率回復が発現することが確認されている[17]。

ゴム材料において，このようなMullins軟化および回復が発現するメカニズムは明らかになっていない。様々な議論が続けられている状況ではあるが，深堀はフィラー近傍の界面相（interphase）であるバウンドラバー層を構成する高分子鎖の集合構造変化に起因してMullins効果が発現するというモデルを提案している[15]。

ゴム材料の微細構造は，均一なマトリックス中にフィラーが分散しているという状態ではなく，フィラー近傍にはバルクのゴムとは異なる組成や高分子構造を有する界面相（バウンドラバー層）が存在しており，その界面相を介してフィラーが連結したフィラーネットワークが形成されていると考えられている。実際にカーボンブラックを添加したゴム材料においては，バウン

ドラバーの存在が透過型電子顕微鏡観察で確認されている。この界面相を介して形成されたフィラーネットワークの挙動がゴム材料の機械的特性に強く影響を及ぼしているだけでなく，Mullins効果の発現にも関与しているというのが深堀のモデルのポイントである。

さて，ゴム材料の機械的特性発現に重要な役割を担っていると考えられているフィラーネットワークであるが，同時に導電パスとなることで電気伝導特性にも影響を及ぼすことになる。繰返し変形に伴って，ひずみ軟化などの現象により機械的特性が変化する場合には，電気伝導特性も変化することになる。このような考え方に立脚すれば，伸縮性導電ペースト配線の電気伝導特性は，機械的変形に伴うフィラー近傍のバインダ高分子構造の変化の影響を受けて変化すると考えられる。したがって，伸縮性導電ペースト配線の電気伝導特性の変動を抑制するためにはフィラー近傍のバインダ高分子鎖の運動性を制御する必要があり，バインダ配合成分および組成やフィラーの形状，粒径分布などを最適化などが導電ペーストの材料設計の重要なポイントとなる。

4.4　伸縮性導電ペースト印刷配線の繰返し引張試験

伸縮性導電ペースト配線の疲労挙動を繰返し引張試験により評価する場合には，上記のような疲労現象に加えて，緩和や前効果（fore-effect），余効（after-effect）など，配線の粘弾性変形挙動に起因する現象も考慮した条件設定と評価が必要になる[18]。

図5に，伸縮性導電ペースト配線に対し，負荷－定ひずみ保持－除荷という一連の操作を加え

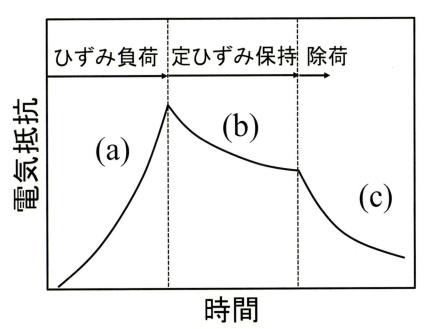

図5　伸縮性導電ペースト配線に機械的変形を加えた場合に現れる電気抵抗変化の模式図
(a)前効果，(b)緩和，(c)余効

た場合に現れる電気抵抗の時間変化を模式的に示す。ひずみが変動する負荷および除荷の過程で電気抵抗も変化するが，この電気抵抗変化には時間遅れが生じる。負荷過程と除荷過程で生じる時間遅れ現象をそれぞれ前効果および余効と呼ぶ。これらの時間遅れ現象の大きさは配線材料や引張試験条件に依存する。

また，配線試料を一定の引張ひずみで保持する場合，電気抵抗は一定値で安定するのではなく，ある臨界値に収束するように低下する。これは応力緩和と類似の現象であると考えられる。

さて，実際に伸縮性導電ペースト配線の繰返し引張試験を実施した場合に観測される電気抵抗変化の一例を図6に示す。この試験では，エラストマー基板上に印刷した配線サンプルを引張試験装置に装着後，10％引張ひずみを加えた状態から除荷と10％引張を100サイクル繰返した。この繰返し引張試験を10％引張状態で終了し，その状態で300 s 保持した。その後，除荷し，さらに300 s 保持を行った。この操作を5回繰返した後，100℃，1200 s の条件でアニールすることで電気抵抗の回復現象を調べた。図6には，この繰返し引張試験のうち，1回目と5回目の過程での電気抵抗変化とアニール後の電気抵抗を示している。

ここで，(1)繰返し引張試験中の電気抵抗の上限値（10％ひずみ状態での電気抵抗）と下限値（除荷時の電気抵抗），(2)繰返し引張試験後の10％ひずみ状態での緩和，(3)除荷後の余効，(4)アニー

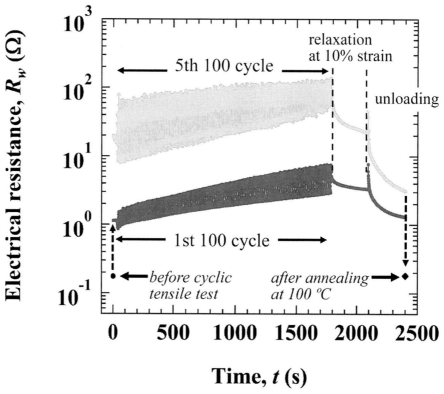

図6　伸縮性導電ペースト配線の繰返し引張試験（引張ひずみ10％）の結果の一例

第3章　ストレッチャブル配線

ル後の電気抵抗の4つの項目に着目すると試験結果を解析しやすい。繰返し変形により，高分子鎖の架橋点として作用する構造が破壊されるなど影響により，エラストマーバインダの弾性回復力が弱まると繰返し引張試験中の電気抵抗の上限値と下限値が上昇するとともに電気抵抗変化の振幅が増加する。また，繰返し引張試験中に大きなダメージを受けた配線サンプルは，10％ひずみに保持した状態で電気抵抗の緩和が大きくなる傾向が見られる。さらに，除荷すると余効による電気抵抗の低下が見られる。

　5回目の繰返し引張試験サイクル中の除荷時の電気抵抗（下限値）は，引張試験前の電気抵抗に比べて最大で数百倍の値まで上昇したが，最終的な除荷後に十分な時間をおいて測定した電気抵抗は試験前の値の10倍程度の値にとどまっていた。このことから機械的変形に伴う伸縮性導電ペースト配線の電気抵抗変化を動的に評価しなければ，実用的な信頼性評価を行うことができないと考えられる。

　図6に示したように，繰返し引張試験後の配線サンプルをアニールすると残留ひずみが減少するとともに電気抵抗も低下する。この現象はMullins効果に関連して発現するものと考えられる[17]が，今後さらに基礎研究を進める必要がある。アニールによって電気抵抗が低下するものの，引張試験前の初期電気抵抗と完全に一致するまで回復することはほとんどなく，繰返し引張試験のサイクル数が増加するほどアニール後の電気抵抗も高くなる。これは，繰返し引張試験中に不可逆的疲労ダメージが配線サンプル中に導入されていることを意味しており，配線サンプルの受けた本質的疲労ダメージの大きさを測るひとつの指標になる。

　以上のように，伸縮性導電ペースト配線の電気伝導特性変化を評価するためには，繰返し変形試験による動的試験を実施する必要がある。しかし，この電気抵抗変化は配線材料の物性のみで決まるものではなく，配線部寸法や基板材料の機械的性質などの試験片に由来する因子や，ひずみ速度や保持時間などの試験の時間的因子など，様々な因子の影響を受けて変化する。伸縮性導電ペースト配線の電気伝導特性変化に対する評価法の標準化が進んでいない現状では，疲労試験から明らかにしたい情報を的確に得ることができるような条件設定を考えて試験を実施することが必要である。

4.5　今後のストレッチャブルデバイスの発展を見据えた実装技術上の課題

　今のところ，伸縮性導電ペースト配線および電極は，生体電気信号計測を目的としたE-テキスタイルプローバー（スマートシャツなど）に応用されている[10〜12]。しかし，伸縮性印刷配線・電極の応用が期待されるデバイスはそれだけにとどまらない。貼り付け型（パッチャブル）デバイスや生体埋込型（インプランタブル）デバイスにおいても有用な実装材料となると考えられる。また，生体計測のみならず，アクチュエータ用伸縮電極としての利用や，IoTを支える各種センサ（環境センサなど）などへの応用展開も考えられる。

　このようなデバイスに伸縮性配線を応用するためには，配線の信頼性評価に加えて，はんだなどを用いたインターコネクション技術の開発やリジッドな部位との接続信頼性など検討しなけれ

ばならない項目が多数残されている。また，基板レス実装や3Dプリンティングなど新規の実装技術に適用できるようなペースト材料の開発も必要である。

4.6 おわりに

伸縮性導電ペースト配線の電気的特性や機械的特性の動的評価手法については，いまだ標準化がなされていない。疲労現象に基づく電気抵抗変化は様々な因子によって変化するため，知りたい情報を的確に抽出できるような条件設定の下，評価試験を実施する必要がある。また，伸縮性導電ペーストの電気伝導特性変化は物性物理の基礎研究の対象としても興味深いものである。今後，基礎研究と応用研究が一層進展し，様々なストレッチャブルデバイスが実現されていくことを期待したい。

文　　献

1) S. Wagner, S. Bauer, *MRS Bulletin*, **37**(3), 207-213 (2012)
2) M. D. Dickey et al., *Adv. Funct. Mater.*, **18**, 1097-1104 (2008)
3) M. Kubo et al., *Adv. Mater.*, **22**, 2749-2752 (2010)
4) R. Matsuzaki, K. Tabayashi, *Adv. Funct. Mater.*, **25**, 3806-3813 (2015)
5) D. Marculescu et al., *Proceedings of the IEEE*, **91**(12), 1995-2018 (2003)
6) 桑原啓，高河原和彦，エレクトロニクス実装学会誌，**18**(6), 417-421 (2015)
7) M. Inoue et al., *J. Jpn. Inst. Electronics Packaging*, **11**(2), 136-140 (2008)
8) M. Inoue, Y. Tada, Y. Hayashi, H. Muta, T. Tokumaru, *Proc. EMAP2012*, 302-305 (2012)
9) N. Matsuhisa et al., *Nature Communications*, DOI: 10.1038/ncomms8461 (2015)
10) Y. Tada, M. Inoue, T. Tokumaru, *Journal of the Textile Institute*, **105**(7), 692-700 (2014)
11) Y. Tada, Y. Amano, T. Sato, S. Saito, M. Inoue, *Fibers*, **3**, 463-477 (2015)
12) 井上雅博，多田泰徳，天野祐作，板橋洋介，佐藤友信，齊藤繁，電気学会論文誌 E, **136**(1), 18-23 (2016)
13) S. スレッシュ（岸本喜久雄監訳），材料の疲労破壊，培風館 (2005)
14) 陳玳珩，金属疲労強度学－疲労き裂の発生と伝ぱ－，内田老鶴圃 (2015)
15) 深堀美英，設計のための高分子の力学－高分子鎖が織りなす力学の世界－，技法堂出版 (2000)
16) J. Diani, B. Fayolle, P. Gilormini, *Europ. Polym. J.*, **45**, 601-612 (2009)
17) M. Inoue, Y. Tada, Y. Itabashi, T. Tokumaru, *Materials Research Society Proceedings*, 1628 (2014), DOI: http://dx.doi.org/10.1557/opl.2014.126
18) 井上雅博，エレクトロニクス実装学会誌，**19**(1), 2-6 (2016)

5 フレキシブルシルク電極

鳥光慶一[*]

5.1 はじめに

近年,生体のバイタル情報計測に関する関心が高まっており様々なウェアラブル計測機器が登場している。生体の計測において重要なのは,①計測そのものが生体に影響を与えることがない,あるいは与える影響が極めて少ない。②生体適合性が高く,炎症やアレルギーなどの拒否反応を起こさない,もしくは起こしにくいことが求められる。概して今までのウェアラブル電極は,締め付けがきつい,蒸れる,掻痒感を生じるなど,短期間の激しい運動などには適しているものの,長期間の着用には適さないものが多いのが現状である。これは,根本的に計測用の電極に金属を用いている場合が多いこと,金属を使用しない場合には抵抗値が高いためにノイズが大きい,あるいは,きつく接触させないと計測することが困難であり,水やジェルなどを用いる必要があることなどの問題があった。

また,ウェアラブルではなく,神経細胞や脳組織を扱う生理実験の場合のような非常に柔らかい組織を計測対象とする場合には,金属電極やガラス電極などを用いることが多く,組織を傷つけないように計測することが難しい。筆者もこれまでずっと記憶・学習に関連した脳神経系に関する研究を進めてきており,この問題には頭を痛めてきた[1,2]。長期間計測する場合に,どうしても生体適合性と電極素材が問題になる。特に,脳組織のような極めてデリケートな計測対象の場合には,傷つけることのない柔らかく柔軟性に富み,拒否反応を起こしにくい素材の電極が必要である。寒天電極や柔軟性のある高分子フィルム(ポリイミドなど)様々な素材の電極を試したものの,接触性の悪さや,凹凸によるダメージが問題となった。実際,培養脳神経細胞や脳スライス切片などの試料に対しガラス電極を使用することが多かったが,神経回路の発達に伴う変化などの長期間の変化を計測することができなかったため,微小電極アレイ(MEA, multi electrode array)などの細胞外電極を利用していた[3,4]。多点の微小電極からなる MEA は,電極上に細胞を培養または,組織切片をのせることで細胞からの電気信号を計測するものであり,細胞と電極の接触状態が重要である。電極は,微細加工により作製した金や ITO であり,特に ITO ではインピーダンス軽減のため表面に白金黒を修飾していた。その後,生体適合性やハンドリングの容易さから電極表面修飾を導電性高分子である PEDOT-PSS に変更することで培養期間・電気計測は飛躍的に向上した[5~7]。基板は,当初石英,あるいはガラスであり,柔軟性は全くなかったため,前出高分子フィルムのポリイミド基板に変更したものの,微細な凹凸によるダメージ,損傷を避けることができなかった。これらの問題を解決するためには,電極自体が柔らかく,変形しやすい必要がある。

そこで,脳のように複雑な構造に対しても追従可能な柔軟性を持つ素材として,布地に着目し,布地様の電極を候補として考えた。中でも生体適合性を考慮すると,生体タンパク質から構成さ

---

[*] Keiichi Torimitsu　東北大学　大学院工学研究科　教授

れる布地である絹，シルクが良いのではないかとの結論に到達し，検討を始めた。絹糸，シルクは手術用の糸として使用されており，生体となじみがあり，肌触りが良いだけでなくアレルギー反応も起こしにくい。もちろんシルクに対するアレルギーを示すことが全くないわけではないが，極めて少ない。そこでこの素材を電極にできないか取り組み始めたのが現在の研究のきっかけである。

シルクは，絶縁体であり電気を通さない。したがって電気を通すためには，電気を流すことができる物質と複合化する必要がある。前出のMEAにおいて，電極のインピーダンスの低減，生体適合性の向上のため使用していた導電性の高分子であるPEDOT-PSSを複合化の候補として選び実験を進めたところ，導電性を示す電極が作製できたのである。PEDOT-PSSはハイドロゲルであり，細胞との親和性も極めて高い。培養神経細胞を用いた実験では，細胞は2ヶ月以上電極上で安定に生育し，その間電極性能がほとんど落ちることなく活動電位計測や神経細胞刺激を実施することができていた[5~8]。その後の実験では，1年以上問題なく計測できている。このPEDOT-PSSをシルク（絹）に修飾することができれば，今までにない生体適合性の高い，フレキシブルな電極が実現できると考えたのである。

このようにしてシルク（絹）と導電性化合物が一体化した導電性のシルク，フレキシブルシルク電極を作り出すことができた。

本稿では，このようなフレキシブルシルク電極，または導電性シルク電極について，実施例を含め，その応用と可能性について記述する。

5.2 フレキシブルシルク電極

フレキシブルシルク電極は，シルクと導電性高分子を融合させることで，シルクの質感，特性をほとんど変えることなく，電気を通す材料に変化させたものである。

図1にフレキシブルシルク電極の作製法について示した[9~12]。シルクと導電性高分子は重合過

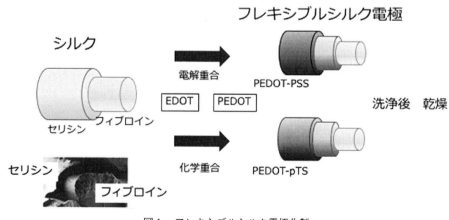

図1　フレキシブルシルク電極作製

第3章　ストレッチャブル配線

程を経て導電性のシルク材料となる。シルクは，生体物質である2種類のタンパク質，セリシンとフィブロインから構成されている。重合過程で導電性高分子はセリシンと結合しており，これにより導電性化合物が剥がれにくくなっているものと考えられる。電顕写真を見ると導電性高分子がシルクに細かく付着している様子がわかる（図2）。したがって，洗濯をしても落ちにくく，10から20回程度の洗濯後でも電極としての機能はあまり劣化しない。

このようなPEDOT化合物を用いた導電性化手法には，電気化学重合法と，化学重合法とがあり，それぞれメリット，デメリットがある。電気化学重合法では，電気を流して重合させるため，材料が導電性でないと重合できないものの，特定の材料のみを重合できる利点がある。また，化学重合法では，電気を流さなくて良い分簡単で，製造コストも安い反面，反応には酸素と熱を加える必要がある。このほか，化合物を塗布するコーティング法がある。あらかじめ反応したPEDOT化合物にバインダーを加えることで，塗るだけで導電性化が可能であり，ハンドリングしやすい。しかしながら，この手法はコーティングであるため，バインダーにもよるが剥がれやすいため，剥がれにくくする工夫が必要である。

筆者の研究室では，当初電気化学重合法により導電性化を行っていたが，現在はより容易で抵抗値も低い電極（数十〜数百Ω/cm）が作製可能な化学重合法を用いて電極作製を行っている（図3）。

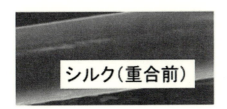 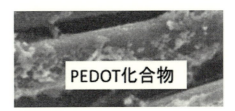

図2　重合前後のシルク

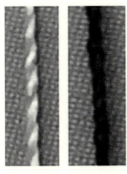 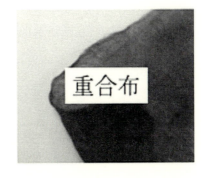

図3　重合前後の絹糸および重合布

この電極の特徴としてあげられるのは，質感がほとんど変化しないことである。使用している導電性高分子がハイドロゲルであり，電極としての表面積を稼ぐことができるため，インピーダンスの低減が図れるばかりでなく，生体適合性に優れている点は先に述べた。それに加え，基材であるシルクの肌触りも柔らかさも元のシルクそのままである。この利点は大きく，バイタル計測など長期間着用しなければいけない状況で，硬く，ゴツゴツした肌触りの電極では，不快感を伴い，時に苦痛でもある。

　質感や肌触りは定性的なものであり，主観によるところが大きいため，定量的に判断する必要がある。その評価として摩擦測定や濡れ性などの物理的計測が必要である。触った時の滑らかな感じは，摩擦感テスター（KES-SE）で評価可能であり，摩擦係数，摩擦係数の変動のデータが得られる。この評価を適用した場合に，他の素材に比べシルク素材の優れた特性とともに，導電性化処理前後で特性がほとんど変化しないことが明らかとなった。

　また，濡れ性などの感性評価はなかなか難しいが，圧電素子を用いることで触覚と同様の評価ができる触覚感性計測[13]に基づき計測したところ，摩擦感テスターの実験と同様，導電性化処理前後でほとんど変化していなかった。このことから，シルク本来の素材感をそのままに保った状態で導電性化が可能であることがわかった。

5.3　応用例

　PEDOT化合物を重合したフレキシブルシルク電極（シルク電極）の使用例について紹介する。シルク電極には，絹糸をベースにした糸状の電極と，絹布をベースにした布状電極がある。

5.3.1　フレキシブルシルク電極（絹糸）

　図4にニワトリ胚の脳神経活動および筋肉内部の電位計測の活用例を示した。手術用の絹糸は，通常の縫製用の絹糸に比べてやや硬めである。そのため，この手術糸を基材として作製したシルク電極は，やや硬めで脳組織のような非常に柔らかい組織に対しては，インサーターを使用

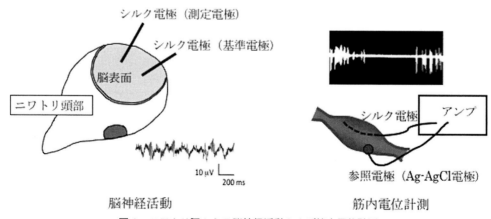

図4　ニワトリ胚からの脳神経活動および筋内電位計測

することなく，容易に刺入することができる．図4では，模式的に2本のシルク電極を利用して脳波計測を行った様子を示している．片方の電極を基準電極とし，もう一方の電極により脳波測定が可能となっている．電極感度としては，単一のシルク電極（百Ω/cm）で十分であり，脳内の様々な場所からの神経活動が計測できている．また，図には示していないが，視覚刺激による誘発電位の測定や，この電極の一部1mm程度を脳表面に当てることでも脳神経活動が計測できており，現在は4点での計測ではあるものの多極化を進めることで，硬膜下皮質表面電位ECoG（Electrocorticogram）様の計測を行うことができる[11,12]．

また，図4の右側に示したように，手術糸である特性を活かし，縫合と同様に筋肉に刺入することで容易に電極留置ができる．留置後も金属電極の場合と異なり，運動時において痛みもほとんど伴わずに筋内電位の計測が可能である．フリームービング状態での筋肉損傷・回復過程や，電気刺激による筋肉活動誘導などの実験に有効であると考えている．

一方，昨今のウェアラブル計測のような皮膚の表面に貼付する形でのバイタル計測にも有効であり，テキスタイルとしての利用法に最適である．現在，心電計測，筋電計測および刺激に利用し，バイタル計測と筋肉刺激によるヘルスケア分野への応用に取り組んでいる．

図5にシャツの内側に縫い付けたシルク電極による心電計測の結果を示した．ワイヤレス心電計と組み合わせることで，連続的に心電計測を行い，波形だけでなく，R-R間隔，周波数解析による行動との相関の解析を行っている．本電極のメリットは，シルクであることの肌触りの良さだけでなく，通常使われるジェルや水などをつけなくても計測できることであり，シャツを着るだけで肌に密着すれば連続的な計測が可能である．将来的には，長時間着用可能であることのメリットを活かし，疾病との関連性を明らかにすることで，医療，介護分野への応用を検討している．

現在，この電極特性を活かし，より小さな電極で細かい信号をとることが可能になってきており，多点電極による筋電計測を用いた機器制御に取り組んでいる．また，刺激特性にも優れていることから，ロボットアームやモデル機器制御を通してより精密な義肢（計測・刺激によるフィードバックができる）の開発やリハビリ機器の開発につながればと期待している．

また，このようなシルク電極の使い方とは別に，PEDOT-PSSを利用した興味深い使用例とし

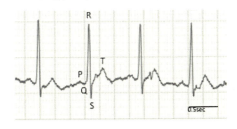
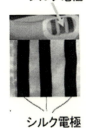
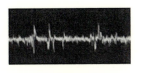

図5　シルク電極で計測した心電および筋電

て，カロリンスカ医科研およびリンショーピン大学で取り組むイオンポンプ[13]を紹介してこの項目を締めくくる。2次元状にイオンの供給源となる液溜めを用意し，そこにかける電場を制御することでイオンを供給するという仕組みである。例えば，カリウムイオンを供給することで脱分局を起こさせ細胞を興奮状態にさせることを想定している他，突発性難聴などのメカニズム解明のため，神経伝達物質を供給するための補給源としての役割を持たせるなど，単なる導電性化の材料としてだけでない発想は大変興味深い。我々もキャビティを利用して前シナプスのように電位依存的に神経伝達物質を放出できる系を検討していたが，うまくいかなかった。PEDOT化合物は，これからもまだ様々な応用分野において使用されていくものと期待される[13,14]。今後も全く想像もつかない新しい使われ方に出会えるのではないかととても楽しみにしている。

5.4 おわりに

このシルク電極は，今までの特別な高度な知識を要求するセンサーや電極とは異なり，基材であるシルクの風合いを損ねることなく，高い導電性と生体適合性に優れているにもかかわらず，複雑な工程を経ることもなく，極めてシンプルな工程で作製できるというメリットがある。このメリットはこれまでの常識であった分業という事業形態から，シルクの生産に携わる人が，外部委託することなく，簡単にウェアラブルの電極を作ることができるといった，異分野領域へのビジネス展開を実施できる今までにない業態の実現を可能にしていることも特徴の一つであると考えている。

また，このシルク電極は異分野技術の融合が最も大きな特徴であり，歴史ある素材のシルクと先端的素材の導電性高分子が融合することにより新たな技術が生まれ，これまでにない展開が期待できる分野でもある。撚糸や織物といった伝統的技法（技術）とウェアラブル機器のような最新技術との融合による新領域創生は，これまで培ってきた技術やノウハウを捨てることなく，新たな事業に発展できる可能性を有している。

本テーマの原材料としてのシルクは，年々その生産量が減ってきており，現在は50トンもない状況である。日本全体で最盛期の千分の一程度まで激減し，さらに年々減る傾向にある。シルク生産の主力は今や中国，ブラジルに取って代わられてしまっている。シルク生産に附随した産業技術（繊維関連技術）を維持することは極めて重要である。装置群を含め，技術は一度失われると再び復興させることが極めて難しく，精練，撚糸，織りなど数多くのノウハウと熟練を要する技術をいかに維持していくか，大きな課題である。

本シルク電極は，ウェアラブル機器のようなヘルスケアにおけるバイタル計測への貢献はもちろんのこと，医療，介護現場において利用可能なセンサー，機能支援機器として活用の場が広がり，多くの人に使用してもらえることで様々な技術の維持発展，新しい産業転換へと発展していくことを期待している。

第3章 ストレッチャブル配線

文　　献

1) K. Torimitsu, A. Kawana, *Dev. Brain Res.*, **51**, 128-131（1990）
2) 鳥光慶一, *Nature Interface*, **61**, 12-13（2014）
3) H. P. C. Robinson, M. Kawahara, Y. Jimbo, K. Torimitsu, Y. Kuroda, A. Kawana, *J. of Neurophysiol.*, **70**, 1606-1616（1993）
4) Y. Jimbo, N. Kasai, K. Torimitsu, T. Tateno, H. P.C. Robinson, *IEEE Trans. Biomed. Eng.*, **50**, 241-248（2003）
5) G. Heywang, F. Jonas, *Adv. Mater.*, **4**, 116-118（1992）
6) S. Ghosh, O. Inganas, *Adv. Mater.*, **11**, 1214-1218（1999）
7) T. Nyberg, A. Shimada, K. Torimitsu, *J. Neurosci. Methods*, **160**, 16-25（2007）
8) Y. Furukawa, A. Shimada, K. Kato, H. Iwata, K. Torimitsu, *BBA Gen. Sub.*, **1830**, 4329-4333（2013）
9) S. Tsukada, H. Nakashima, K. Torimitsu, *PLoS ONE*, **7**, e33689（2012）
10) K. Torimitsu, H. Takahashi, T. Sonobe, Y. Furukawa, *E. J. of Neurology*, **21**, 190（2014）
11) K. Torimitsu, H. Takahashi, T. Sonobe, Y. Furukawa, *Proc. ISBS 2014 St Petersburg_Russia, Stress, Brain and Behavior*, **1**, 23（2014）
12) S. Watanabe, H. Takahashi, K. Torimitsu, *Jpn. J. Appl. Phys.*, **56**, in press（2017）
13) D. T. Simon, S. Kurup, K. C. Larsson, R. Hori, K. Tybrandt, M. Goiny, E. W. H. Jager, M. Berggren, B. Canlon, A. Richter-Dahlfors, *Nature Materials*, **8**, 742-746（2009）
14) C. Müller, M. Hamedi, R. Karlsson, R. Jansson, R. Marcilla *et al.*, *Adv. Mater.*, **23**, 898-901（2011）

6 樹脂との密着性と柔軟性に優れた導電材料の開発とフレキシブルインターコネクトへの応用

川喜多　仁*

6.1　はじめに

　人が身に着けて使うヘルスケア・ウェアラブルデバイスでは，文字通り重荷とならないようにするため，軽量であることが望ましい。また，人体に密着させて使う場合，個人差の大きい人体の曲面形状や繰り返される3次元的な曲げ動作に追従するために力学的な柔軟性も必要とされる。このような観点から，ヘルスケア・ウェアラブルデバイスを構成する部材についても，軽さと柔軟性は必須と言える。そのため，ヘルスケア・ウェアラブルデバイスの基材には軽量で柔軟なプラスチックが用いられると目されている。ヘルスケア・ウェアラブルデバイスも一種の電子デバイスであることから，その構成要素であるセンサや電源，無線送受信器，CPU，モニタといったパーツの内部およびパーツ間において電気信号を伝達するための微細配線（インターコネクト）が不可欠となる。インターコネクトはデバイス面上における敷設距離が長くなるため，折り曲げて使われる場合には，特に柔軟性が重要となるが，今まであまり深刻に捉えられていない。従来の電子デバイスは，利用時にデバイス自体の形状が変わらないか，あるいはノートパソコンのように折りたたむことができるデバイスであってもその内部の立体構造を活用することが可能であるため，インターコネクト自体の曲げ繰り返しは頻度・程度ともに少ない。そのため，導電性と形成効率の観点から，めっきによる銅や印刷技術を用いた銀といった金属が材料として用いられてきた。しかしながら，金属は曲げを繰り返した場合に金属疲労という一種の劣化現象が起こる可能性が高く，配線に用いた場合には，断線が危惧される。また，プラスチック基材の表面にインターコネクトを形成する場合には，基材との強固な密着性も要求されることになるが，現状の金属配線形成技術を用いてプラスチックとの十分な密着性を得るためには，前処理や後処理が必須になる。さらに，微細配線を低コストで形成できる高い生産性が不可欠なのは言うまでもない。以上より，軽量で柔軟なヘルスケア・ウェアラブルデバイス用のインターコネクトに求められる必須要件は，導電性・柔軟性・プラスチックとの密着性・低コストとなるが，そのすべての要件を満足するインターコネクト形成技術はこれまでのところない。

　そこで，筆者はこれまでにウェアラブルデバイスを含めた次世代電子デバイス用のインターコネクトの新規な形成技術に向けた研究開発を行ってきた。本稿ではそのための材料，形成プロセス，特性について，以下の順で紹介する。

① 導電性ポリマー／金属複合材料とその構造
② 光溶液化学を用いた導電性ポリマー／金属複合材料の高速合成
③ 液滴塗布プロセスと光溶液化学の融合による導電性ポリマー／金属複合材料の微細パターンの形成

---

*　Jin Kawakita　（国研）物質・材料研究機構　国際ナノアーキテクトニクス研究拠点
　　半導体デバイス材料グループ　主席研究員

第3章　ストレッチャブル配線

④　導電性ポリマー／金属複合材料とプラスチック基材との密着性
⑤　導電性ポリマー／金属複合材料の柔軟性

6.2　高導電性ポリマー／金属複合材料とその構造

　本研究では，導電性と柔軟性の両立を図るため，金属と導電性ポリマーからなる複合材料をターゲットとした[1]。これまでに得られた複合材料の電子顕微鏡写真と構造イメージの一例を図1に示す。金属（銀）のナノ粒子が導電性ポリマーであるポリピロールの表面を殻のように覆う構造をしている。この構造を有する複合材料の導電率は$2 \times 10^4 \, \Omega^{-1} \cdot cm^{-1}$であり[2]，市販の導電性ポリマーと比べて2桁大きい値が得られている。従来報告されてきた導電性ポリマーと金属からなる複合材料では，金属がポリマーに覆われる構造[3]をとることが多く，導電性ポリマー同士の接触を通して電気が流れるために，導電性ポリマー単体以下の導電率にとどまっていた（図2）。一方，本稿で紹介する開発材料では，金属とポリマーの配置関係を逆転できたことにより（図2），高い導電性が達成されたと推測している[4]。なお，ポリマーと金属の種類や複合の構造は様々に取り得ることができるため，計算上$8 \times 10^6 \, \Omega^{-1} \cdot cm^{-1}$まで向上させることが可能である。

6.3　光溶液化学を用いた導電性ポリマー／金属複合材料の高速合成

　微細配線の形成に際しては，そのプロセスの生産性を考慮することが重要である。本稿で紹介する導電性ポリマー／金属複合材料は光を用いる溶液化学反応により合成することができる。図3に示す合成フローのように，金属の元となる金属カチオン，導電性ポリマーの元となる有機モノマーとドーパントアニオンを溶媒に溶解させた反応系に紫外光を照射すると化学反応が起こり，複合材料が得られる。この化学反応における複合材料の成長速度は40 nm・s^{-1}以上であり[2]，めっきによる銅やCVDによるタングステンといった金属膜を形成する手法と比較して10倍以上

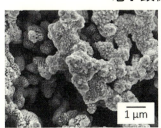
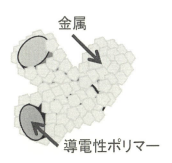
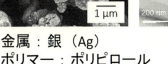

図1　導電性ポリマー／金属複合材料の構造の一例

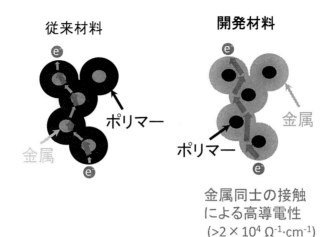

図2　従来材料と開発材料の構造と導電経路の比較

大きい。この複合材料の合成反応機構（図3）では，導電性ポリマーの重合反応と金属の析出反応が同時に進行し，光によって合成反応が加速されるために成長速度が大きくなる[5,6]。このように常温・常圧下において，溶液を用いた高速な化学反応により目的とする材料が得られるという特徴は，後述するように印刷技術といった液滴塗布プロセスと組み合わせることで，生産性の高い配線形成プロセスとなりうることを潜在的に示唆している。

6.4　液滴塗布プロセスと光化学反応プロセスの融合による導電性ポリマー／金属複合材料の微細パターンの形成

導電性ポリマー／金属複合材料を作製するための光溶液化学と液滴塗布プロセスと融合するこ

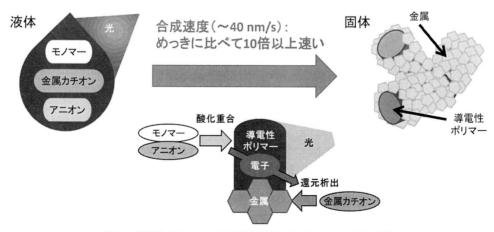

図3　導電性ポリマー／金属複合材料の合成フローと反応機構

第3章 ストレッチャブル配線

とで，生産効率の高い配線形成が可能になる。本稿では，具体的に3つの方法を紹介する。1つ目の方法は，図4に示すように，プラスチック基材上に反応原液をパターン状に塗布し，光を照射するものである。液滴を塗布する場合に印刷技術を用いる方法は，photo-printingと称されており，導電配線を短時間で形成することも可能である[7,8]。従来，この形成プロセスにより得られる複合材料の導電率は$10^{-2}\,\Omega^{-1}\cdot cm^{-1}$程度であったが，光溶液化学の反応条件を見直すことで，導電率は$5.1\times10^{2}\,\Omega^{-1}\cdot cm^{-1}$まで向上した[8]。なお，導電率は6.2項で示したバルク材と同等かそれ以上まで向上させることが可能である。2つ目の方法は，図5に示すように，インプリントなどの技術を用いて作製した細溝に反応原液を注入・充填した後，光照射により細溝内で複合材料を合成し，導電配線を形成するものである[9]。この方法では，インクジェットのような印刷技術により反応原液を塗布する場合に比べてアスペクト比の高い，すなわち線幅が細く（～1μm），

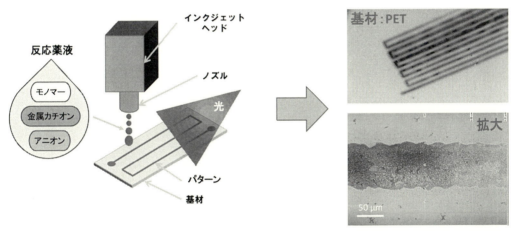

図4 インクジェットプロセスと光化学反応を用いた導電性ポリマー／金属複合材料の合成プロセスの融合による微細配線パターンの形成

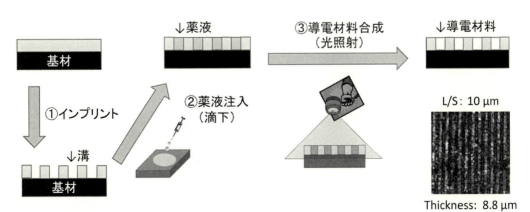

図5 インプリントプロセスにより形成した細溝における光化学反応を用いた導電性ポリマー／金属複合材料の微細配線パターンの形成

厚みの大きい（〜10μm）配線を形成することも可能となっている。3つ目の方法は、図6に示すように導電性ポリマー／金属複合材料の微粒子が分散した溶液（インク）を作製し、液滴塗布プロセスにより微細配線を形成するものである[4]。この方法は液滴塗布プロセスに適した物性値（粘度や表面張力など）に調整したインクを提供できるため、適用可能な液滴塗布プロセスの種類を増やすことができると言える。以上に示したいずれの方法においても、光溶液化学とインクジェット法とを融合させることで微細配線パターンを描くことができた。なお、プラスチックを含む基材上に液滴を配列させる手法は印刷技術をはじめとして多数存在することから、短時間で導電性ポリマー／金属複合材料を合成できる光溶液化学との相性を活かした様々な手法が適用可能である。

6.5　導電性ポリマー／金属複合材料とプラスチック基材との密着性

導電性ポリマー／金属複合材料を液滴塗布・乾燥によりプラスチック基材上に作製した場合、テープ剥離試験（JIS Z 1522）においてプラスチック基材に対して良好な密着性を示した。テープ剥離試験では、材料と基材の密着性が低いと材料が基材より剥離し、テープに付着する。基材およびテープそれぞれの表面に残存する複合材料の面積より算出した密着率を種々のプラスチック基材に関して表1に示す[9]。ほとんどのプラスチック基材に対して、90％以上の密着度が得ら

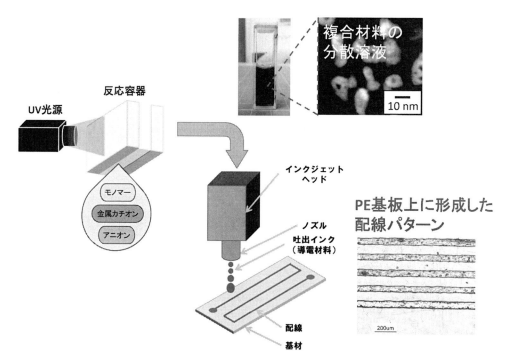

図6　導電性ポリマー／金属複合材料の分散溶液（インク）を用いたインクジェットプロセスによる微細配線パターンの形成

第3章 ストレッチャブル配線

表1 テープ剥離試験の結果より算出した密着率

基材種類	密着率(%)
ABS樹脂	99
オレフィン樹脂	99
ポリプロピレン	97
ポリイミド	96
フッ素樹脂	96
塩化ビニル	94

密着率(%)
$= \dfrac{基材上の材料の面積}{基材とテープ上の材料の全面積} \times 100$

れていることから，導電性ポリマー／金属複合材料はプラスチック基材に対して高い密着性を有していると言える。また，一般的に多くの材料との密着性が低いとされるフッ素樹脂に対しても高い密着性を示したことは特筆すべきである。これについては，図7に示す断面観察の結果からも，導電性ポリマー／金属複合材料とフッ素樹脂の界面には剥離が見られないことが確認された[10,11]。さらに，導電性ポリマー／金属複合材料がフッ素樹脂に存在する直径100 nm程度までの微細な孔に浸透することで，フッ素樹脂に対して一種のアンカー効果を発揮するために，導電性ポリマー／金属複合材料とフッ素樹脂との間で強固な密着性を発現することを明らかにした[12]。なお，本稿で紹介した導電性ポリマー／金属複合材料が，多くのプラスチックに対して，特別な前処理や後処理を用いることなく密着可能であることに加え，上述したアンカー効果の発揮方法は，プラスチックを基材表面とする導電配線や電極形成の点で有望であると言える。

6.6 導電性ポリマー／金属複合材料の柔軟性

導電性ポリマー／金属複合材料を液滴塗布・乾燥によりポリイミドやPETといったプラスチックフィルム上にラインパターン状に形成した後，図8に示すような曲げ戻しを繰り返しても容易に剥離や断線することはなかった[7]。また，同様に形成したラインパターン状のサンプルを

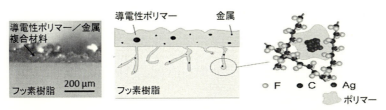

図7 フッ素樹脂上に作製した導電性ポリマー／金属複合材料の断面の顕微鏡写真と密着機構の模式図

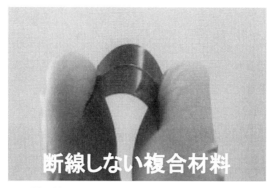

図8 ポリイミドフィルム上に導電性ポリマー／金属複合材料の配線パターンを形成し，曲げ戻しを繰り返した際の写真

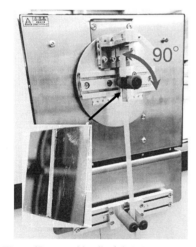
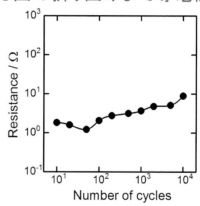

図9 繰り返し折り曲げ試験装置の写真とプラスチックフィルム上に作製した導電性ポリマー／金属複合材料の折り曲げ回数と電気抵抗の関係

用い，屈曲試験（JIS C5016）において90度曲げる際の方向を両側から片側だけに変更した試験を行ったところ，図9に示すように，1万回の屈曲を繰り返しても，電気抵抗が10Ω以下と高い導電性を維持するとともに，プラスチックフィルム基材からの剥離は観察されなかった[9]。

6.7 おわりに

本稿で紹介した導電性ポリマー／金属複合材料を用いる配線技術と現在のものの比較を表2に示す。既存のめっきによる銅やCVDによるアルミニウムといった金属を用いる技術では，レジスト形成・エッチングを含めた全工程に多くの時間とエネルギーを費やすことになる。他方，競合技術となるインクジェットなどの印刷技術による金属ペーストや金属インクでは，形成した配線の導電性向上のための熱処理を必要とすることが多く，結果としてトータルの形成時間が長く

第3章　ストレッチャブル配線

表2　エレクトロニクス用微細配線形成技術の比較

		導電率 ($\Omega^{-1}\cdot cm^{-1}$)	柔軟性	密着性	生産性
現行技術	電気めっき銅	◎ ~10^6	△	△	△ > 30 min
	蒸着アルミニウム	○ ~10^5	△	△	△ > 60 min
競合技術	印刷による銀	△ ~10^3	△	○	○ < 10 min
	印刷による導電性ポリマー	△ ~10^2	◎	○	○ < 10 min
本開発技術	液滴配列＋光化学による導電性ポリマー／金属複合体	○ > 10^4	◎	◎	◎ < 5 min

なることになる．また，導電性ポリマー単体を用いる場合，導電率の点でまだ十分とは言えない．本材料では，他の材料と比べて導電率，柔軟性については，比較的優れており，密着性と生産効率の点で優位性が高いと言える．さらに，環境への影響が危惧される元素は使用していない．なお，構成元素として，銀は貴重であるが，材料の一部，特に表面に使うことにより，銀を単体で用いる場合と比較すると，計算上80％削減できる．導電性ポリマー／金属複合材料を用いた配線形成技術における今後の課題については，耐久性と信頼性の検証，およびセンサやCPUといった電子部品における電極との接続方法の確立が挙げられる．本稿で紹介した導電性ポリマー／金属複合材料を用いた配線形成技術を含めた研究開発がさらに進むことにより，軽量で柔軟なウェアラブルデバイスが実用化されると，目の網膜に直接投影するコンタクトレンズにより視力が回復できるようになるなど，今まで以上に豊かな社会の実現につながることが期待できる．

文　　　献

1) J. Stejskal, *Chemical Papers*, **67**, 814 (2013)
2) J. Kawakita et al., *Jpn. J. Appl. Phys.*, **51**, 06FG11 (2012)
3) S. Fujii et al., *J. Mater. Chem.*, **17**, 3777 (2007)
4) 川喜多仁，ウェアラブルデバイスの小型，薄型化と伸縮，柔軟性の向上技術，131-136，技術情報協会 (2015)
5) R. A. de Barros et al., *Synt. Met.*, **160**, 61 (2010)
6) J. Kawakita et al., *Electrochim. Acta*, **183**, 15 (2015)
7) R. A. de Barros et al., *Synt. Met.*, **155**, 35 (2005)
8) J. Kawakita et al., *Jpn. J. Appl. Phys.*, **54**, 06FJ12 (2015)

9) J. Kawakita *et al.*, Proc. 2016 International Conference on IC Design and Technology (ICICDT) (2016), http://ieeexplore.ieee.org/document/7542053/
10) 橋本康男ほか,表面技術, **64**, 146 (2013)
11) J. Kawakita *et al.*, *Jpn. J. Appl. Phys.*, **52**, 06GG12 (2013)
12) B. Horvath *et al.*, *Appl. Surf. Sci.*, **384**, 492 (2016)

第4章　電池・電源

1 ウェアラブルデバイス向けエネルギーハーベスティング技術

竹内敬治*

1.1 はじめに

ウェアラブルデバイスにおける重要な課題の一つが，電源の確保である。センサや無線を稼働させるためには必ず電源が必要である一方，ウェアラブルという条件から，デバイスのサイズや重量には大きな制約が課せられる。この制約の下で，いかに電池交換や充電の頻度を下げられるかが，ウェアラブルデバイスの使い勝手，製品性を決める大きな要素となる。

本稿では，まず，ウェアラブルデバイスの電源として考えられる技術を比較評価し，環境中の希薄なエネルギーを微小電力に変換するエネルギーハーベスティング技術の位置づけを明らかにする。次に，様々なエネルギーハーベスティング技術の開発動向について紹介する。最後に，今後の課題と展望について示す。

1.2 ウェアラブルデバイスの電源オプション

ウェアラブルデバイスの電源として利用可能な技術は，図1[1)]に示すように，大きく分けて4つに分類できる。この分類は，ウェアラブルデバイスに限らず，あらゆる機器・装置の電源にも適用可能であるが，ここでは，特にウェアラブルデバイスを対象として説明を加えることとする。

1.2.1 電源配線

まず，電源技術の第一の選択肢としては，電源配線が考えられる。健常者におけるウェアラブルデバイスの利用を想定した場合には，壁面などからの固定配線は利用が困難である。考えられるのは，ウェアラブルデバイス同士を電源配線で接続し，電源供給を行う方式である。具体的な電源配線の方法としては，いくつかのオプションがある。まず，実用的な製品としては，イヤホンコードがある。インテルとオーディオ機器メーカ SMS Audio とは，心拍計内蔵の防滴型インイヤーヘッドホンを共同開発した。心拍計への電源供給は，スマートフォンなどのイヤホンジャックから行われる。このインイヤーヘッドホンは，2015年4月に国内発売された[2)]。

衣服を配線として利用する技術の開発も進んでいる。東レ，NTT，NTTドコモの3社は，導電性の機能材料 hitoe を共同開発した[3)]。ベースとなる材料は，PEDOT-PSS を用いた導電性布である。この hitoe を利用したウェアラブルセンサーは，スポーツ用品製造・販売のゴールドウィンから2014年12月に発売された[4)]。一方，帝人は，京都大学，京都高度技術研究所との共同

---

* Keiji Takeuchi　㈱NTTデータ経営研究所　社会・環境戦略コンサルティングユニット
シニアマネージャー

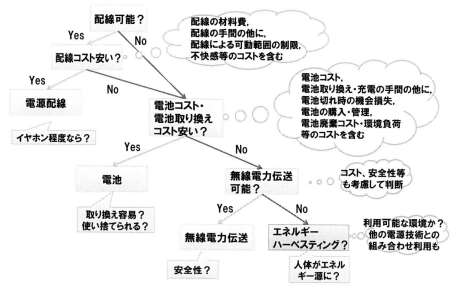

図1　ウェアラブルデバイスの電源オプション

研究により，心電計測ウェアラブル電極布を開発した[5]。これらのような導電性の繊維や布を利用したウェアラブルデバイスへの配線は，コスト面ではまだ高価ではあるが，今後の利用拡大が期待される。

1.2.2　電池

ウェアラブルデバイスにおける電源技術の第二の選択肢として，電池がある。使い捨ての一次電池と，充電して再利用する二次電池とがあるが，電池の交換や充電の手間が必要となる。ウェアラブルデバイスでは，人の手の届くところにデバイスがあるため，交換や充電の手間は遠隔地のフィールドセンサほど大変ではないが，一次電池の場合，電池そのものの入手が困難な場合や（新興国などでは入手が難しいケースも多い），電池交換に特殊な工具が必要となったり，電池交換ができずにウェアラブルデバイスそのものの取り換えが必要となったりすることもある。機器の廃棄時には，いずれにしても電池を取り外して分別する必要があり，取り外しが容易な構造にすると，子どもの誤飲事故の危険性が増す。一次電池の交換も，二次電池の充電も，ウェアラブルデバイスを装着する本人が操作可能でない場合がある。例えば，高齢者，病人，子ども，ペット，家畜，野生動物などでは，電池が切れたままになってセンサが作動しない状況が続く可能性もある。このようなリスクも踏まえ，電池の調達・利用および廃棄にかかるコストが十分に低く，電池の交換や充電がスムーズになされる用途においては，今後も利用が拡大していくと思われる。ただし，電池の交換や充電の手間は，ウェアラブルデバイス普及の大きな障害になっており，それ以外の選択肢への期待も大きい。

1.2.3　無線電力伝送

ウェアラブルデバイスにおける電源技術の第三の選択肢として，無線電力伝送がある。無線電

第4章 電池・電源

力伝送は，電源配線を利用せずに，電力を離れた機器に供給する技術である。ICカードのように至近距離で給電する技術，RFIDのように，電波を使って数m程度の距離まで給電する技術，超音波を使ってエネルギーを伝送する技術などがある。

ウェアラブルデバイスの電源として考えた場合，数mm程度の距離で給電する技術は，例えば夜間にウェアラブルデバイスを身体から離して充電するような製品に内蔵されて既に販売されている。身に付けた状態で使う場合には，例えば遊園地で使われている腕環式のタグのように，タッチをする操作が必要となる。

電波で給電する方式は，やや離れた所からも給電可能であるというメリットはあるが，人体への影響を考慮する必要がある。実用化されているものとしては，スイスのSensimed社製の24時間連続計測が可能な眼圧センサTriggerfishがある[6]。この製品は，圧力センサとコイルを内蔵したコンタクトレンズに無線給電し，センシングしたデータを無線で送信するものである。コンタクトレンズ内のコイルは受電と送信に使用される。送電および受信は，目の周りにシールで貼りつけられたコイル，あるいは眼鏡型のコイルを利用して行われる（図2[7]）。

1.2.4 エネルギーハーベスティング

ウェアラブルデバイスにおける電源技術の第四の選択肢が，エネルギーハーベスティングである。エネルギーハーベスティングは，光，温度差，振動，電波など，環境中に存在する希薄・微小なエネルギーを「収穫」（ハーベスト）し，電気エネルギーに変換する技術である。マイクロワットからミリワット，せいぜい数ワットの電力しか得られないが，ウェアラブルデバイスの消

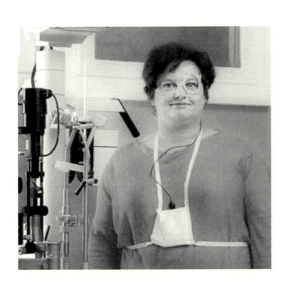
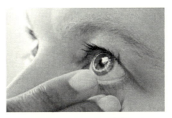
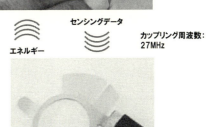
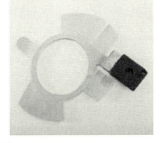

図2　無線電力伝送の例
コンタクトレンズ型眼圧センサ　Triggerfish
出典：Sensimed社ウェブサイト

費電力が急速に低下してきたために,電源のオプションとして期待が高まっている。電源配線ができず,電池の交換や充電が難しく,無線電力伝送技術も利用できないケースでも,周りの環境にエネルギーがあれば,エネルギーハーベスティング技術を活用して電源供給ができる可能性がある。

人間は,恒温動物であるため,発熱しており,様々な動きもする。また,暗闇では活動できないために周りに光が存在する。このように,人間の周りには様々なエネルギーがあり,人体自身がエネルギー源として利用できる可能性もあるために,ウェアラブルデバイスの電源としては,考慮する価値のある選択肢と言える。実際に,ウェアラブルデバイスのさきがけである腕時計では,生活光,人体の動き,体温と外気温との温度差で発電して稼働する製品が販売されている。腕時計は低消費電力化が進んでおり,現在では,時刻カウントと針駆動のために必要な電力は,1マイクロワットに満たない。この程度の電力であれば,人体周りのエネルギーで発電することは難しくない。

次項では,ウェアラブルデバイスをターゲットの一つとして開発が進んでいるエネルギーハーベスティングの現状を紹介する。

1.3 ウェアラブル向けエネルギーハーベスティング技術の開発動向

環境中には,様々な形態でエネルギーが存在するため,エネルギーハーベスティング技術も多様である。以下では,主要なエネルギーハーベスティング技術についての開発動向を概説する。

1.3.1 太陽電池

人間は暗闇で活動することはできないため,就寝時以外,人間の周りには光が存在する。この光を電力に変換する技術としては,太陽電池がよく知られている。

光は,人体周りでは比較的エネルギー密度が高いエネルギー源であり,ウェアラブルデバイスのエネルギーハーベスティング電源としては第一選択肢とも言える重要なエネルギー源である。太陽電池には様々な種類があり,特に室内光向きと考えられている太陽電池技術がいくつかある。

まず,市販されているものとしては,アモルファスシリコンの太陽電池が,腕時計や電卓などのコンシューマ機器に使われている。また,色素増感太陽電池や有機薄膜太陽電池が実用レベルに近づいている。2009年に桐蔭横浜大学の宮坂研究室で生まれた[8]ペロブスカイト型太陽電池は,色素増感太陽電池や有機薄膜太陽電池よりもさらに効率が高く,世界中で非常に研究が盛り上がっている[9]。課題とされた耐久性の問題もクリアされ[10],今後が期待される。フレキシブルな薄膜GaAs太陽電池は,太陽光・室内光下ともに,最高水準の変換効率であるが,コストが高いために普及が進んでいない。

1.3.2 電波

環境中の電波は,光(近赤外光〜可視光〜近紫外光)と並ぶ電磁波エネルギー源である(図3[11])。電波源は,自然には存在せず,人工の電波塔や無線基地局,無線LANアンテナ,携帯

第 4 章　電池・電源

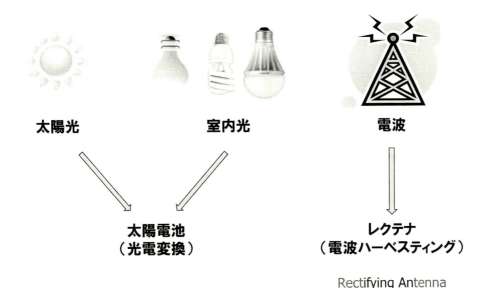

図 3　電磁波エネルギーを利用した主な発電技術

電話，スマートフォンなどから発せられる。これら電波源から発せられる電波のエネルギー密度は低く，無線センサの電源とすることは現時点では困難である。

1.3.3　力学的エネルギー

　人体周りには，様々な形態の力学的エネルギーが存在する。それらの力学的エネルギーから電力を得るためには，まず，環境中の力学的エネルギーをデバイス内に取り込み，次いで，そのエネルギーを電気エネルギーに変換する必要がある。力学的エネルギー取り込み方式には，大きく分けて，3種類あり，電気エネルギー変換方式には，大きく分けて4種類ある。これらの組み合わせで，様々な発電技術が研究されている（図4[12]）。

　まず，力学的エネルギー取り込み方式について述べる。外部から直接力を加える方式，例えば，踏んだり押したり叩いたり曲げたりする方式では，発電デバイスが変形してエネルギーを吸収する。発電量を増やすためには，加える力と変位の積を最大化するようにデバイスを設計する必要がある。

　水や空気などの流体で発電を行う場合には，発電量が速度の3乗に比例するため，流体の速度が重要なファクターとなる。ウェアラブルデバイスの場合には，人間側が走ったり泳いだりして相対速度を高めるという選択肢もある。

　加速度の変動（振動，衝撃）を入力とするデバイスも盛んに研究されている。振動発電と言われる領域である。この場合には，発電量の上限がデバイス内の錘の重量と振幅の積に比例するため，小さく軽いデバイスは必然的に発電量が小さくなるという制約がある[13]。人体に起因する振動は，振幅が大きく，周波数が低く，安定しないため，共振タイプのデバイスは適さず，非共振

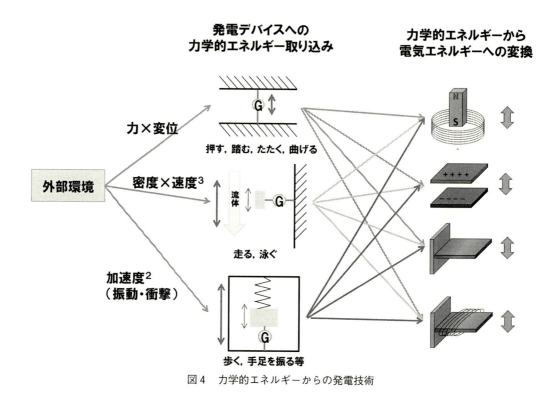

図4　力学的エネルギーからの発電技術

タイプのデバイスが研究されている。

　次に，力学的エネルギーから電気エネルギーへの変換方式について述べる。この変換方式は，図5[14]に示すように，電磁誘導，静電誘導，逆磁歪効果，圧電効果の大きく4つに分類できる。電場の時間変化を利用する静電誘導や圧電効果は，インピーダンスが高いが，発電量がマイクロワットオーダーと小さい場合には，ある程度の電圧が得られて整流しやすいというメリットがある。

　ウェアラブルデバイス向けには，薄型でフレキシブルという特性が望ましい。静電誘導タイプでは，エレクトレット方式は薄くしやすいが，電極間の距離を維持する機構が必要となってフレキシブルにはしにくい。摩擦帯電方式は，薄型でフレキシブル化に向いており，米国中心に研究が進んでいる[15]。EAP（電気活性エラストマー）方式は，電圧印加方式やエラストマーおよび電極の耐久性が課題である。ポリマー系の圧電材料としては，PVDFが知られているが，より柔軟で発電ポテンシャルが高いとされる材料（発電ゴム）も発表された[16]。伸縮する発電材料の場合には，材料そのものの耐久性とともに，電極の耐久性も重要である。今後の応用展開が期待される。

1.3.4　熱エネルギー（温度差）

　人体は発熱しているため，周りの環境との間に温度差が生じる。この温度差を利用した各種の発電方式が研究されている（図6[17]）。

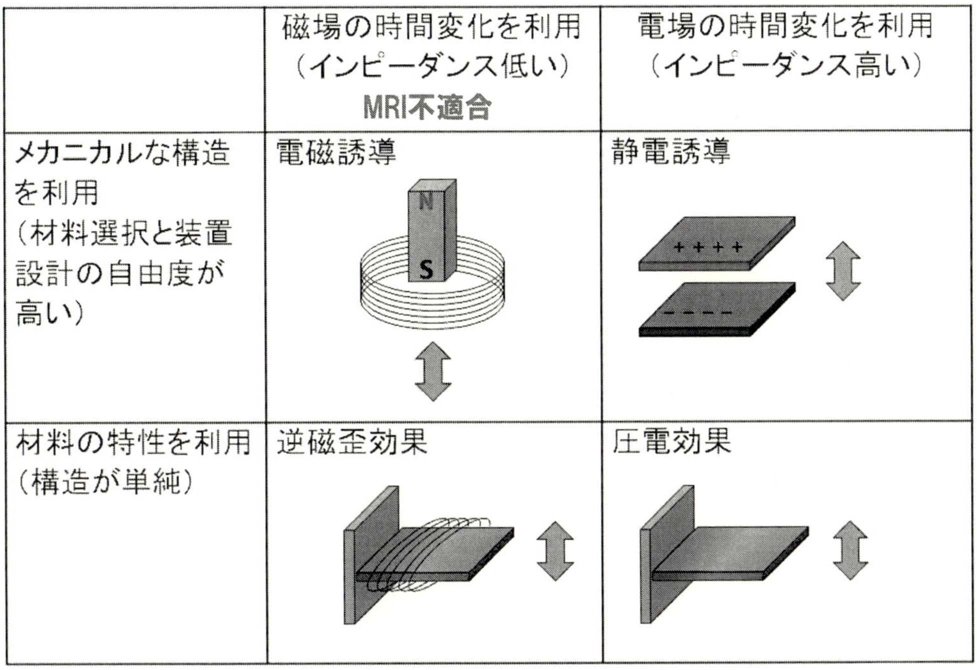

磁場の時間変化を利用
（インピーダンス低い）
MRI不適合
電場の時間変化を利用
（インピーダンス高い）
メカニカルな構造を利用
（材料選択と装置設計の自由度が高い）
電磁誘導
N
S
静電誘導
＋＋＋＋
－－－－
材料の特性を利用
（構造が単純）
逆磁歪効果
圧電効果

図５　力学的エネルギーから電気エネルギーへの変換原理

熱電発電
電子（正孔）
熱磁気発電
電子
スピンゼーベック発電
逆スピンホール効果
スピン流
熱電子発電
電子
熱光発電
光
太陽電池
熱音響発電
音（振動）
振動発電機
熱機関
熱媒体
クーロンカップリング
量子状態
量子ドット材料
高温源
低温源
温度変動を利用
焦電発電など

図６　熱エネルギーを利用した様々な発電技術

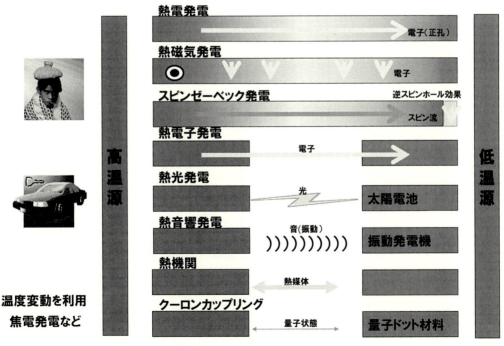

ウェアラブルデバイス向けの技術としては，薄型でフレキシブルな特性を持つものが望ましい。図6に示した技術のうち，最も実用化に近いものは熱電発電であるが，一般的には電極間の温度差をつけるために大きなヒートシンクが必要となるため，そのままでは用いにくい。衣類に熱電デバイスを埋め込むような構想もよく見られるが，衣類の機能である断熱性を損なう点には留意が必要である。ウェアラブルデバイスの消費電力が，前述の腕時計並みになれば，それほど大きな放熱材は必要なくなるだろう。

1.3.5　その他の発電方式

ウェアラブルデバイス向けのエネルギーハーベスティング技術としては，他にも様々な方式が研究されている。例えば，湿度差から発電する方式[18]，胃酸や尿などの体液を電解質として取り込み発電する一次電池[19]，体液中のグルコースや汗の中の乳酸を酵素で分解して発電するバイオ燃料電池[20]などである。これらは，人体に無害で環境負荷の低い材料で作られており，使い捨ての用途に適している。使い捨てになるウェアラブルデバイスについては，従来の電池のような回収の手間がない，生体物質を活用したこれらの技術の活用領域も広いと期待される。

1.4　今後の課題

現時点では，エネルギーハーベスティング技術でウェアラブルデバイスの要求仕様を満たすことは難しい。ウェアラブルデバイスの消費電力を下げる努力は必要であるが，エネルギーハーベスティング技術側でも，開発の余地は大きい。材料，形状，フレキシビリティなどの面での生体適合性と，さらなるコスト低下の努力は必要である。一方，耐久性の面では，インフラモニタリング用途などと比較すると，動作温度領域が狭く，長寿命への要求も必ずしも強くない。使い捨てアプリケーションも多いと考えられる。トリリオンセンサのターゲットの一つは医療・ヘルスケアであり，ウェアラブルデバイス電源の潜在的な市場は非常に大きいと思われる。量産に向けて，ウェアラブルデバイスの技術要素と一体となった製造プロセスの開発なども重要となろう。

文　　献

1) ㈱NTTデータ経営研究所作成
2) Engadget日本語版，"心拍計内蔵スポーツイヤホン BioSport 国内発売。インテルとSMS Audioのコラボ製品"，2015年4月6日，http://japanese.engadget.com/2015/04/05/biosport-sms-audio/
3) 東レ㈱，日本電信電話㈱，㈱NTTドコモ報道資料，"着るだけで生体情報の連続計測を可能とする機能素材"hitoe"の開発及び実用化について"，2014年1月30日，https://www.nttdocomo.co.jp/info/news_release/2014/01/30_00.html
4) ㈱ゴールドウィンプレスリリース，"国内初の着るウエアラブルセンサー「C3fit IN-pulse」

シリーズの販売を開始", 2014年12月19日, http://www.goldwin.co.jp/corporate/info/page-11771

5) ㈱帝人プレスリリース, "京都大学, 京都高度技術研究所との共同研究　心電計測ウェアラブル電極布の開発について", 2015年4月9日, http://www.teijin.co.jp/news/2015/jbd150409_33.html
6) SENSIMED AG ウェブサイト, http://www.sensimed.ch/en/
7) SENSIMED AG ウェブサイトより引用, http://www.sensimed.ch/en/
8) A. Kojima, K. Teshima, Y. Shirai and T. Miyasaka, *J. Am. Chem. Soc.*, **131**(17), 6050-6051 (2009)
9) *Nature Materials*（Focus issue：Perovskite photovoltaics, **13**(9)（2014））や *Science*（R. F. Service, **344**(6183), 458（2014））にも取り上げられた。
10) 例えば, J. You *et al.*, *Nature Nanotechnology*, doi：10. 1038/nnano. 2015. 230（2015）
11) ㈱NTTデータ経営研究所作成
12) ㈱NTTデータ経営研究所作成
13) P. D. Mitcheson *et al.*, *J. Micromech. Microeng.*, **17**, S211-S216 (2007)
14) ㈱NTTデータ経営研究所作成
15) J. Wang *et al.*, *Nature Communications*, **7**, 12744 (2016)
16) ㈱リコープレスリリース, "柔軟性と高出力を両立する「発電ゴム」の開発に成功", 2015年5月18日, https://jp.ricoh.com/release/2015/0518_1.html
17) ㈱NTTデータ経営研究所作成
18) X. Chen *et al.*, *Nature Nanotechnology*, **9**, 137-141 (2014)
19) 大塚製薬㈱プレスリリース, "大塚製薬とプロテウス社が開発したデジタルメディスン（服薬測定ツール）米国FDAの審査完了報告通知（CRL）を受理", 2016年4月27日；
T. Douseki, 電子情報通信学会技術報告. RCS, 無線通信システム, **112**(11), 55-59 (2012)
20) A. J. Bandodkar and J. Wang, *Trends in Biotechnology*, **32**(7), 363-371 (2014)

2 ジャイロ型振動発電機

保坂　寛[*]

2.1　はじめに

ウェアラブルデバイスの電源として，人体の運動を用いる発電システムが各種開発されている[1]。人は日常生活で平均120 Wのエネルギを放出しており，もしその1％を回収できれば，携帯電話も駆動できる。人力による発電機には，能動的な動作によるものと無意識に行うものとがある。前者には，自転車，手回し，スイッチボタン，歩行などを用いたものがあり，10 Wオーダの発電が可能である。これらは，人が意識的に回転運動などを与える必要があり，設置場所や用途が限定される。後者は，人体の自然な振動を用いるもので，代表はセイコーエプソンの腕時計用発電機キネティックである[2]。図1に示すように，半円形のおもりの揺動を用いて永久磁石を回転し，10μW程度の出力を得ている。前記の能動型とキネティックの本質的な差異は，前者では人が電機子に直接力を加えるのに対し，後者では人の振動を内部のおもりの運動に変換し，慣性力により電機子を駆動する点にある。慣性力を用いた発電機は，振動物体に装着するだけで発電するため用途が広く，多数の開発例がある。しかし単純な慣性力の利用では，高々mWオーダの出力しか得られない。すなわち，潜在的なエネルギの10万分の1しか利用できない。

自然界の振動は，人や動物の動き，波による浮遊体の揺れ，風による樹木や構造物の揺れなど，1 Hz程度の振動が多い。従来の振動発電機は，いずれも入力振動と同一周波数でおもりを振動

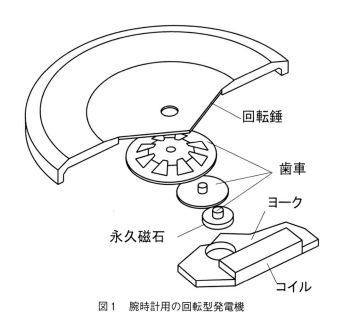

図1　腕時計用の回転型発電機

---

[*]　Hiroshi Hosaka　東京大学　大学院新領域創成科学研究科　人間環境学専攻　教授

させている。代表的な振動形態には，図2(a)(b)に示す直線運動と平面回転がある。(a)の直線運動では，速度，加速度，慣性力はいずれも上下方向であり，加速度は速度の大きさ変化である。この結果，慣性力は質量×速度×周波数となる。(b)の平面回転では，角速度，角加速度，慣性トルクはいずれも平面内の回転であり，ベクトルで示せばやはり上下方向であり，慣性トルクは慣性能率×角速度×周波数である。ウェアラブル機器では質量，慣性能率，速度，周波数のすべてが小さいため，(a)(b)の方式では慣性力，慣性トルクが小さい。これに対して，ジャイロ発電では(c)の3次元回転を使う。おもりを予め自転させておき，入力振動によりその向きを変える。このとき，角加速度は自転角速度の「向き」の変化であり，慣性トルクは慣性能率×入力角速度×自転角速度である。慣性能率と入力角速度が小さくても，自転角速度を上げればトルクはいくらでも大きくできる。これがジャイロ発電が，小さな振動から大きな出力を得られる理由である。なお(a)(b)では入力が振動的でないと慣性力が発生しないが，(c)では入力角速度が一定，すなわち周波数ゼロでも慣性トルクが発生する。

以下では，ジャイロ効果の概要と，それを利用した発電機の開発例を紹介する。

2.2 ジャイロ効果

ジャイロ効果は至るところに現れる。よく知られているのは，移動体への利用であり，慣性空間に対する航空機，車両，情報端末などの回転を計測するセンサである。より単純な機器では，不安定な運動を安定化するアクチュエータとして使用されている。コマ，ブーメラン，ライフル銃，皿回し，自転車などである。これらはいずれも，回転体が空間の同一方向を向こうとする性

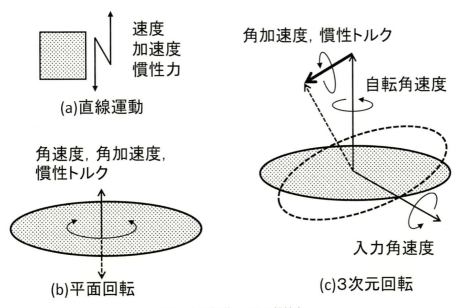

図2　各種振動における慣性力

質,すなわち,わずかな傾きから,それを補正する大きな慣性力が発生する性質を用いている。ジャイロ発電はアクチュエータとしての利用に属する。

　ジャイロ効果を定性的に説明する。図3は自転する輪を表している。輪は初め実線の円の位置にあり,それをx軸回りに傾ける場合を考える。一定時間経過後に輪の姿勢が点線のようになったとする。この間に,輪の手前側の微小部分(丸で示す)は,A→B→Cと移動する。微小部分は下に凸の運動をするから,下向きに遠心力が働く。すなわち,微小部分をABCと移動させるには,遠心力に釣り合う上向きの外力が必要である。外力がないと,微小部分は実線に沿って,まっすぐに下がってしまう。すなわち輪は傾斜しない。輪の反対側を考えると,x軸近傍の微小部分は,上に凸の運動をし,上向きの遠心力が働き,下向きの外力を必要とする。これら,手前側と向こう側の外力は偶力であり,合計するとy軸回りのトルクとなる。このトルクは,自転速度と傾き速度に比例する。なぜなら,質点の接線速度は自転速度に比例し,経路の曲率は傾斜速度に比例するから,遠心力が自転と傾斜の速度に比例するためである。

　今はx軸上の2点を考えたが,遠心力は輪の至るところで発生する。ただしその大きさは様々である。図4に,輪に分布する外力(遠心力と釣り合う力)を概念的に示す。点線は傾き後の輪

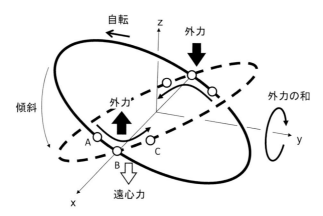

図3　ジャイロ効果の発生原理

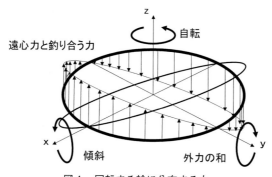

図4　回転する輪に分布する力

の姿勢である。y軸の手前はすべて上向き，向こう側はすべて下向きであり，全体としてはy軸回りのトルクとなる。すなわち，z軸回りに自転する輪を，x軸回りに傾けるには，y軸回りのトルクを必要とする。また，各点の外力が自転と傾斜の速度に比例するから，合計トルクもこれらに比例する。すなわち「トルク＝I×傾斜速度×自転速度」の関係にある。ここでIは比例定数であり，軸回りの慣性能率に一致する。ジャイロ効果とは，以上で述べた，自転，傾斜，トルクの3軸が直交すること，および，その大きさが上記で与えられることを示す法則である。上式で，トルクが一定なら，自転速度が大きいほど傾斜速度は小さい。トルクを外乱と考えると，自転速度が大きいほど輪は傾斜しにくくなる。これが，回転体が同一方向を向く原理である。また，自転速度とIは，外力に対して積として作用する。したがって，速く回すこととIを大きくすることは同じ効果をもつ。これが，軽いおもりを使って，大きな慣性力を出せる理由である。さらに，コマの回転で分かるように，摩擦がなければ，コマがいかに傾斜しようとも自転速度は一定である。これは発電機には大変有利な性質であり，いかなる振動を加えようとも，自転の維持にほとんどエネルギを必要としない。

　ジャイロ発電には2つの方式があり，方位計測用のジャイロの歳差トルクを用いる方式（モータ回転型と呼ぶ）と，ジャイロトルクによる摩擦で自転を増大する方式（ダイナビー型と呼ぶ）がある。以下でそれぞれの概要を説明する。

2.3　モータ回転型発電機

　ジャイロ効果を使った最も簡単な発電方法であり，原理を図5に示す。ロータをモータによりz軸回りに自転させ，発電機全体をx軸回りに傾斜振動させる。するとジャイロ効果によってロータは逆L字型の枠とともにy軸回りに歳差回転する。その回転を歯車で増速し，永久磁石

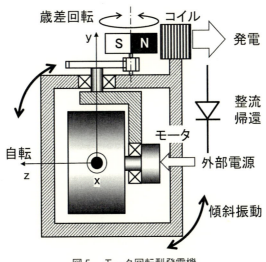

図5　モータ回転型発電機

を高速回転し，コイルに誘導電圧を得る。歳差トルクは，慣性能率×自転速度×傾斜角速度に比例するので，ロータの自転速度が大きければ，わずかな傾斜振動から大きな歳差トルクを得られる。また，ロータの自転には，摩擦や空気抵抗に釣り合うトルクだけが必要であり，モータはほとんど電力を消費しない。歳差トルクが大きいほど，傾斜振動に必要なトルクも大きくなる。しかしウェアラブル機器の出力は人の運動エネルギより遥かに小さいので，トルクが増大しても人の動き（角速度）は変化しない。これが同一振動からより大きなパワー（＝トルク×角速度）を得られる理由である。

　本発電機は，回転数が高いほど出力が大きい。そこで，発電エネルギをモータに帰還することで回転数を増大させる。このとき，磁石の回転が振動的であるから，発電電圧も振動するので，整流回路を挿入する。この方法によれば，発電量は時間とともに，指数関数的に増大する。電力を運動エネルギに変換しているので，ジャイロがフライホイール電池となっている。図6に筆者らによる実験機の外観を示す。自転と発電には同一のコアレスモータを用い，発電側には100倍の増速歯車が入っている。特性測定用にエンコーダが各軸に取り付けられ，振動は手動でハンドルに与える。φ100のアルミロータで0.2W以上の発電を確認している。

2.4　ダイナビー型発電機[3]

　よりシンプルな構造でジャイロ効果を実現したものが，ダイナビー型である。本方式では，自転により永久磁石を回転させるため，増速ギヤが不要であり，さらに，歳差運動を転がり摩擦で

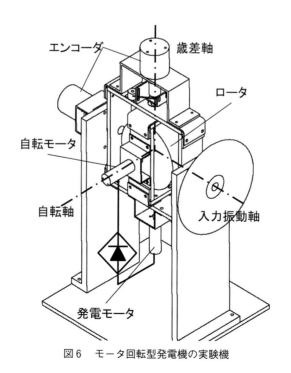

図6　モータ回転型発電機の実験機

自転に変換するため，モータも不要である。基本的な回転機構は，Mishler が考案したダイナビーと呼ぶ運動遊具[4]である。本発電機はこのロータに永久磁石を組み込んだものである。

発電機の構成を図7に示す。y 軸回りに自転するロータがあり，その軸は上下のトラックにより支えられている。トラックの間隔はロータ軸の直径よりわずかに大きく，ロータ軸はトラックの円周方向（z 軸回り）に自由に回転できるようになっている。トラックを x 軸回りに回転させると，ジャイロ効果により，ロータは z 軸回りに歳差運動を行う。すると，トラックからロータ軸に摩擦力が加わる。軸とトラックの間には隙間があるので，ロータ軸は片方のトラックとのみ接触する。トラックの回転が x 軸正の向きであれば，ロータ軸の右端は下側トラックと，左端は上側トラックと接触し，歳差運動によりロータ軸右端は x 軸正方向に，左端は負方向に移動する。すると，摩擦力は，右端では $-x$ 方向に，左端では $+x$ 方向に働き，共にロータの自転を増大する方向のトルクとなる。歳差運動によりロータ軸が x 軸をよぎると，自転の向きが逆になり，摩擦力はブレーキとなってしまう。そこで，x 軸をよぎると同時にトラックの回転方向を反転する。すると，トラックからロータ軸に加わるトルクが逆転し，歳差トルクは z 軸負方向を維持し，ロータを増速する。つまり，歳差回転の半周期ごとにトラックを反転させれば，回転数は時間とともに上昇する。自転速度は，入力周波数にトラックとロータ軸の半径比（30程度）を掛けたものとなる。人の歩行周期で振動させれば，2,000 rpm 程度の回転を得ることができる。

本発電機ではロータ軸の方向が変わるため，通常の発電機やモータと異なり，コイルをロータと直交して配置している。永久磁石の N 極が上端にあるとき，コイルを貫く磁束の z 方向成分は最大である。ロータが自転すると磁束が減少し，永久磁石が水平位置のときにゼロとなり，その後 $-z$ 方向の磁束が増大し，N 極が下端のとき最大となる。この結果，コイルには，ロータの回転数と同じ周波数の交流電圧が発生する。

ジャイロ型発電機は一般に，ロータが自転しないと発電しない。ダイナビー型においても，初速度ゼロではいかに振動を加えても回転しない。そこで，充電電力を使い，発電機をモータとして作用させることで初速度を与える。図8に示すように，ロータ内の N 極が右半面のときに，

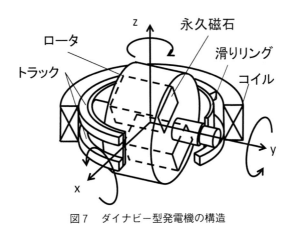

図7 ダイナビー型発電機の構造

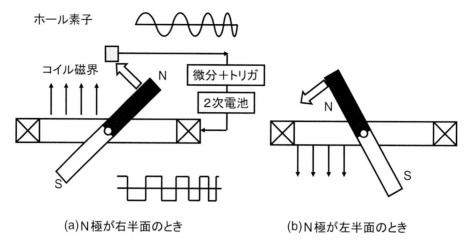

(a) N極が右半面のとき　　(b) N極が左半面のとき

図8　自己起動の原理

磁石に上向き磁界を加えると，ロータは左回りに回転する。N極が左半面のときに下向き磁界を加えると，やはりロータは左回りに回転する。そこで，コイルの上方にホール素子を置き，磁石がホール素子を通過するたびにコイルに逆向きの電圧を加えれば，ロータを連続的に回転させることができる。試作した発電機を図9に示す。ロータφ60 mm，2 Hzの振動で，約1 Wの出力が確認されている。

　振動発電機は一般に，寸法が大きいほど出力が大きい。それは，おもりの慣性力を使うからである。ジャイロ発電機では，入力振動が同一であれば，ジャイロトルクすなわちロータがなす仕事は慣性能率に比例する。したがって，ロータ形状が相似なら発電量は寸法の5乗に比例する。筆者らの試作機では，図10に示すロータφ30 mmが発電する最小サイズであった。出力の実測値は0.10 W，理論上の最大電力は0.22 Wであった。

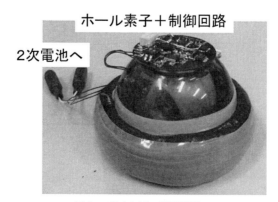

図9　ダイナビー型発電機

第4章 電池・電源

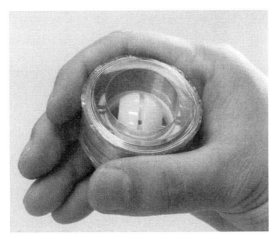

図10 小型のダイナビー型発電機

2.5 おわりに

　振動発電は，従来は高々1mWの発電が可能であり，センサと通信にしか利用されなかった。しかしジャイロ発電は1W級の潜在能力をもつため，アクチュエータや空調も応用範囲に入ってくる。例えば衣服の中に空気流を作る空調服は，消費電力1W程度のものが市販されている。また頸部をペルチェ素子で冷却し，深部温を直接低下させる電子冷房も開発されており[5]，さらなる低消費電力化が見込まれる。ジャイロ発電機により，新たなウェアラブル快適空間が創成される可能性がある。

文　　献

1) S. J. Roundy *et al.*, Energy Scavening for wireless sensor networks, Kluwer Academic Publications (2004)
2) 長尾昭一，日本時計学会誌，**144**, 22 (1993)
3) 石井智裕ほか，精密工学会誌，**74**(7), 764 (2008)
4) A. L. Mishler, U. S. Pat., 3726146 (1973)
5) 板生清ほか，精密工学会誌，**82**(10), 919 (2016)

3 ウェアラブルデバイスに向けたフレキシブル・マイクロ熱電素子の開発

菅原 徹*

3.1 はじめに

図1に示されるように，近い将来我々の生活空間には，各種センサ類が張り巡らされ，それらがワイヤレス通信技術によってネットワーク化される IoT 社会が到来する[1]。このセンサネットワークにおいて，ヘルスケアの役割は非常に大きい。つまり，刻々と変化する人間の健康状態や精神状態[2]をセンシングし，ネットワークを通して正確に把握し，原因となっている周辺環境を早期に対処・改善することは，人類に健康で安全な生活を提供する次世代テクノロジーとして注目を集めている。つまり，我々が常に身に着け（ウェアラブル），持ち運べる（ポータブル）ほど，小型かつ軽量で，伸縮性，可塑性に富んだ電子デバイスが要求される。また，それらの小型電子機器は，我々の生活空間のあらゆる場所に，無数に配置されるため，メインテナンスフリーかつオンサイトで発電する電源が組み込まれることとなる。そこには，現在の人類社会に希薄に分散した未利用エネルギーを効率よく回収（エネルギー・ハーベスティング）し，センサネットワークを構成する各種電子デバイスの電源とする技術が要求されている。

図2に示すように，ウェアラブル・ポータブル電子機器（センサ）には，センサモジュールの他に，電源モジュールや無線通信モジュールなどの各種モジュールがセットとなり，センサシステムとして機能させることが想定される。中でも，電源モジュールには，キャパシタやバッテ

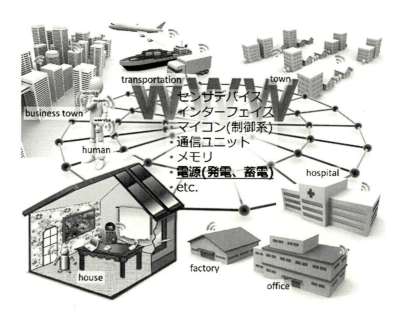

図1　次世代ヘルスケアセンサネットワークとオフグリット微小エネルギー発電の関係

---

*　Tohru Sugahara　大阪大学　産業科学研究所　助教

第4章　電池・電源

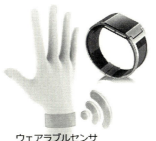

・電源モジュール
　発電素子、キャパシタ、バッテリー

・センサモジュール
　温度センサ、圧力センサ、ガスセンサ、光センサ、磁気センサ、etc.

・無線通信モジュール
　電気制御回路、アンテナ、ソフトウェア

図2　ヘルスケア用ウェアラブルセンサシステムの各種モジュール

リーなど充電式電源が搭載されることとなる。しかしながら，インプラントデバイスなどを想定すれば，メインテナンスフリーな発電式電源を組み込むことが最適と考えられる。

本稿では，これらの背景から，人体から恒常的に発する「熱」エネルギーを，回収し恒久的に発電することが可能な，フレキシブル（・マイクロ）熱電モジュールの研究開発について紹介する。

近年の調査では，エネルギー・ハーベスティング用の電源市場は，2020年には全世界で44億USドル程度まで急劇に拡大すると予測されている。図2に，筆者らが目的とするウェアラブルセンサシステムとその構成を示すが，特に，ヘルスケア用センサデバイスに組み込まれる電源ユニットは，人間の生活環境に密接し，希薄なエネルギーをできるだけ効率よく回収する高効率化技術だけでなく，軽量，小型，柔軟性，低環境負荷，人体親和性など，非常にシビアな開発要件が求められる。本稿の後半では，フレキシブル熱電モジュールの研究開発[3]を端緒とし，ウェアラブル・ポータブルデバイスの微小電源に資するフレキシブル・ストレッチャブルマイクロ熱電素子の研究開発について述べる。

3.2　熱電発電（変換）技術

固体のゼーベック効果を利用して温度差から電力を直接産み出す熱電変換（発電）は，産業廃熱など未利用廃熱エネルギーの一部を回収再利用するための有効利用技術として脚光を浴びている。熱電変換の変換効率 η には，材料の性能指数 Z が含まれ，$Z = (S^2\sigma)/\kappa$ で表される。またその絶対温度 T との積 ZT は無次元量であり，η は ZT の増大に伴って単調に増大することから無次元性能指数と呼ばれる。優れた熱電材料には高い導電率 σ [S/m] と大きな熱起電力（ゼーベック係数）S [V/K] そして低い熱伝導率 κ [W/mK] が必要とされる。また，$ZT = 1$ で η が10%程度見込まれることから，1以上（$ZT \geq 1$）が実用化の目安とされている。これまで材料の耐久性や毒性などの問題により，限られた分野でのみ実用化されてきた熱電変換技術であるが，環境問題が取り沙汰される近年における材料開発の研究成果は目覚ましく，$ZT = 1$ に達する材料が多く開発されてきている[3〜5]。また，熱電発電はスケールメリットがなくどんな小さな温度差

からでもそれに見合った電力を発電することができる。つまり大規模な発電プラントなどのインフラを整備する必要がなく，既存の廃熱源に熱電モジュールを設置しさえすれば，その熱源に見合った電力を発電し，広く分散した低品位な廃熱を回収することが可能な技術である。つまり非常に希薄に分散した熱源から効率よく電気に変換するための熱電変換モジュール開発への期待が高まっている。

3.3　フレキシブル熱電モジュール（素子）の設計指針（デザインと用途）

　図3は，フレキシブル熱電発電モジュールをパイプのような一軸湾曲面に装着し，廃熱を回収するシステムの模式図と，そのモジュールの断面構造を示している。樹脂薄膜と金属薄膜（裏面電極）から成るフレキシブル基板上に微小な熱電半導体（ビスマステルライド）のバルクチップを高密度に実装し，かつチップ間にフレキシブルな配線を施した構成であり，多数のチップ間で基板が少しずつ変形湾曲することで，径の小さい曲面（パイプなど）に無理なく密着し，装着可能であることを示す。本項では，まず半導体接合技術と印刷実装技術を活用し，円筒状の排熱パイプから150℃程度の低温廃熱を効率的に熱回収できる熱電発電モジュールの開発技術について紹介する。

　熱電発電において高いモジュール発電効率を得るためには，高性能な熱電変換材料が求められる。そのため，本研究では，常温以下から250℃程度の温度範囲において最も性能の優れたビスマステルライド（Bi-Te）系熱電半導体チップを用いた。また，チップサイズは2mm以下であり，チップ高さも低減することを基本構想としている。図4(a)に，本研究・開発で実現する熱電モジュール構造の模式図を示す。熱電素子は，図4(b)に示すようにp型半導体とn型半導体を交互にπ型に直列接続することで，一次元方向の温度差から発電することが可能である。図4で示すように，極薄フレキシブル基板上に，A-A'断面では，p型，n型半導体を交互に配列させるのに対して，B-B'方向は，p，n型の同型の半導体チップが，並ぶような回路構造をしている。このため，任意の一軸方向には，著しい可塑性を許容することが可能である。また，もう一方の

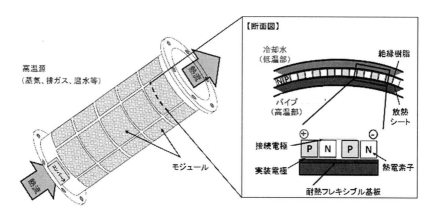

図3　径の小さい曲面（熱源パイプなど）に装着した熱電素子の模式図とその断面構造

第4章 電池・電源

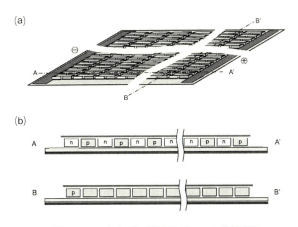

図4 フレキシブル熱電モジュールの模式図
(a)全体の設計概念図と(b)各断面方向の半導体チップの配列

軸についても，フレキシブルでストレッチャブルな導電性接着剤（ICA）を使用することで，折り曲げ特性を付与することができる。いずれにしてもこのように，多数の微細化した熱電半導体チップを高密度に実装することで，フレキシブル熱電モジュールを作製することが可能となる。

現在，研究開発が進められているヘルスケア用ウェアラブルセンサの電源には，使い捨ての1次電池や充電式バッテリー（2次電池）が搭載されることが想定されている。しかしながら，それらの電源は，一定期間使用すると，充電や電池交換といった，電源保守（メインテナンス）が必要となる。これらの背景から，組み込み型を含めたウェアラブルセンサの電源には，自立型電源の研究開発が要求されている。この自立電源の候補として，微小環境エネルギーから電力を確保するための発電が考えられる。その中でも，日常生活において人体から安定的な微小エネルギーを確保することは最適な方法である。人体と外気の間に生じる一定以上の温度差が，ウェアラブル電子デバイスの最適なエネルギー源であると言える。筆者の試算によると，図5に示すように，現在使用されているワイヤレス体温計などのヘルスケア用電子デバイスの電源容量を考慮すれば，約100〜170 μW（容量220 mAhの電池を1日1回3〜5 V×9ヵ月間で消費した場合の換算）の発電出力を常に確保することができれば，十分に日常的なセンシングとワイヤレス通信の電力が賄えると考えられる。さらに，ウェアラブルセンサシステムには，フレキシブルでウェアラブルなバッテリーやキャパシタを搭載することが想定される。特に，現行の最大充電容量に値する数十 F/cm^{2}のフレキシブルキャパシタ[6]を搭載した場合を考慮して試算すれば，約50 μW程度の発電出力で，十分にウェアラブル電子デバイスが駆動する可能性が示唆される（ただし，キャパシタの充電には，比較的高い起電圧が必要であり，この試算の場合は100 mVを想定した）。以上のことから，ヘルスケア用ウェアラブルセンサデバイスに適用するための，マイクロ熱電発電素子のスペックは，最大出力20〜50 μW/cm^2・K，または最大起電力20〜50 mV/cm^2・Kと想定される。本稿では，この試算値を目標に掲げたワイヤレスセンサネットワークに資するヘルスケア用ウェアラブルセンサデバイスのための微小電源として，フレキシブル・ストレッ

ヘルスケア・ウェアラブルデバイスの開発

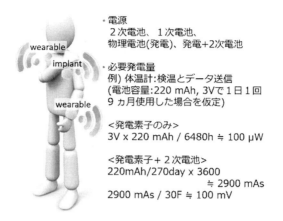

図5　次世代ヘルスケア用デバイスの電源ユニットと必要発電量

チャブルマイクロ熱電素子の研究開発についても紹介する。

3.4　フレキシブル熱電モジュールの作製方法と変換特性

図6にフレキシブル熱電モジュール作製手順を示す．フレキシブル基板に，それぞれの工程で，各種半導体実装技術［(1)スパッタ蒸着，電解・無電解めっき，エッジング，(2)ソルダリング，マウンティング］と各種印刷法［(3)ディスペンシング，(4)スクリーン or マスク印刷］を，前述の回路の模式図に示したように，一軸方向に湾曲可能な，フレキシブル熱電発電モジュールを作製する．

図7は，熱電半導体材料の5インチウェハから微小に切り出された半導体チップ（左）と，それらを実装して完成した250 pn 対のフレキシブル熱電モジュールの外観写真を示している（中，右）．約6 cm 角のフレキシブル基板に500個の半導体チップが高密度実装されており，先行研究

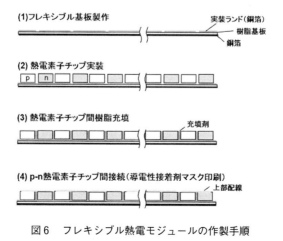

図6　フレキシブル熱電モジュールの作製手順

第4章　電池・電源

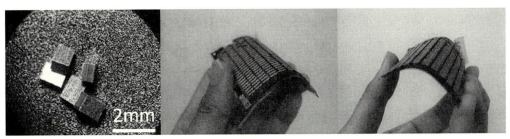

図7　（左）切断された微小熱電半導体チップと（中，右）本研究で作製した250 pn対熱電モジュールの外観写真

において，フレキシブル熱電発電モジュールの可能性を検証するために，6 pn対および32 pn対のBiTe系チップをフレキシブル基板に実装した簡易モジュールを試作し信頼性を評価した。32対のモジュールでは，BiTe系熱電素子で期待される良好な電圧が得られ，-40℃と200℃との間で100回の冷熱サイクル試験を行ったが，電圧特性に著しい変化は観察されなかった。

また，図8(a)は，試作した熱電モジュールの変換特性を評価する装置の概略図を示す。下部のヒータで均熱ブロックを加熱し，熱電モジュールを挟んで上部の冷却ブロックを循環水で冷却することで，一定温度差を得る。また測定系は，その温度差間の走査電流に対する起電圧を得ることで，発電出力を算出する。図8(b)に，前述した250 pn対の試作熱電モジュールにおける平均温度がそれぞれ約50℃，70℃，80℃（$\Delta T = 50℃，85℃，105℃$）時に電流を走査しながら測定した開放端電圧とその測定値から見積もった出力曲線を示す。図8(b)から分かるように，最大の電圧はそれぞれ，約1.4 V，3.8 V，5.0 Vであり，電流値0.3 A，0.6 A，0.7 Aの時，最大出力は0.6 W，1.5 W，2.0 Wを示した。なお，これらから見積もった，出力密度は最大で約0.08 W/cm^{2}に留まっているが，使用している熱電変換材料の特性を考慮すると，電極や接触抵抗値を加味した電気損失率は40～60%程度であり，現在，報告されている高変換効率の熱電変換モジュールに匹敵する実装潜在能力を示している。

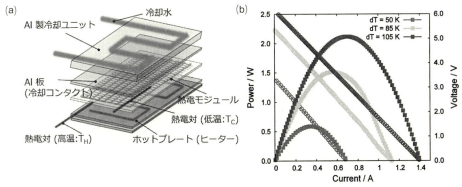

図8　(a)出力測定装置の概念図と，本研究で開発した(b)250対熱電モジュールの出力特性

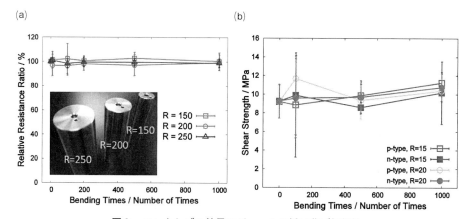

図9 フレキシブル熱電モジュールの折り曲げ信頼性
各折り曲げ半径について，繰り返し折り曲げ試験後の(a)抵抗値変化と(b)接合強度の推移

3.5 フレキシブル熱電モジュールの信頼性

本項では，前述のフレキシブル熱電モジュールの折り曲げ信頼性について検討した。図9(a)，(b)は，それぞれ図9(a)の挿入図に示すような曲率半径 $R = 150 \sim 250$ mm の円柱にフレキシブル熱電モジュールを「巻き付けた後，解放する」の手順を所定回数繰り返した後，端子間の抵抗値の変化と，チップと基板の接合強度を評価した結果を示している。

図9から分かるように，数千回の折り曲げ試験では，電気特性や接合強度にはほとんど影響がなく，各端子間は，機械的にも電気的にも良好に接続されていることが分かる。なお，100回繰り返した後の接合強度に誤差が大きいのは，接合強度は破壊試験であり，同一箇所の強度を調べることができないため，試験エリアの接合強度の影響が出ていると考えられる。このため，初期接合の段階で，一定の接合強度不足の箇所が存在することが明らかとなった。

3.6 ウェアラブル・ポータブル用フレキシブル・マイクロ熱電モジュール

ヘルスケア用ウェアラブルデバイスに向けて，フレキシブル・マイクロ熱電モジュールの開発を進めている。基本設計は，前述と同じく湾曲面に適用するために，微小なチップを実装する。

図10は，約15 mm 角の耐熱ポリイミド基板に，250 pn 対の半導体を実装している。電極は，メタルマスク法により実装しているため，電極間のギャップエリアで短絡の可能性が考えられる。現在は，光学顕微鏡やマイクロプロービングにより短絡の確認などを行っており，未だ特性測定には至っていない。今後，一層の精密化と変換特性測定およびその向上を目指す予定である。

謝辞

本研究の一部は，独立行政法人日本学術振興会（JSPS）の「科研費 若手研究B（25810140）」の一環として行われました。また，本研究は，菅沼克昭教授（大阪大学）の指導から助言，および，大畑恵一氏（㈱E

第4章 電池・電源

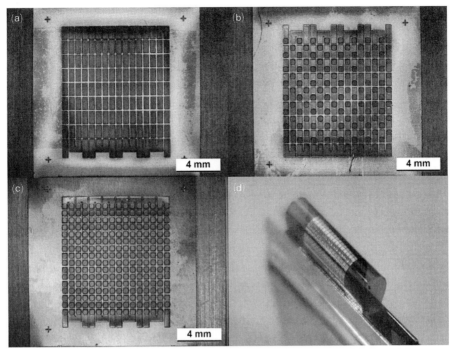

図10 耐熱プラスチック基板に実装されたマイクロ熱電モジュール
(a)裏面電極, (b) p 型材料のみ, (c) p, および n 型材料実装後。(d)マイクロ熱電モジュールの外観写真。

サーモジェンテック), 南部修太郎氏(㈱ E サーモジェンテック), 加賀美宗子氏の協力を受けて得られた成果である。ここに深く感謝申し上げます。

文　　献

1) M. Weiser, *Scientific America*, September, 94-104 (1991)
2) L. Nummenmaa et al., *PNAS*, **111**, 646 (2014)
3) T. Plirdpring et al., *Advanced Materials*, **24**, 3622-3626 (2012)
4) L. Zhao et al., *Nature*, **508**, 373 (2014)
5) T. Yamada et al., *Advanced Materials*, **27**(32), 4708-4713 (2015)
6) H. Koga et al., *Green Chem.*, **18**, 1117-1124 (2016)

4 塗布型フレキシブル熱電変換素子の作製技術とウェアラブルデバイスへの適用

荒木圭一*

近年，エネルギーハーベスティングやウェアラブル機器用の電源として熱電変換技術が脚光を浴びている。新しい用途に合わせて，熱電変換素子の形態に対する要求も，従来の硬くて丈夫なものから，柔軟で軽いものに変化していくと予想される。本稿では，この新しい熱電変換素子＝フレキシブル熱電変換素子の実現に向けた，我々の取り組みについて紹介する。また，ウェアラブル用途を想定して考案したファブリックモジュールについても紹介する。

4.1 はじめに

熱電変換素子は，素子内に生じた温度差ΔTに比例した起電力を発生する。起電力は(1)式に示す通りΔT×ゼーベック係数Sになるため，ΔTが大きいほど大きな起電力が得られることになる。

$$V = S \times \Delta T \quad (S：ゼーベック係数) \tag{1}$$

したがって，大きな起電力を得るため，従来自動車のエンジンや焼却炉といった高温の熱源からの廃熱利用を目的として開発が行われてきた。しかし，工業廃熱全体で見ると150℃以下の低温廃熱が全体の43％を占め，500℃以上の高温廃熱は3％という調査結果がある[1]。さらに，近年話題のエネルギーハーベスティングは，身の回りにある未利用熱を使うことになるため，温度領域は100℃以下と想定される。使用温度領域の低下により，樹脂フィルムや紙，布などの柔軟な基材の表面に薄膜素子を形成した，フレキシブル熱電変換素子が実現可能になった。

4.2 フレキシブル熱電変換素子とは

図1に一般的な熱電変換素子とフレキシブル熱電変換素子の概念図を示す。通常熱電変換素子はp型およびn型の半導体のペアになっており，π型素子と呼ばれる。材質は焼結体を切り出したブロックであり，数十から百対程度のπ型素子をセラミック板上に配置して用いられる。したがって柔軟性はなく，曲面に貼り付けて使用するのは難しい。これに対して，フレキシブル熱電変換素子は，樹脂や紙などのフレキシブルな基材上に薄膜素子を形成したものである。フレキシブル熱電変換素子の構造についてはいくつかの報告例がある。ここでは2つのタイプを紹介する。平面型[2]は，pn対の薄膜をフレキシブルなフィルムで挟み込んだ構造をしている。熱伝導率が場所によって異なるため，面内方向に熱流が生じ，これにより温度差を付けることが可能となっている。波型は，基材上にpn対の薄膜を形成した後，基材を波形に折り曲げるだけで完成するため，作製法が非常に手軽である。ただし，上から強い力で押さえつけると素子が壊れる恐

---

* Kei-ichi Araki ㈱KRI デバイスマテリアル研究部 主任研究員

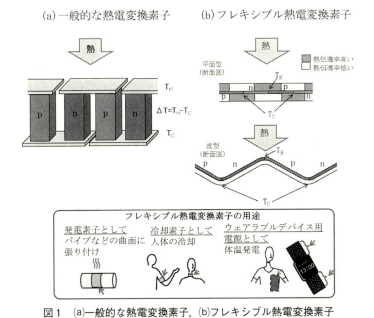

図1 (a)一般的な熱電変換素子，(b)フレキシブル熱電変換素子

れがあるため，強度を向上させる工夫が必要である。薄膜の作製方法には気層法，液相法（電気化学的手法）[3]，液相法（塗布法）がある。我々が選択した液相法（塗布法）は，他の方法に比べると大がかりな装置を必要としないため，低コストな方法である。ただし，膜の品質の問題など課題も多い。塗布法で使用できる熱電変換材料は，現時点では表1に示したものが挙げられる。PEDOT:PSSなどの導電性ポリマーやCNTは，製膜性に優れ，塗布後の熱処理も100℃以下と大変扱いやすい。ただし，これらの材料で現在入手可能なものはp型のみである。n型材料

表1 塗布法に用いられる主な熱電変換材料

材料			タイプ	主な特徴
PEDOT：PSS			p	・製膜性に優れる ・導電性が高い（～1,000 S/cm） ・水分散液（強酸性）
カーボンナノチューブ			p	・製膜性に優れる ・各種分散媒の分散液が入手可能
無機ナノ粒子	BiTe系	Bi_2Te_3	n	・室温付近の特性が良い ・p/n両方作製可能 ・合金化のために高温処理が必要 ・バインダーが必要
		$Bi_{0.5}Sb_{1.5}Te_3$	p	
	BiSb		n	・低温合成でも合金化し結晶性良好 ・n型のみ ・温度領域が低温 ・バインダーが必要

として我々が注目したのは既存の熱電変換材料のナノ粒子である。BiTe系の材料は室温付近の特性が優れており，またナノ粒子の合成も比較的容易である[4,5]。しかし，合金化のためには200℃以上の加熱が必要である。BiSbは，低温（−200℃付近）の特性が優れるため[6]，ペルチェ素子や，例えば液化天然ガス（−160℃）を利用した冷熱発電などに適した材料である。BiSbは100℃付近の反応温度でも結晶性の優れた合金ナノ粒子が得られることから[7,8]，n型材料として最も扱いやすいと考えられる。以上を踏まえて，我々は，PEDOT:PSS（Heraeus社製，Clevios PH1000）とBiSbナノ粒子を用いてフレキシブルなπ型素子の作製について検討を行った。

4.3 ナノ粒子の合成

BiSbのナノ粒子は以下の手順で合成した[4]。前駆体となる硝酸ビスマス5水和物（$Bi(NO_3)_3 \cdot 5H_2O$）4.56 mmolと酢酸アンチモン（$Sb(CH_3COO)_3$）1.44 mmolをテトラエチレングリコール（TEG）60 mLに加え，Ar雰囲気で100〜160℃に加熱する。これに還元剤である水素化ホウ素ナトリウム（$NaBH_4$）12 mmolをTEG 12 mLに溶解させたものを加えると，黒色のBiSbナノ粒子が析出する。約30分撹拌した後，放冷する。遠心分離により上澄みを捨てた後，エタノールに再分散し，さらに遠心分離を行う。この操作を2回行う。得られた固形物を減圧乾燥し，BiSb粉末を得た。各反応温度で合成したBiSbナノ粒子のSEM像とゼーベック係数を図2に示す。ゼーベック係数は室温付近での測定値であり，測定試料は粉末を非加熱で圧縮成型したペレットである。反応温度を高くするほど粒子が大きく成長し，それに伴ってゼーベック係数も大きくなるが，インクとして使用することを考えると，あまり大きな粒子ではすぐに沈降してしまうため塗布法には適さない。特性と塗布性との兼ね合いから反応温度140℃のものが最適であると判断

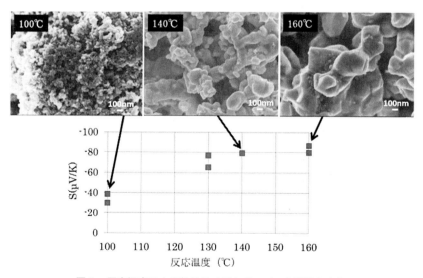

図2　反応温度による粒子サイズとゼーベック係数の変化

した。

4.4 インク化

上記で得られたBiSbナノ粒子をインク化した。溶媒には，エタノールやN-メチルピロリドン（NMP）を用い，素早く乾燥させたい場合はエタノール，ゆっくり乾燥させたい場合はNMPというように使い分けた。さらに，膜の強度や基材との密着性を向上させるために，バインダー樹脂としてポリビニルピロリドン（PVP）をBiSbに対して5w%分加えた。今のところ製膜はキャスト法で行っているが，今後インクジェット法を検討する場合は，表面張力や粘度の調整が必要となる。その際は混合溶媒や界面活性剤の添加などを検討する必要が生じると予想される。

4.5 薄膜の作製〜カレンダ処理

BiSb，PEDOT:PSSは，どちらもキャスト法によりポリイミドフィルムに塗布して薄膜を作製した。PEDOT:PSSは水分散液であるが，そのままではポリイミドフィルムには弾いてしまい塗布できなかったため，界面活性剤（ネオス：フタージェント250）を固形分に対して0.1%添加した。

BiSbは，キャスト後加熱せず乾燥させた。この段階の膜の外観は図3の一番右側の写真のように，粉末と同じ黒色である。この状態は粒子間の電気的な接触は非常に弱く，絶縁性である。通常であれば，加熱焼結を行うところであるが，この場合基材の耐熱性が250℃程度しかないた

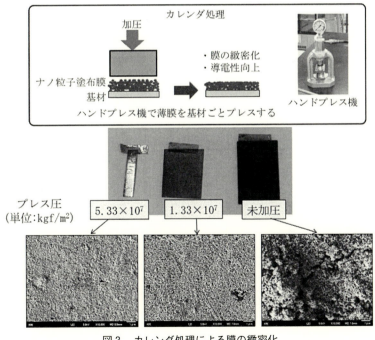

図3　カレンダ処理による膜の緻密化

め，加熱以外の方法により導電性を向上させる必要がある。そこで，図3に示すように，膜をプレスすることにより緻密化し導電性を向上させることを試みた。この処理は印刷用語に因んでカレンダ処理と呼んでいる。図3にカレンダ処理によって膜が緻密化していく様子を示す。緻密化していくに従って金属光沢が現れていくのが確認できる。

このようにして作製した薄膜のゼーベック係数の評価結果を図4に示す。室温付近のゼーベック係数はPEDOT:PSSが20μV/K，BiSbが-80μV/K程度であるから，π型素子にした場合，1℃の温度差で得られる起電力は100μVと予想される。

4.6 π型フレキシブル熱電変換素子の作製

ポリイミドフィルム（幅5 mmの短冊状）上に作製したPEDOT:PSSとBiSbの薄膜を銀ペーストで接続し，波形に折り曲げることによりπ型素子作製した（図5）。波形に折り曲げた状態を維持するため，別のポリイミドフィルムに谷の部分を接着固定している。

作製したのはπ型素子3対を直列に接続したものである。これをホットプレートの上に置いて60℃に加熱した際の山と谷の部分の温度と熱起電力を測定した（図6）。山の部分は低温部（T_c），谷の部分が高温部（T_H）となる。その結果，$\Delta T=T_H-T_c$に対して直線的に熱起電力が増加した。直線の傾きは0.264 mV/Kであった。これをπ型素子1対当りに換算すると

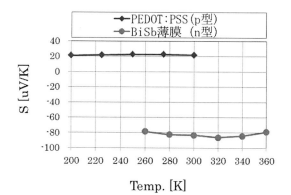

図4　薄膜のゼーベック係数の温度依存性

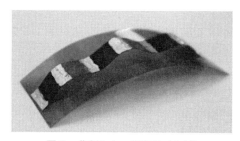

図5　作製したπ型素子（3対）

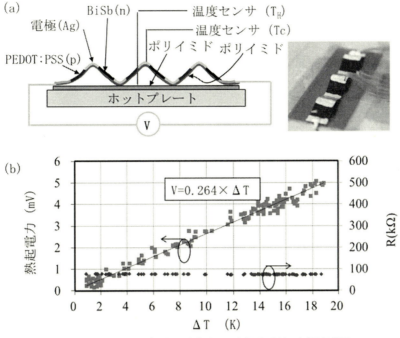

図6　π型フレキシブル熱電変換素子の(a)評価方法，(b)評価結果

88μV/Kであり，薄膜のゼーベック係数から見積った100μV/Kに比べてやや低い値となった。88μV/Kという値は微々たるものであるが，今後印刷技術を使うことで，素子の集積化が可能になれば素子の数に比例して起電力は大きくできる。例えば，π型素子1対のサイズを1mm×1mmにできれば，10cm□の中に10,000対のπ型素子を収めることができる。このときの熱起電力はΔT＝1℃当り88μV×10,000＝0.88V，ΔT＝10℃なら8.8Vと十分実用的な起電力が得られる。

一方で，導電性は大きな課題である。今回作製した素子の抵抗は80kΩ程度と極めて高かった。この大半は電極との接合部における接触抵抗である。また，集積化により素子の幅が狭くなることも抵抗が大きくなる要因である。

4.7　ファブリックモジュール[9]

最後に，ウェアラブル用途を想定して我々が考案したフレキシブル熱電変換モジュールについて紹介する。

図7に示した熱電変換モジュールは，先に紹介した波型素子の改良型であり，波型素子を縦・横に織り込んだ構造であることから，ファブリック（織物）モジュールと名付けた。ファブリックモジュールのメリットとしては，以下が挙げられる。

・曲げやすく，伸縮性にも優れる。

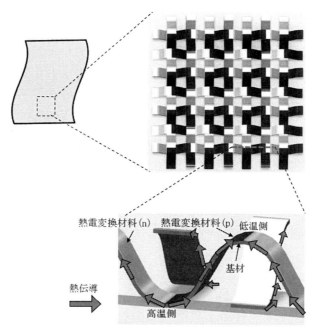

図7　ファブリック型熱電変換モジュールの概念図

・交差部で2つの素子が重なっているため素子密度が倍になり，集積化に有利である。
・織物構造であるため，衣服や身に着けるもの（帽子，ベルトなど）に組み込むのが容易である。

次に，実際に試作したファブリックモジュールを図8に示す。使用している熱電変換材料や部材などは4.6項と同じく，p型＝PEDOT:PSS，n型＝BiSbであり，銀ペーストで両者を接合した。基材にはポリイミドフィルムを用いている。図7の概念図と異なる点は，重なりあった素子の間の熱伝導を低減することや，伸縮性の向上のために，シリコーンゴムのシートに切り込みを入れ，ファブリックモジュールを編み込んだ点である。こうすることで，図8の写真のように曲面に巻きつけて固定するのも容易になった。今後は，素子の幅を細くしていき，外観をさらに編み物に近づけることや，将来的には，素子を糸状にして完全なファブリックモジュールの作製を計画している。

4.8　まとめと今後の展望

独自に合成した熱電変換材料のナノ粒子を用いて作製したフレキシブル熱電変換素子について紹介した。

ナノ粒子の薄膜を作製する際，基材の耐熱性などの関係で加熱焼結ができなかった。そこで，非加熱で膜を緻密化できる方法としてカレンダ処理を検討した。カレンダ処理は一定の効果があったが，圧縮によって粒子間の隙間を減らす方法であるため，粒成長や結晶性の向上は期待できない。基材にダメージを与えず粒成長できる方法としては，フォトシンタリングが挙げられ

第4章　電池・電源

試作モジュールの構造

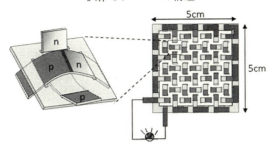

試作モジュールを曲面に装着した様子

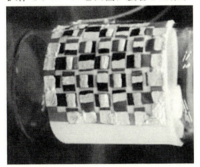

図8　試作したファブリック型熱電変換モジュール

る。フォトシンタリングは，高出力のキセノンフラッシュランプで粒子だけを瞬間的（数 ms）に加熱する技術であり，基材へのダメージが極めて少ないのがメリットである。現在，銅ナノ粒子インクを有機系の基材上に塗布した試料において，フォトシンタリングの効果が報告されており[10]，非常に興味深い。

　また，モジュール化については我々が独自に考案したファブリックモジュールを紹介した。これは主にウェアラブル用途を想定したものである。ウェアラブルデバイス用電源としては，熱電変換以外に振動発電や太陽光発電なども考えられるが，ファブリックモジュールは衣服に組み込めば大面積化が可能であるため，人体から放出される熱エネルギーをより多く取り込むことができるという点で期待は大きい。

文　　　献

1) 省エネルギー技術の活用による新たな事業展開についての調査研究−保有技術の再評価による事業機会調査専門部会報告書（Ⅱ）−，㈳日本機械工業連合会（2007），p. 12に記載のデータを集計した。

2) 特開2006-186255
3) 関佑太，富田元紀，山本智之，齋藤美紀子，園部義明，高橋英史，寺崎一郎，本間敬之，第59回応用物理学関係連合講演会 講演予稿集（2012）
4) K. T. Kim, H. M. Lee, D. W. Kim, K. J. Kim, G. H. Ha, *J. Korean Phys. Soc.*, **57**(4), 1037-1040 (2010)
5) M. E. Anderson, S. S. N. Bharadwaya, R. E. Schaak, *J. Mater. Chem.*, **20**, 8362-8367 (2010)
6) R. Wolfe, G. E. Smith, *J. Appl. Phys.*, **33**(3), 841 (1962)
7) A. Datta, G. S. Nolas, *CrystEngComm*, **13**(7), 2753-2757 (2011)
8) 田中裕介，伊藤孝至，粉体および粉末治金，**57**(4), 252 (2010)
9) 特願2014-140146
10) 川戸祐一，有村英俊，工藤富雄，スマートプロセス学会誌，**2**(4), 173-177 (2013)

5 ウェアラブル電源としてのバイオ電池

辻村清也[*1]，四反田　功[*2]

5.1 化学物質（バイオ燃料）からの環境発電

"明るく豊かな持続可能な社会"の実現は，様々な技術の組み合わせとともに，社会構造の転換により可能であり，様々なアプローチで研究・活動が進められている。生活レベルでも，ユビキタスセンサをベースとしたICTを活用するスマート社会構想を軸にした効率的な運用システムに注目が集まっている（例えば，"見える"化，環境・健康管理による予防，ペーパーレスなどの"非物質化"）。その普及と発展には，トリリオン（一兆）ともいわれる膨大な数に上るセンサ機器や情報端末を運用するのに最適なエネルギー供給が重要になっている。今日の電子機器の小型化・多様化を可能にしたリチウムイオン電池に代表される蓄電デバイスの性能向上は目覚ましい。しかし，電源からのワイヤレス充電という課題が常に付きまとう。このため，光，振動，熱など環境エネルギーから電力を得る環境発電技術に期待が集まっている。環境発電技術の詳細については第4章1節を参照されたい。環境発電技術は，それぞれ用途に応じて優れた次世代の発電技術となり得るが，ウェアラブルヘルスケアデバイスに特化して考えると，人の生活のなかで得られる電力は，量的に不安定で持続的にセンサの作動を十分に保障するものではない場合が多い。また，ウェアラブルデバイスとして装着したときの安全性とその製造コストを勘案すると，相補的な新たな電源開発が望まれている。

そこで新たな環境発電デバイスとして注目を集めるのは，安定で安全かつ高エネルギー密度なエネルギーキャリアである有機物（特に糖類）からの発電である。例えば角砂糖一個（約4g）の燃焼のエネルギーは単四乾電池6本に蓄えられるエネルギーに匹敵する。糖類から電力を得るためには，①糖から電気化学活性な物質（水素など）に変換し固体高分子形燃料電池で発電する，②糖を燃焼した際の生成熱を利用し発電する，といった既存の技術を活用した方法が考えられるが，いずれも大規模な装置が必要となってしまい，ウェアラブル電源としては適さない。一方で，貴金属触媒を用い負極で酸化反応，正極で還元反応を分離して行う燃料電池は糖からの直接発電も原理的には可能であるが，得られる出力は小さく，なにより中性付近での作動が困難である（強アルカリ性電解液と貴金属触媒を必要とする）。一方で，本稿で紹介するバイオ電池とは燃料電池の一種であるが，酸化還元酵素を電極触媒として用い，穏やかな条件下（中性付近のpH，常温，常圧）において，様々な糖，有機酸，アルコールなどから発電できる（図1）。バイオ電池は酵素と電極という非常にシンプルな構成であり，なにより安全性に優れている。燃料が連続的に供給されれば従来の環境発電デバイスに比較して高出力密度で安定した電力が得られる。電池はすべて再生可能・低環境負荷で安全な部材で構成でき，製造から廃棄までを考えたコストは従来の可搬型発電／蓄電デバイスに比べ大変低い。電池の小型化，高出力化，フレキシブル化と

[*1]　Seiya Tsujimura　筑波大学　数理物質系　准教授
[*2]　Isao Shitanda　東京理科大学　理工学部　工業化学科　講師

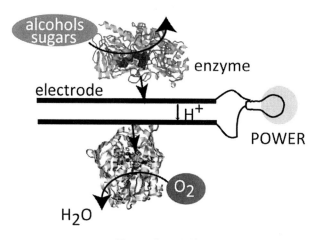

図1　バイオ電池

同時に電子デバイスの低消費電力化との相乗効果で補器を用いずにウェアラブルヘルスケア機器を駆動させることが期待される。またバイオ電池は①コストを追求した1個あたり数円以下の使い捨て型一次電池，②安全性を追求した電池，③生体適合性を追求した体内あるいは体表面で作動する電池，④超小型化を追求したマイクロメートルスケールの電源など様々なニーズに応える多様な電池を作製することができ，ウェアラブルデバイス電源のみならず社会・産業への大きな波及効果が期待できる。

5.2　バイオ電池の作動原理，技術

酵素電極触媒の特徴を無機触媒と比較して表1にまとめた。電極触媒活性の観点では燃料の酸

表1　酵素バイオ電池への応用に向けた酵素電極触媒の特徴

	メリット	デメリット
電極触媒活性	高い反応性(低い過電圧)	触媒体積あたりの低い電流密度 界面電子移動抵抗
資源・生産性	生物工学的に生産	高コスト(大量生産でコスト低減可能)
高い反応選択性	正負極燃料の分離が不要 センサ用途の可能性	単独の酵素では2電子酸化
作動条件	穏和な条件(常温〜体温・常圧・弱酸性〜中性付近)	限られた作動条件
利用できる燃料	糖類，アルコール類，有機酸類など	酵素の可用性
耐久性	使い捨て，生分解性	低い安定性，耐久性

化(あるいは酸素の還元)のプロセスは無機触媒に勝るが,電極との電子移動という点では劣る。すなわち,多くの酵素の活性部位は導電性のないタンパク質の内部に埋もれており,その活性部位と電極間の電子移動速度を向上させるためには,電子移動に適した構造を有する酵素の開発あるいは改変,電極表面の化学修飾あるいはナノ構造の導入,電子伝達を行うメディエータの電極表面への修飾などが必要となってくる。白金の場合,水素の2電子酸化,酸素の4電子還元,さらにはメタノールの6電子酸化の電極触媒として機能するが,酵素は高い基質(反応物)特異性,反応特異性を有している。酸素を4電子還元する酵素は存在するが,負極用酵素は一般に2電子酸化しかできない。したがって,多段階反応を含む多様な燃料を利用する場合,それぞれの反応に対応する酵素を用意しなければならない。例えばメタノールの6電子酸化では少なくとも3種の酵素を必要とする。酵素はタンパク質であるので生物工学的に生産でき,資源の面からみた制約を受けず,廃棄性にも優れている。一方で,酵素は常温常圧という穏和な条件で非常に高い活性を示すことは,裏を返せば利用できる条件が限られ,耐久性(安定性)は一般に無機触媒に対して劣る。

　次に電池の作動原理を紹介する(図2)。電池のアノード(負極)において,酵素の働きにより,燃料(糖などの還元剤)は酸化され電子は電極にわたる。電子は抵抗を含む外部回路を経て,カソード(正極)にて酵素による触媒作用により酸素を還元し水を生成する。燃料酸化と共役した酸素還元反応によって発生するエネルギーが直接電力に変換される。熱力学に基づく理論的な起電力は1.2 V程度であるが,実際の電池の起電力は電極と反応する酸化還元種(酵素あるいは酸化還元メディエータ)の酸化還元電位差によって決定され,0.6～0.9 V程度である。最大電流密度は,カソードあるいはアノードにおける物質輸送(燃料の濃度と輸送速度)あるいは酵素反応速度で決まる。開発中の電池で100 μAから10 mA程度である。酵素の反応特異性のために,正負極の反応物の混合液もそのまま利用することができ,反応物質を分離する固体高分子電解質膜も不要である。燃料を保持し供給するための部材(ケース,ポンプなど)などは原理上必須ではなく,酵素と電極だけで構成することができる。このシンプルな電池構成のために,高い自由度を有する電池をデザインすることができる。

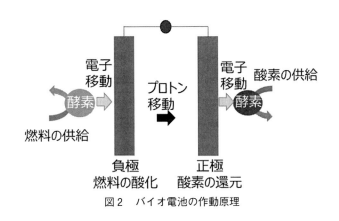

図2　バイオ電池の作動原理

5.3 性能向上に向けた課題と開発動向

バイオ電池の実用化に向けた最優先課題は，出力および安定性（寿命・耐久性）の向上である。出力は，燃料供給速度あるいは酵素電極反応速度の遅い過程で決まってしまう。前者について，電池の構成，電極構造，さらには燃料の濃度で決まる。燃料が十分に存在する場合，後者は，酵素担持量と酵素の活性の積によって決まる。したがって，電流値の向上には，速やかな物質輸送を実現すると同時に，①高い（電極）触媒活性を有する酵素の探索・開発（スクリーニングやタンパク質工学的改変など），②酵素の電極触媒機能を十分に発揮できる電極（構造および表面）の開発，③幾何表面積あたりの活性のある酵素量を効果的に増やす多孔質材料の開発，が重要となる。

また，安定性（耐久性）には第一に酵素そのものの特性が影響する。すなわち，タンパク質である酵素は，pHや温度変化といった影響による構造変化や分解により，活性を失ってしまう。酵素同士の凝集や電極上からの酵素の脱離といった要因も酵素電極の安定した作動を妨げる。先述の電子伝達メディエータを用いた場合，その電極表面からの脱離は出力低下を招く。場合によっては人体への害をもたらす場合がある。したがって耐久性向上には，①耐久性の高い酵素の開発，②ナノ3次元構造を利用した酵素の担持，③電解質などの作動環境の整備，④メディエータを用いる場合はその電極表面への修飾が重要な課題となる。④に関して可溶性メディエータを用いない直接電子伝達系の構築も安定性の向上につながることが期待される。

これまでナノ構造体に酵素を担持することで安定性が向上することが報告されており，バイオ電池の性能向上に向けて，酵素固定化および酵素電極反応に適した多孔質炭素電極のデザインが検討されている。ただし，マクロ孔が増えると物質輸送速度は向上するが表面積は減少し酵素固定化量は減る。一方でメソ孔構造は酵素の包括的な固定化に適しているが，物質輸送抵抗は大きい。このトレードオフの関係を考慮した階層構造の設計が非常に重要なカギを握っている。実際の材料設計は，マクロ構造表面にメソ孔を導入する方法とメソ孔構造炭素からマクロ孔構造を形成する方法が考えられる。

5.3.1 炭素のメソ孔制御

ナノメートルオーダーの構造制御が，酵素の固定化，界面電子移動反応に大きく影響を及ぼす。酵素の担持性および比表面積の増加といった観点から，数十ナノメートル程度の細孔サイズを有する構造が電極として適している。これまで，カーボンナノチューブやカーボンブラックといったナノ構造を有する炭素材料から形成されたメソ空間を有する多孔性炭素電極が用いられてきた。この方法では簡単にメソ多孔体構造を形成し比表面積を増やすことができるが，細孔サイズは厳密にコントロールできず，また細孔サイズの分布も広くなる。この場合，体積当たりの出力密度の低下，あるいは電池性能の制御あるいは再現が難しいといったデメリットが生じる。一方で，ナノスケールの鋳型を用いた孔径を制御できるメソ多孔体炭素など，利用する酵素に応じた細孔サイズ，細孔構造，細孔分布，モルフォロジーなどを比較的自由に制御することが可能となる材料開発が進んでいる。特に，酸化マグネシウムを鋳型とする多孔質炭素は細孔構造設計の自

由度が高く，さらに酵素担持に適したサイズの細孔を有する唯一の市販されているメソ孔炭素材料であり，電池への搭載に向けた検討が進められている。

5.3.2 炭素のマクロ孔制御

3次元構造を有効活用するためにも，メソ孔の連結あるいは物質供給に適したマクロ孔の設計が重要となる。3次元構造を有する多孔質炭素材料として，炭素繊維を骨格とした炭素材料が広く用いられてきた。しかし，炭素繊維電極だけでは面積が小さく，表面に酵素の担持性能を向上させるメソ孔を導入し，有効比表面積を増やさなければならない。表面賦活処理や，炭素繊維表面に上述のメソ孔炭素材料を修飾するという方法，化学気相成長法により基板上からカーボンナノチューブを形成する研究などが進められているが，メソ孔構造の制御は容易ではない。メソ孔炭素微粒子をマクロ構造に鋳型法や電析法により修飾する方法も検討されている。メソ孔炭素に物質輸送に適したマクロ孔を適切に導入することによって酵素電極の触媒電流値を増加させることができる。また，正極においてはガス拡散性を向上させるために，疎水的な炭素材料を用いたり，テフロンを結着剤として利用したり，撥水剤を添加し電極に撥水性を持たせる方法が検討されている。酸素の透過性が向上することによるファンなどの補機を用いない空気拡散型電極が報告されており，常温，常圧の条件下において，$20\,\mathrm{mA\,cm^{-2}}$という非常に高い酸素還元触媒電流密度を達成している。

5.4 高性能ウェアラブルバイオ電池の開発：印刷型電池

実用レベルまで製造コストを下げることを視野にいれた熱，乾燥，有機溶媒に弱い生物材料である酵素と無機電極材料とを組み合わせて電池を製造するプロセスについても十分に検討しなければならない。酵素の電極上への固定化は，すでに血糖センサにおいて実用化されており，年間100億枚以上のセンサチップが全世界で生産されており，基板上に酵素などを修飾し常温で保存してもその活性を維持することはすでに実証されている。電池においてはセンサと異なり，電極の多孔質化および酵素固定化量の増加が課題である。筆者らは，印刷技術を活用しプラスチックや紙などの基板へ多孔質炭素をスクリーン印刷するという，環境負荷の少ない省エネルギー大量生産製造プロセスに注目している。

スクリーン印刷は，他の印刷技術と比較して利用できるインクの自由度が高く，厚みを制御できるというメリットを有している。筆者らは，紙に導電性炭素インクを印刷しリード部を形成し，その上に多孔質炭素層を印刷した。負極にグルコース酸化酵素，正極に酸素還元酵素を修飾することで電池を構成した。

印刷は電池の低コスト大量製造技術となりうる重要な技術であるが，それ以外にも所望の出力やサイズ・形状に応じた電池を自由にデザインし製造できるという利点を有している。電子回路を駆動させるのに必要な電圧あるいは電流に応じて直列接続するセルの数あるいは電極面積をデザインできる（図3）。

ヘルスケア・ウェアラブルデバイスの開発

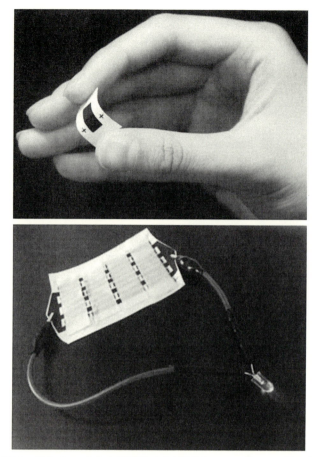

図3　紙をベースとした印刷型バイオ電池と1mW級アレイ型電池

5.5　未来のアプリケーション

図4にバイオ電池の開発の方向性をまとめた。先述の通りバイオ電池の最大の技術的な課題は出力密度と寿命であるといえる。それら両方の発展が今後進展が見られない場合，使い道は大幅に制限されるが，可能性として，酵素の反応の選択性を活かした自己駆動型（自己発電型）バイオセンサという用途があるだろう。使い捨てで，必要とされる電力も極めて小さいデバイスと組み合わせることで道が開けてくる。

出力と寿命の両方の向上は，多くの場合，困難である。しかしその一方だけに絞れば，技術的なハードルは一気に下がる。体内埋め込み型医療用デバイスのための電源の場合，ペースメーカーや神経刺激装置など低消費電力であれば現状の電池でも十分駆動させることは可能である。問題は寿命である。高耐久性酵素とそれに応じた多孔質炭素の開発，酵素の修飾（固定化）技術，生体内での妨害反応を回避する技術などにより，安定性を延ばす必要がある。

一方，活性の高い酵素，階層構造炭素電極の開発が進み高出力な電池が開発できれば，特に廃

第4章　電池・電源

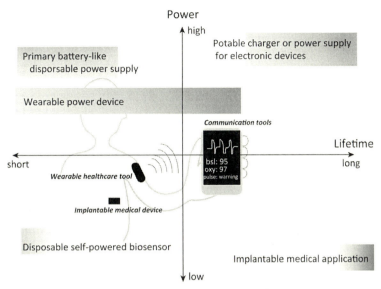

図4　バイオ電池の性能特性と想定されるアプリケーション

棄性のいい使い捨て容易な一次電池の代替という利用方法が有望であろう。特に，汗，涙，唾液，尿，血液などの液体を用いて発電する場合，電池は使い捨てが望ましい。体表面（皮膚上）や口腔内での発電する場合，電池の安全性が非常に重要となる。すなわち発火，爆発の恐れがないだけでなく，従来の一次電池でのアルカリ性電解液の液漏れ，金属パッケージによる金属アレルギー反応の心配がない電池が望まれる。こうした観点でのバイオ電池は最適であり，ウェアラブルヘルスケアデバイス用電源としてのニーズは高い。

さらに，安定性と出力密度の両方が向上すれば，いつでもどこでもスマートフォンなどの情報通信デバイスに充電できるような電池を提供することができる。急速に進むデバイスの低消費電力化により用途によってはそれほど遠くない将来に実現が可能となるかもしれない。

5.6　まとめ

酵素バイオ電池は，軽量，コンパクト，フレキシブル，低コスト，低環境負荷，高安全性といった特徴を有するだけでなく，エネルギー運搬，資源開発，廃棄，リサイクルに関わる消費エネルギーを減らすことができる，省エネルギー・低炭素社会実現に欠かせない次世代電源といえる。しかしながら，現状では出力・寿命・コストに課題があり，実用化には至っていない。近年分野横断型研究が盛んになり，本分野は目覚ましく進展しているが，実用に耐えうる性能を発揮するためには，生物工学的手法を活用した高性能酵素の開発のみならず，酵素の潜在的に持つ活性を十分に活かすことのできるナノ反応場の設計とエンジニアリングが求められる。さらに物質およびイオン輸送を両立する構造が同時に求められ，酵素や電気化学分野のみならず炭素材料関係との密接な連携が今後も重要性を増していくと考えられる。技術的な融合により電池の革新的な性

能向上を達成することで，ヘルスケア，情報通信，IoTデバイスの次世代電池の実用化の現実的な第一歩となるものと期待される。将来的にウェアラブルヘルスケアデバイスへの応用を目指す場合においても，バイオ電池単独で電力を供給するというシステムよりは様々なエネルギーハーベスターとの協同した電力システム開発が望まれる。

謝辞

　本稿で紹介した研究の一部は（国研）科学技術振興機構の研究成果最適展開支援プログラムに助成いただいた。ここに厚くお礼を申し上げる。

文　　献

バイオ電池全般
加納健司監修，バイオ電池の最新動向，シーエムシー出版（2011）
多孔質炭素
辻村清也，炭素，**265**，205-213（2014）
印刷電池
I. Shitanda, S. Kato, Y. Hoshi, M. Itagaki, S. Tsujimura, *Chem. Comm.*, **49**(94), 11110-11112 (2013)

第5章 その他材料・技術

1 ウェアラブルデバイスのための透明封止材

植原　聡[*1], 柴田智章[*2], 池田　綾[*3],
矢田部　剛[*4], 天童一良[*5], 峯岸知典[*6]

1.1 はじめに

近年，ウェアラブルデバイスがICT（Information and Communications Technology）端末の新形態として大きな注目を集めている[1]。大きく分類すると，①腕時計型や眼鏡型に代表される表示機能に重点を置くデバイスと，②腕輪型，クリップ型，衣類型[2]（スマートウェア）に代表されるセンサによる入力機能に重点を置くデバイスの2種類が存在する。

しかし，従来の電子回路およびその材料は，人体の動きに追従することはできず，使用時の違和感を低減することが困難である。このような背景の中，従来の機能に加えて伸縮性という新たなニーズが生まれ，これに着目した材料およびデバイスの開発が行われている[3~5]。本稿では当社が開発しているウェアラブルデバイスに対応した透明封止材料の開発経緯と内容について紹介する。

1.2 当社の透明封止材のコンセプト

伸縮，柔軟性を要するウェアラブルデバイスへの適用材料としてシリコーンが挙げられる。しかし，シリコーンを適用した場合，基材やチップ／コンポーネントとの密着性や埋め込み性に乏しく，透湿性が高いため，水蒸気や人体から発する汗の蒸発によって封止した電子部品を汚染す

---

* 1　Satoshi Uehara　日立化成㈱　開発統括本部　パッケージングソリューションセンタ
　　　専任研究員
* 2　Tomoaki Shibata　日立化成㈱　開発統括本部　パッケージングソリューションセンタ
　　　専任研究員
* 3　Aya Ikeda　日立化成㈱　開発統括本部　パッケージングソリューションセンタ
　　　研究員
* 4　Go Yatabe　日立化成㈱　イノベーション推進本部　イノベーション推進センタ
　　　マーケティング推進グループ
* 5　Kazuyoshi Tendo　日立化成㈱　開発統括本部　パッケージングソリューションセンタ
　　　主任研究員
* 6　Tomonori Minegishi　日立化成㈱　開発統括本部
　　　　　　　　　　　　パッケージングソリューションセンタ　主任研究員

る可能性がある。

そこで当社では透湿性が低いエラストマーをベースに，埋め込み性を備えたフィルム状の透明封止材の開発を進めた。本材料はチップ／コンポーネントを埋め込む際，加温／加圧することで流動性を発現し，埋め込み後はUV硬化することで封止できる設計とした。本材料の適用例を図1に示す。

1.3 透明封止材の評価方法と基準

当社としては高機能であると同時に，ウェアラブルデバイスのデザイン面でより多くのアイディアを実現できる新規材料を提供できることが必要と考える。機能面では，「柔軟性」，「伸縮性」，「低透湿」が求められると考えた。特にウェアラブルデバイスは空気中の水蒸気や人体から発する汗の蒸発によって封止した電子部品を汚染する懸念が高いため，防水，低透湿であることは必須と考える。

一方でウェアラブルデバイス用材料に求められる性能は，材料の用途や使用個所により様々である。そのため一部の評価は材料の実用性を確認するため，材料の適用例として作製した伸縮デモデバイス（図2）を用いて行った。

本デモデバイスは，フレキシブル基板メーカーであるFLEXCEED㈱の協力で作製したものであり，配線をミアンダ構造に加工することにより伸縮構造を確保した。さらに同デバイスにはLEDを搭載しており，電源を接続することによりLEDを点灯させることができる。これによ

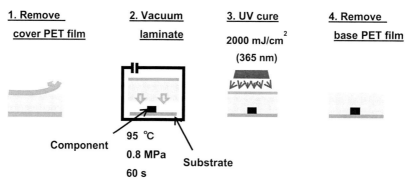

図1　透明封止材の適用例

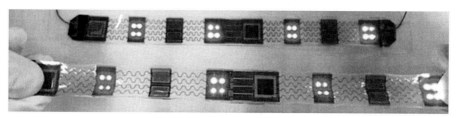

図2　LED搭載伸縮デモデバイス

り，導通状態を容易に確認できる設計とした。このような伸縮デモデバイスに当社の開発材料を基板の上下に貼り合わせて配線と搭載部品を埋め込んだ。

1.4 透明封止材の評価結果
1.4.1 機械特性
表1に弾性率，破断伸び，回復率を示す。ウェアラブル向けの材料としては人体の動きに妨げにならないために，低弾性かつ良好な伸び，伸縮後の回復率が必要と考えられる。これらの評価結果は比較材として同時評価したシリコーンゴムよりも劣るが，ウェアラブル向け材料としては適用の範囲内と考えている。ここで回復率は図3に示す通り，1回目の伸縮の終点と2回目の伸縮の起点の位置の差を元の長さとの割合で表し，値が100％に近い程良好である。

1.4.2 光学特性
ウェアラブルデバイスとしてLEDを点灯させて使用する場合は，透明性が高い材料が好まれると考えられる。表2にこれらの測定結果を示す。
測定により比較材として同時評価したシリコーンゴムと同等の透明性と考える。

1.4.3 透湿性
前述に示す通り，ウェアラブルデバイスは空気中の水蒸気や人体から発する汗の蒸発によって封止した電子部品を汚染する懸念が高いため，防水，低湿であることは必須と考える。そこで

表1　機械特性

特性	単位	当社開発品	シリコーンゴム（比較材）
弾性率	MPa	2.4	0.9
破断伸び	%	730	416
回復率	%	94	98

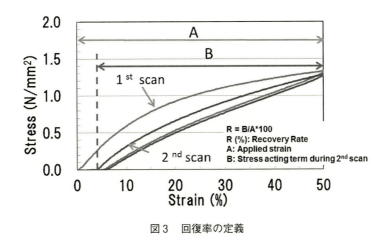

図3　回復率の定義

JIS規格 Z 0208に基づき,透湿度を測定した。測定結果を表3に示す。

測定により,当社が開発を進める封止材は比較材として同時評価したシリコーンゴムよりも格段に低透湿である結果を得た。したがって当社が開発を進める封止材は電子デバイス向けの絶縁材料として適していると考える。

1.4.4 埋め込み特性

高さの異なるテストチップに対しての埋め込み特性を評価した結果を図4に示す。埋め込みは厚さ200 μm の封止材を用いて真空ラミネート装置で95℃/0.5 MPa/60 s の条件で行った。評価の結果,当社が開発を進める封止材は高さ250 μm のテストチップを埋め込むことができた。

1.4.5 曲げ試験

ウェアラブル向けの材料として,動きの妨げにならないこと,すなわち,柔軟性を有する材料が望まれる。同時に,封止材として,搭載している部品を保護する目的も果たす必要がある。曲げへの耐性を確認するため,図2に示したデモサンプルを用いて図5に示すような曲げ試験を行った。条件は以下の通りである。

表2 光学特性

特性	単位	当社開発品	シリコーンゴム(比較材)
全光透過率	%	92	94
Yellowness index	-	0.6	1.4
ヘイズ	-	1.8	1.2

表3 透湿度の測定結果

特性	単位	当社開発品	シリコーンゴム(比較材)
透湿度	g/m²·24 h	26	815

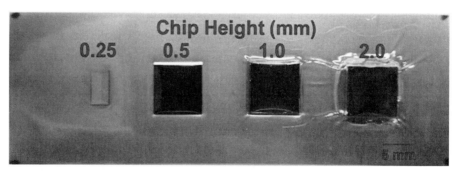

図4 埋め込み性評価結果

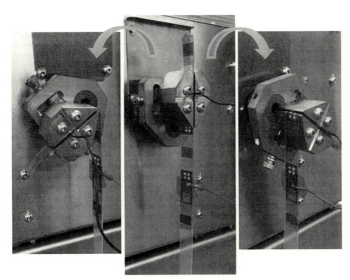

図5　曲げ試験（条件2）

条件1：曲げ半径30 mm
　　　　作動角度±180°
　　　　作動速度40 rpm
　　　　サイクル数：2000

条件2：曲げ半径1 mm
　　　　作動角度±135°
　　　　作動速度60 rpm
　　　　サイクル数：2000

評価した結果，いずれにおいてもデバイス破断や断線などの不具合は起こらず，LEDの点灯の確認ができた。

1.4.6　伸び試験

ウェアラブル向けの材料としては，曲げのみならず，間接部などの人体の動きに追従できる伸縮性のある材料が求められる。そこで伸びへの耐性を確認するため，図6に示す通り，伸縮デモサンプルを用いて，伸長率20％，伸長速度5 mm/sにて100サイクルの繰り返し伸び試験を実施した。その結果，試験後においても封止材の剥離や伸縮デモデバイスの破損はなく，LEDが点灯することを確認した。また100サイクル後も90％以上の回復率を維持していることを確認した。

1.4.7　防水試験

ウェアラブルデバイスは水への接触の可能性があるため，封止材は電子回路や電子部品を防水する機能が求められる。そこで，図7に示すようにJIS規格C 0920，およびISO規格20653に基

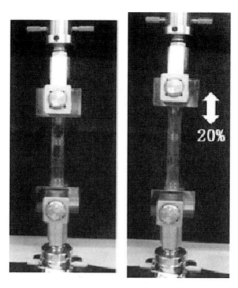

図6　伸び試験

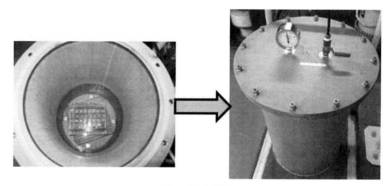

図7　防水試験

づき，圧力タンクを用いた浸漬・加圧による水深50 m 相当（0.5 MPa）の防水試験を行った。

上記試験後にサンプルを観察したところ，基板側に埋め込んでいた液体浸入インジケータの変色反応はなく，LED の点灯異常も確認されなかった。したがって当社が開発を進める封止材は良好な防水性を備えているといえる。

1.4.8　信頼性試験

耐熱性試験（150℃／2 h），恒温高湿試験（85℃／85% RH，1000 h）および耐ヒートサイクル試験（−55℃⇔125℃，1000サイクル）を実施した際の当透明封止材の伸張率50％の回復率および全光透過率の変化を表4に示す。評価した結果，各試験において変化はほとんど確認されなかった。

一方，バイアス HAST 試験（110℃／85% RH／5 V，168 h）は電極幅（L）／電極間隔（S）が

第5章　その他材料・技術

表4　各信頼性試験後の特性変化

特性	伸縮回復率 (%)	全光透過率 (%)
初期	94	91
150℃/2 h	94	91
耐ヒートサイクル試験後	93	90
85℃/85% RH/1000 h	92	90

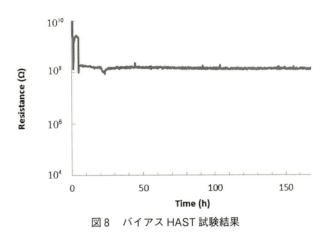

図8　バイアスHAST試験結果

50 μm/50 μm の櫛葉電極を用いて行った。このときの評価結果を図8に示す。試験前後の抵抗値の変化はほとんど確認されなかった。

1.5　おわりに

今回取り上げた透明封止材料は，当社がウェアラブルデバイス用に開発を進めている材料の一つである。当社が開発を進める透明封止材料は良好な「伸縮性」，「曲げ性」，「防水性」をもっており，ウェアラブルデバイス用に最適であると考えている。今後は要求される特性の調査をさらに進め，当社がこれまで培ってきた樹脂技術をもとに，これまでにない付加価値を提供できる材料の開発を進めていく所存である。

文　　献

1) 総務省平成27年度版情報通信白書,
http://www.soumu.go.jp/johotsusintokei/whitepaper/ja/h27/pdf/27honpen.pdf（accessed 2016.05.31）

2) 桑原啓ほか, エレクトロニクス実装学会誌, **18** (6), 417 (2015)
3) 井上雅博, エレクトロニクス実装学会誌, **19** (1), 2 (2016)
4) T. Someya *et al.*, 2013 Material Research Society Fall Meeting, M6.01 (2013)
5) M. Dalal *et al.*, Proc. of 63rd Electronic Components and Technology Conf, 685 (2013)

2　人体通信技術のウェアラブルデバイスへの活用

越地福朗*

2.1　はじめに

近年，ユビキタス社会やスマートライフの実現を目指し，人間・社会・環境への安全・安心を実現するセンシング技術やデバイス技術，情報ネットワーク技術などの研究に注目が集まっている。また，高密度実装技術や微細加工技術の進化にともない，電子機器は小型・軽量化が進み，モバイル（持ち運べる）からウェアラブル（着用できる）へと進化しつつある。2017年1月には，米国ラスベガスで開催されたInternational Consumer Electronics Show 2017（CES 2017）においても，通信機能やセンシング機能を搭載したスマートグラスやスマートウォッチ，さらには，スマートジュエリーなどの新しいタイプのウェアラブル機器などが多数展示・紹介された[1]。

ユビキタス社会やスマートライフを考えると，医療機器やヘルスケア機器でさえ，モバイルやウェアラブル，さらには，インプランタブル（埋め込める）へと進化していくと考えられる。

本稿では，人体周辺に着目したワイヤレスボディエリアネットワークの一例として，人体通信をとりあげ，人体通信技術の概要とその応用例を紹介する。

2.2　ワイヤレスボディエリアネットワーク

図1は，生体内や生体表面から計測可能な生体情報の例を示したものである。医療・ヘルスケア分野においては，通信機能を備えた小型センサ端末を生体内や生体周囲に分散配置し，ワイヤレスボディエリアネットワークと呼ばれる通信ネットワークを形成して，ワイヤレスで生体情報の収集，解析，管理を行うことが提案されている[2,3]。

ボディエリアネットワークの通信方式としては，有線通信，電波通信，光通信，音波通信など

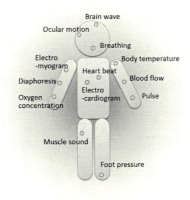

図1　生体内や生体表面から計測可能な生体情報

---

*　Fukuro Koshiji　東京工芸大学　工学部　准教授

があげられるが，ここでは，人体を介して微弱な電気信号を伝送する人体通信に着目する。

人体通信は，人体表面または人体周辺に配置されている電子機器同士を接続するための通信技術であり，一般的な電波通信のように放射電磁界を利用せず，人体自体を電気信号の伝送媒体として利用するため，省電力かつ秘匿性に優れるなどの特長がある[4~8]。

2012年2月には，人体周辺における近距離ワイヤレスネットワークに関する標準規格として，IEEE802.15.6が承認された[9]。IEEE802.15.6では，狭帯域ワイヤレス通信として，UHF帯（400 MHz帯，800 MHz帯，900 MHz帯，2360 MHz帯，2400 MHz帯）を，広帯域ワイヤレス通信として，Ultra Wideband（UWB）通信（3.1~4.8 GHz，6.0~10.6 GHz）を利用することが規格化され，あわせて，人体通信は，Human Body Communication（HBC）として，21 MHz帯を利用する標準規格となっている。また，本規格には含まれていないが，産業，科学，医療などに利用可能な国際的なIndustry, Science, Medical（ISM）バンドの一つである13.56 MHzを想定した10 MHz付近の周波数帯を利用する人体通信の検討もなされている[10]。

図2は，人体通信の通信形態を示したものであり，人体通信用の機器を身につけた一個人内での通信（同図(a)）や，握手などによる人体通信用の機器を身につけた複数の人間同士の通信（同図(b)），人体通信用の機器を身につけた人間と他の機器との通信（同図(c)）が想定されている。これらの通信は，人体を介して，他の機器に触れる時に通信が開始されるため「触れること」を通信のトリガとすることが可能な通信であり，人間の行動を利用した優れたインターフェースとしても注目されている。

人体通信システムの設計を考えると，電極は，一般的なワイヤレス通信システムにおけるアンテナに相当するため，システムの性能を決める重要なデバイスである。人体通信におけるウェアラブル機器用電極は，人体や周囲空間とのインピーダンス整合を考慮した設計が行われている[11~13]。

また，信号の伝送経路を考えると，大地グラウンドを介した信号伝送も少なからずあり，人体通信用機器と大地グラウンドとの電磁的な結合による伝送特性変動を考慮する必要がある。人体に装着されるウェアラブル機器は，小型であり，バッテリ駆動されるため，ウェアラブル機器と大地グラウンドとの電磁的な結合は小さい。一方で，図2(c)に示すような据え置き型機器は，ウェアラブル機器に比べて大型であり，商用電源のアースとも接続して利用されるのが一般的であり，据え置き型機器と大地グラウンドとの電磁的な結合はウェアラブル機器とのそれに比べて大きい。こうした背景から，大地グラウンドの影響を考慮した据え置き型人体通信システムにおける伝送特性や電磁界分布などに関する検討も行われている[14,15]。

図3は，人体通信の伝送特性を検討する通信システムであり，左右の電極に手のひらで触れることにより，左腕，胴体，右腕を伝送経路とする電気信号伝送が行われる。

図4は，図3のシステムにおいて，左右の電極をネットワークアナライザに接続し，人間が左右の手で電極を握り，左右の腕部および胴体を伝送経路とした場合の左右の電極間の伝送特性（実線）を示したものである。また，同図には比較のために，空間伝搬（手のひらが電極に触れ

第 5 章　その他材料・技術

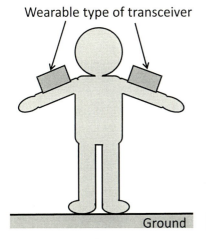
(a)　一個人内における通信

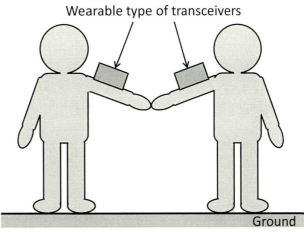
(b)　複数の人間同士における通信

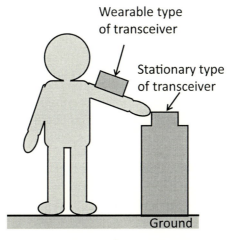
(c)　人間と他の機器における通信

図 2　人体通信の通信形態

ていない場合）の伝送特性（破線），および空間伝搬と人体通信との伝送特性の差異（点線）もあわせて示した。被験者の手は乾燥した状態で実験を行っているが，湿潤状態（汗で湿っている場合を想定）の検討もあわせて行っており，両者に大きな差がないことを確認している。また，人体通信の個人差による特性差異は，体格により最大 4 dB 程度の変動があるが，その周波数特性はほぼ同一であることも確認している。図 4 においては，29 歳の男性（身長 165 cm，体重 59 kg）の被験者のものを代表例として示している[16]。

図 4 において，人体伝送と空間伝搬の伝送特性を比較すると，人体伝送の S_{21} 特性は，30 MHz 以下では，1 MHz をピークに人体伝送が 20 dB 以上良好であり，80 MHz 以下では，人体伝送は −20 dB 前後のほぼ一定値を示し，周波数に対して安定な通信が可能であることがわか

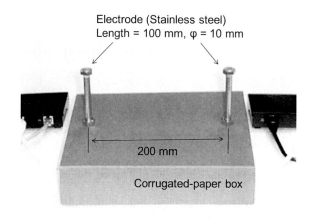

図3　人体通信における伝送特性検討システム[8]

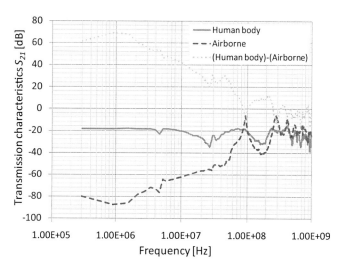

図4　人体伝送の周波数特性

る。一方，空間伝搬の S_{21} 特性は，周波数の増大とともに20 dB/decで上昇するが，その値は−30 dB以下であり，人体通信に及ばない。

図5は，図3のシステムにおいて人体が電極を右手のひらで握っている状態をモデル化し，30 MHzおよび100 MHzの周波数における電界強度分布を電磁界解析した結果である。人体モデルは日本人成人男性の平均体型を考慮した寸法で構成されており[16]，筋肉の電気特性を適用している[17]。

図5からわかるとおり，同図(a)30 MHzの電界強度分布は，同図(b)100 MHzの分布に比べて人体周囲に集中した電界強度分布を示している。これは低い周波数帯において人体周囲に集中して電界が分布しており，人体を介した効果的な伝送が可能であることを意味している。また，同図(a)，(b)ともに前腕部および電極周囲は，周波数に依存せずほぼ同様の電界分布となっているが，

第5章 その他材料・技術

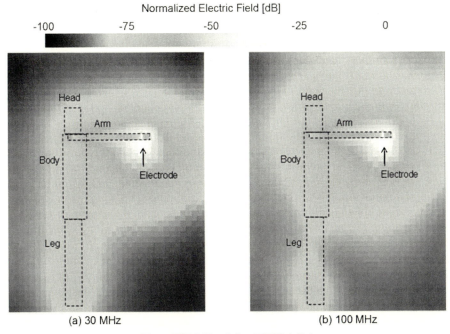

図5 電極を握る人体の電界強度分布

解析エリア外周付近の空間部分に着目すると，同図(b)100 MHz の方が，同図(a)30 MHz よりも強い電界強度分布を示しており，周波数が高くなると，人体が電極を握っている場合であっても空間への放射エネルギーが大きいことがわかる。そのため，図4に示すように，低い周波数帯においては人体通信が良好であり，周波数が高くなるにつれて空間伝搬も良好となると言える。

2.3 人体通信を利用したマルチメディア映像・音声信号の伝送

人体通信における有力なアプリケーションとして，ウェアラブルコンピュータとヘッドマウンテッドディスプレイとの間の通信や，音楽プレーヤとヘッドフォンとの間の通信が想定される。ここではこれらの映像や音声などのマルチメディア情報を伝送するアプリケーションの検討例を紹介する。

図6は，試作した人体通信を利用した映像・音声信号伝送システムである。図6(a)に人体通信を利用した映像・音声信号伝送システムのブロック図を示す。図(a)からわかるとおり，ビデオデータストレージとして利用するPC1に保存されたハイディフィニッションビデオデータを，Orthogonal Frequency Division Multiplexing（OFDM）変調し，人体を介して伝送した後，復調し，さらにビデオデータコンバータとして利用するPC2においてHigh-Definition Multimedia Interface（HDMI）対応データに変換し，ハイビジョン対応のディスプレイへ表示するシステムである。図6(b)は，人体通信を利用した映像・音声信号伝送システムの外観である。同図中の点線はデータ転送の経路を示している。また，データ転送プロトコルはデータ転送の信頼性の高い

ヘルスケア・ウェアラブルデバイスの開発

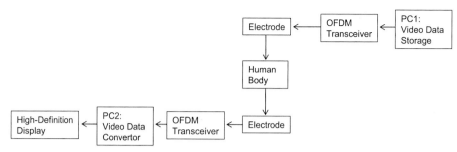

(a) 映像・音声信号伝送のための人体通信システムブロック図

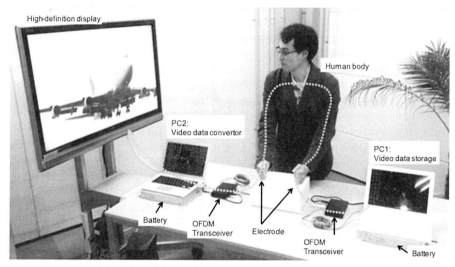

(b) 映像・音声信号伝送のための人体通信システム外観

図6　映像・音声信号伝送のためのOFDMを利用した人体通信システム

Transmission Control Protocol（TCP）を利用している。

　55 MHz以下の周波数帯においては，図4に示したように，人体の伝送特性が空間伝搬に対して20 dB以上の安定した通信が可能であることから，ここでは，2～28 MHzを利用するOFDM変調を採用している。OFDM変調は，無線LAN（802.11a）や地上デジタル放送などに採用されており，一般にマルチパスなどによる伝送路の周波数特性変動に強いことが知られている。人体通信においても，人体の周囲環境や人体の姿勢，通信機器筐体の大きさや設置方法などの影響を受けて人体および人体周辺を含む伝送系の周波数特性変動が発生することが報告されている[18]。したがって，OFDM通信は人体通信における安定通信に有効と言える。

　図7は，本システムで採用したOFDM変調の仕様を示したものである。図7(a)は，OFDM変調の機能ブロック図である。サブキャリア数は917，サブキャリア変調マッピングには，Binary Phase Shift Keying（BPSK）から最大1024 Quadrature Amplitude Modulation

第5章　その他材料・技術

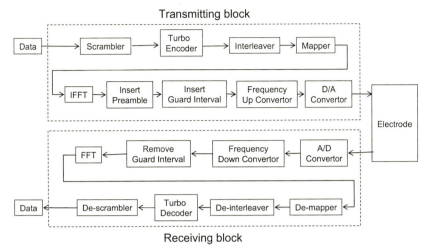

(a) OFDM 送受信機の機能ブロック図

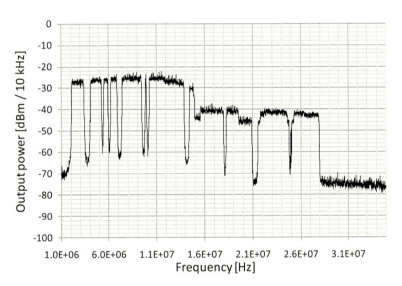

(b) スペクトラムマッピング

図7　OFDM 送受信機

（1024QAM）が用いられ，伝送路の特性に応じて，最適な伝送速度が得られるように自動的に選択される。また，誤り訂正符号には第3世代移動通信システム（3G携帯電話）などに多く利用されているターボ符号，ガードインターバルにはサイクリックプレフィックスを用いている。図7(b)は，本 OFDM 送受信機の出力するスペクトラム波形である。図7(b)に示すように，2～28 MHz の広帯域な信号が出力されていることが確認できる。ここで，同図の信号出力に着目すると，2～15 MHz では－25 dBm/10 kHz，15～28 MHz では－42 dBm/10 kHz 程度となって

おり,周波数帯域により出力信号レベルが異なる。これは採用したOFDM変調ICの仕様によるものであるが,これら出力信号レベルの違いは本システムの構築においては影響ないと考える。

伝送するハイディフィニッションビデオ,および,オーディオの仕様をそれぞれ表1および表2に示す。ハイディフィニッションビデオデータは,一般に17 Mbps程度とされる地上デジタル放送のコンテンツを想定し,ここでは最大20 Mbpsの可変ビットレート動画を採用している。

ここで,一般のデータ通信においては,情報が正確に伝送されること,すなわち,送信データおよび受信データが一致することが最重要であるが,映像や音声通信などのマルチメディア通信においては,情報が正確に伝送されることだけでなく,情報伝送のリアルタイム性も重要となる。したがって,データ転送遅延なく通信が実現されていることを確認する必要がある。

図8は,データ転送遅延の発生有無を確認するため,実際に図6(b)に示す構成で,表1および表2に示す映像・音声信号を伝送した場合の送信ビットレートと受信ビットレートを示したものである。図8からわかるように送信ビットレートおよび受信ビットレートを比較すると,送受信ともにデータレートに大きな差異はなく良く一致しており,データ転送遅延なども発生せず安定した映像・音声信号伝送が行われていることが確認できる。また,あわせて,目視による映像データの確認を行い,映像のコマ落ちなどが発生せず,なめらかに映像信号が伝送されることを確認している。

以上から,人体通信において,最大20 Mbpsの可変ビットレートのハイディフィニッションビデオおよびオーディオの安定通信が可能であることが確認され,人体通信のアプリケーションとして想定されるウェアラブルコンピュータとヘッドマウンテッドディスプレイとの間の通信や音楽プレーヤとヘッドフォンとの間の通信などのマルチメディア映像・音声信号伝送アプリケーションへの応用可能性を確認することができる。

表1　映像仕様

Video pixel size	1280×720 (High-Definition Video)
Maximum bit rate	20 [Mbps] (Variable Bit Rate)
Frame rate	30 [fps]
Run time	180 [s]

表2　音声仕様

Sampling frequency	44.1 [kHz]
Bit rate	384 [kbps]
Quantization	16 [bit]
Channel	2 (Stereo)

第5章 その他材料・技術

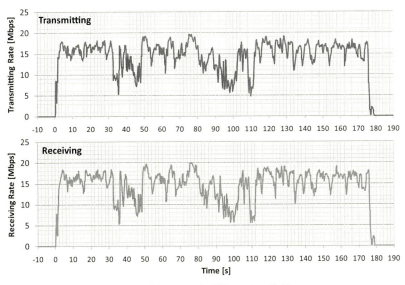

図8 送信レートと受信レートの比較

2.4 人体通信技術の自動車システムへの適用

近年，安全・安心・快適な交通支援を目的として，交通状況を考慮した運転経路提示や衝突防止，車間維持などを実現する高度道路交通システム（ITS）が実用化されつつある[19]。さらに，運転者の心拍，体温，血圧などの生体情報をウェアラブルセンサでモニタリングすることで，運転者の状態・状況を把握し，運転者に提示する運転支援技術にも注目が集まっている[20,21]。これらのことを考えると，自動車内において，ウェアラブルセンサと自動車システムとを接続する通信ネットワークが必要不可欠である。

ここでは，自動車内における安定通信と低消費電力を同時に実現する通信技術として，人体通信を自動車内に適用し，運転者の左右前腕に装着されたウェアラブル機器と，ハンドルに搭載した受信機の間の伝送特性，および周辺の電界強度分布の検討例を紹介する。

図9は，運転者の左右前腕に装着されたウェアラブル機器と，ハンドルに搭載した受信機の間の伝送特性および電界強度分布を検討するための電磁界解析モデルである。それぞれ，(a)電磁界解析モデル全体図，(b)人体モデル，(c)ウェアラブル送信機モデル，(d)受信電極機モデルを示している。ここでは一例として，同図(a)に示すオープンカータイプの自動車モデルを利用する。また，同図(b)に示す人体モデルは，U. S. National Library of Medicine（NLM）より提供された西洋人男性の平均的な体形を有する全身モデル[22]を姿勢変形し，運転席に座りハンドルを握る自動車運転時の一般的な姿勢としたものである。人体の各生体組織の電気特性は，文献17)に基づいている。

また，同図(c)に示すとおり，ウェアラブル送信機は，信号電極，グラウンド電極，回路基板で構成され，信号電極とグラウンド電極の両電極は，人体表面に接触している。信号電極と回路基

ヘルスケア・ウェアラブルデバイスの開発

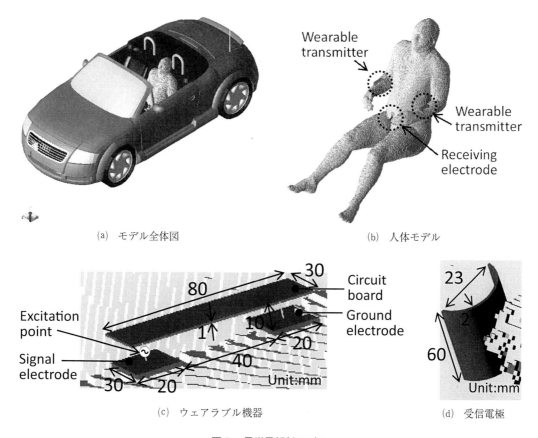

図9　電磁界解析モデル

板の間に50Ωの内部インピーダンスを有する励振源が挿入されている。

同図(d)に，ハンドル表面に配置する受信電極を示す。受信電極は人体モデルの左手が接触するハンドル部分に配置されており，受信電極と金属のハンドルの間には，受信機入力抵抗を模擬した50Ωの抵抗が挿入されている。

なお，電磁界解析には，Finite Difference Time Domain（FDTD）法（XFdtd, Remcom Inc.）を用いている。ここでは，Industry-Science-Medical（ISM）バンドの一つである13.56 MHzの利用を想定し，周波数10 MHzにて検討を行っている。

表3は，左右前腕にそれぞれ装着されたウェアラブル送信機と左手が接触するハンドル表面に配置された受信電極間の10 MHzにおける伝送特性 S_{21} を示したものである。

表3　ウェアラブル機器と受信電極間の伝送特性

Transmission path	Transmission characteristics S_{21} [dB]
Left forearm-Left hand	−31.3
Right forearm-Left hand	−62.5

第5章　その他材料・技術

　表3からわかるとおり，左前腕に装着されたウェアラブル送信機とハンドル受信電極間の伝送特性は $S_{21} = -31.3$ dB であり，右前腕に装着されたウェアラブル送信機とハンドル受信電極間の伝送特性は $S_{21} = -62.5$ dB である。受信電極は，左手が接触するハンドル部分に配置されているため，伝送経路が短い左前腕－左手ハンドル間の方が良好な伝送特性を示している。一方，右前腕－胴体－左手ハンドル間のように伝送経路が長距離であっても，-70 dB 以上の良好な伝送特性が得られる。この結果は，過去に報告された据え置き型機器とウェアラブル機器間の伝送特性[23]，すなわち，図2(c)人体通信用の機器を身につけた人間と他の機器との通信と類似した結果となっている。このことは，自動車の車体や据え置き型機器の筐体は，サイズは異なるものの，ウェアラブル機器や携帯機器と比較して大きいため，同様の傾向の伝送特性を示すと考えられる。

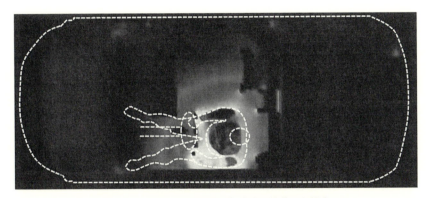

(a)　ウェアラブル送信機を左前腕に装着した場合

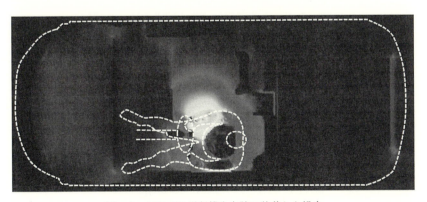

(b)　ウェアラブル送信機を右腕に装着した場合

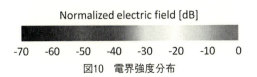

図10　電界強度分布

図10は，図9に示す電磁界解析モデルにおける電界強度分布を示したものであり，ウェアラブル送信機を装着した腕部を通るxy面における電界強度分布を示している。同図(a)は，左前腕に装着したウェアラブル送信機を励振した場合，同図(b)は，右前腕装着時に装着したウェアラブル送信機を励振した場合の電界強度分布である。図10(a)，(b)は，どちらも同一の電界強度を基準として表示している。

同図からわかるとおり，自動車内であっても，ウェアラブル送信機近傍から人体周囲にかけて強い電界強度分布となり，良好な伝送特性を実現できることが確認できる。また，人体周囲に電界分布が集中しているが，通信そのものは微弱な電力によって行われるため，生体の電磁波の比吸収率（SAR, Specific Absorption Rate）は小さいと考えられる[24]。

2.5 まとめ

本稿では，ユビキタス社会やスマートライフの実現を目指し，人体周辺に着目したボディエリアネットワークの一例として，人体通信技術をとりあげ，技術の概要と，人体通信を利用した映像・音声の伝送や，自動車システムへの人体通信の応用例について紹介した。

文　　献

1) 2017 International CES, http://www.ces.tech/
2) 尾崎徹, 小見正幸, 杉本千佳, 柴建次, 苗村潔, 保坂寛, 板生清, 佐々木健, マイクロメカトロニクス, **47**(3), 12-19 (2003)
3) H.-B. Li, K. Takizawa, R. Kohno, European Conference on Wireless Technology (EuWiT 2008), 1-4 (2008)
4) T. G. Zimmerman, "Personal Area Networks (PAN) : Near-Field Intra-Body Communication", M. S. thesis, MIT Media Laboratory (1995)
5) 土井謙之, 西村篤久, 松下電工技報, **53**(3), 72-76 (2005)
6) K. Fujii, M. Takahashi, K. Ito, *IEEE Transactions on Antennas and Propagation*, **55**(7), 2080-2087 (2007)
7) K. Sasaki, F. Koshiji, S. Takenaka, Healthcare Sensor Networks-Challenges toward Practical Application, Chapter 3, 51-73, CRC Press, Taylor and Francis (2011)
8) 井上和弘, 大石崇文, 尾林秀一, 2013年電子情報通信学会総合大会講演論文集, 175 (2013)
9) IEEE Standard for Local and metropolitan area networks Part 15.6 : Wireless Body Area Networks, IEEE Computer Society (2012)
10) K. Hachisuka, A. Nakata, T. Takeda, Y. Terauchi, K. Shiba, K. Sasaki, H. Hosaka, K. Itao, Proceedings of the 12th International Conference on Solid-State Sensors, Actuators, and Microsystems (Transducers 2003), 1722-1725, Boston, USA (2003)

11) F. Koshiji, K. Sasaki, International Conference on Electronics Packaging 2008 (ICEP 2008), 10B1-1, 1-6, Tokyo, Japan (2008)
12) 越地福朗,佐々木健,エレクトロニクス実装学会誌,**12**(3), 221-232 (2009)
13) 村松大陸,山本隆彦,越地福朗,越地耕二,佐々木健,ライフサポート学会誌,**24**(7), 70-78 (2012)
14) F. Koshiji, K. Sasaki, K. Koshiji, International Symposium on Antennas and Propagation 2010 (ISAP 2010), 301, 913-916, Macau (2010)
15) M. Kurosu, F. Koshiji, K. Koshiji, International Conference on Electronics Packaging 2014 (ICEP 2014), 744-747, Toyama, Japan (2014)
16) 生命工学工業技術研究所編,設計のための人体寸法データ集,人間生活工学研究センター (1996)
17) S. Gabriel *et al.*, *Phys. Med. Biol.*, **41**, 2251-2269 (1996)
18) F. Koshiji, S. Takenaka, K. Sasaki, "TCP/IP Body Area Network in intra-body transmission using OFDM-based wideband modulation", The Fourth International Conference on Body Area Networks 2009 (BodyNets2009) (2009)
19) P. Papadimitratos, A. La Fortelle, K. Evenssen, R. Brignolo, S. Cosenza, *IEEE Communications Magazine*, **47**(11), 84-95 (2009)
20) 三角育生,長谷川将之,佐々木健,保坂寛,板生清,橋本芳信,有光知理,中川剛,河内泰司,マイクロメカトロニクス,**47**(2), 1-10 (2003)
21) 中野泰彦,宮川あゆ,佐野聡,*FUJITSU*,**54**(4), 416-420 (2008)
22) M. J. Ackerman, *Proceedings of the IEEE*, **86**(3), 504-511 (1998)
23) 越地福朗,黒子美咲,越地耕二,"人体通信を利用したウェアラブル機器と据え置き型機器との間の通信の検討",生活生命支援医療福祉工学系学会連合大会 2013 (LIFE2013) 論文集 (2013)
24) 村松大陸,越地福朗,越地耕二,佐々木健,生活生命支援医療福祉工学系学会連合大会 2011 (ABML2011) 論文集, O1-1, 156, 1-3, Tokyo, Japan (2011)

3 セルロースナノファイバーを用いた折り畳み可能な透明導電膜とペーパー太陽電池

能木雅也[*]

3.1 背景と目的

スマートタブレットやウエアラブル電子デバイスなど，軽くて小型なポータブル電子デバイスが注目を集めている。このような次世代電子デバイスを実現させるためには，折り畳み可能な電子デバイス部品が今後のエレクトロニクスのキー技術となる。折り畳み可能な電子デバイス部品は，小さく折り畳んでポケットに入れて持ち運び，新聞のように大きく広げて使用する電子デバイスを実現可能にする。

現在の電子デバイスの多くは，透明で導電性を有する透明導電性基板の上に製造されている。従来の透明導電性基板は，ITOなどの金属酸化物をガラス基板へ載せているため，重くて剛直である。また，ITOガラスを代替する透明導電性材料として，銀ナノワイヤやCNT，グラフェンをプラスチック基板へ載せた軽量な透明導電フィルムが開発されている[1~4]。これらの透明導電フィルムは，ITOガラスに比べて非常に軽量であり，若干のフレキシブル性も有しているが，折り畳めるほどの柔軟性は有していない。

2009年，私達は，樹木から取り出したセルロースナノファイバーを用いて，透明な紙：透明ナノペーパーを発明した[5]。この再発見された紙は電子デバイス基板として優れた特徴を有しており，これまでにトランジスタやアンテナ，導電性配線，メモリなどの多種多様な電子デバイス部品の開発が報告されている[6~17]。さらに最新の研究成果によると，セルロースナノファイバーと銀ナノワイヤを使ったシンプルな透明導電フィルムは，ガラス並みの高い透明性とITO並みの高い導電性を有しており，そして，何度も折り畳んでもその高導電性は保持される。さらに，銀ナノワイヤインクを印刷することで簡単に透明導電性パターンを作製できる。そしてこれらの技術を統合して，ポケットに入れて持ち運べるほど高い折り畳み性を有したペーパー太陽電池の試作に成功している。本稿では，そのセルロースナノファイバーと銀ナノワイヤを使った透明導電フィルムならびにナノペーパー有機太陽電池の紹介を行う[18]。

3.2 結果および考察

幅15~50 μmのパルプ繊維水懸濁液を乾かして作製した従来の紙は，内部に存在する繊維同士の空隙が光散乱を生じるため白色に見える（図1(a)左）。一方，幅15 nmのセルロースナノファイバー水懸濁液を乾かしたナノペーパーは，内部に光散乱を生じる空隙が存在しなくなるため，その外観は透明になる（図1(a)中央）。ナノペーパーの全光線透過率は波長600 nmにおいて91.4%であり（図1(b)太線），これは理論値に匹敵するほど高い値である[19]。しかし，この透明なナノペーパー自体は全く導電性を示さないため，その上に銀ナノワイヤ薄膜を積層し，ナノ

---

[*] Masaya Nogi 大阪大学 産業科学研究所 セルロースナノファイバー材料研究分野
准教授

第5章　その他材料・技術

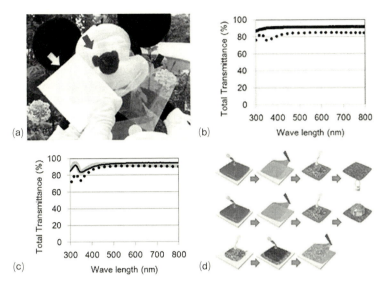

図1　(a)外観写真：従来の白い紙（左），透明ナノペーパー（中央），導電性透明ナノペーパー（右），(b)透明ナノペーパー（実線）と導電性透明ナノペーパー（点線）の全光線透過率，(c)透明ナノペーパー上に作製した銀ナノワイヤ薄膜の全光線透過率：加熱法（点線），プレス法（灰色線），滴下法（黒線），(d)銀ナノワイヤを用いた導電性透明ナノペーパーの作製方法：加熱法（上），プレス法（中央），滴下法（下）

ペーパーの透明性を保持したまま高い導電性を与えた（図1(b)点線）。

ポリオール法で銀ナノワイヤを合成すると，ポリビニルピロリドン（PVP）で表面が覆われた直径50〜100 nmの銀ナノワイヤが作製できる[1,20]。そのように細い銀ナノワイヤは，塗布しても基板の透明性を保持する。しかし銀ナノワイヤの表面は絶縁性のPVPで被覆されているため，透明基板に塗布した直後の銀ナノワイヤ薄膜は導電性が極めて小さい。そこで銀ナノワイヤ薄膜の導電性を発現させるために，塗布膜を150℃で加熱する必要がある[1,20]。多くのプラスチック基板にとってこの加熱温度は耐熱性を超える高い過酷な条件であるが，透明ナノペーパーにとっては特に問題のない条件である。したがって，銀ナノワイヤを塗布した透明ナノペーパーを大気中で150℃・30分間加熱すると（図1(d)上），透明ナノペーパーは変色・変形することなく，銀ナノワイヤ薄膜はシート抵抗39Ω/口，透過率91.0%（波長600 nm）を示した（図1(c)点線）。

この他に銀ナノワイヤ薄膜の導電性を発現させる方法として，室温でプレスする方法がある（図1(d)中）[19]。透明基板としてPETフィルムを用いる場合，50Ω/口以下のシート抵抗を得るためには10 MPa以上の圧力が必要であった。しかし，透明な紙へ塗布した銀ナノワイヤ薄膜は，わずか2 MPaのプレスで，シート抵抗43Ω/口・透過率92.7%（波長600 nm）を達成した（図1(c)灰色）。このように，透明ナノペーパーへ塗布した銀ナノワイヤ薄膜は，ITO透明導電膜に匹敵する透明性と導電性を示した。

これら導電性透明ナノペーパーの作製方法は，以下4つのプロセスからなる。まずセルロース

ナノファイバー水懸濁液の滴下，透明ナノペーパーの作製，その上に銀ナノワイヤ懸濁液を滴下，最後に加熱またはプレス処理（図1(d)上・中）。いずれの方法も，導電性を発現させるために煩雑な後処理が必要となっている。そこで私達は，後処理を行わず，銀ナノワイヤ懸濁液とセルロースナノファイバー水分散液を塗布するだけで導電性ナノペーパーを作製できる簡単なプロセスを開発した（図1(d)下）。その方法は，まず乾燥基板へ銀ナノワイヤ懸濁液を塗布し，そこへセルロースナノファイバー分散液を滴下・乾燥させる。そして，乾燥した膜をシリコンウエハ基板から剥離という非常に簡便なものである。上述したように，塗布・乾燥しただけの銀ナノワイヤ薄膜は導電性が極めて小さい。しかし，濃度0.7wt％と非常に希釈なセルロースナノファイバー水分散液を乾燥させると，ナノファイバー液滴は濡れ広がった面積は一定に保ちつつ，厚み方向にだけ著しく収縮する。この厚み方向の収縮がプレスのように作用して，銀ナノワイヤ同士の電気的接触を発現する。その結果，この方法で作製した銀ナノワイヤ薄膜は，加熱またはプレス法で作製したものと比べ，最も高い全光線透過率94.4％（図1(c)赤線）と最も小さなシート抵抗17 Ω/口を達成した。以上の結果より，透明な紙はその高い透明性をほとんど損なうことなく，ITOガラスに匹敵する高い導電性を得ることができた。

　この方法は，水溶性ポリマーから作製する導電性透明フィルムにも適用可能であり，例えばPVA水溶液と銀ナノワイヤ懸濁液を用いるとPVAベースの導電性透明フィルムが得られる。この導電性透明フィルムは，PVA溶液が銀ナノワイヤ同士の隙間に侵入して（図2(a)），銀ナノワイヤ同士の電気的接触を阻害する。したがって導電性透明PVAフィルムは，全光線透過率95％でのシート抵抗は297Ω/口と導電性が低いものとなる。一方，セルロースナノファイバー水分散液を銀ナノワイヤへ滴下しても，長さ数ミクロン以上のセルロースナノファイバーは銀ナノワイヤの隙間に侵入できず，銀ナノワイヤはセルロースナノファイバーの上に留まっている（図2(b)）。その結果，全光線透過率95％の導電性透明ナノペーパーは導電性PVAフィルムよりも2倍近く導電性が高く，そのシート抵抗は148Ω/口であった。

　さらに，導電性透明ナノペーパーは，繰り返し折り畳み試験を行っても高い導電性を保つという優れた特徴がある（図2(c)）。銀ナノワイヤの表面を被覆するPVPは親水性であるため，疎水性のポリマー基板と密着性が低い。例えば，疎水的なPETフィルムを用いた透明導電性フィルムは，4回折り畳むと銀ナノワイヤ薄膜が剥離して導電性が失われる（図2(c)，▲）。そして，親水的なPVAフィルムを用いた透明導電性フィルムは，5回折り畳んでも導電性は保持された（図2(c)，■）。そして驚くべきことに，導電性透明ナノペーパーは20回折り畳んでも導電性がほとんど変化しなかった（図2(c)，●）。これらの結果から，導電性透明ナノペーパーの高耐久性がナノペーパーとPVPの親和性の高さだけでは，説明できないことがわかる。そこで，導電性透明ナノペーパーを注意深く顕微鏡像観察すると，銀ナノワイヤがセルロースナノファイバーと絡まり合っていることが確認できた（図2(b)）。したがって，ナノファイバーとナノワイヤの親水的ななじみの良さと絡み合いという2つの現象によって，銀ナノワイヤは透明ナノペーパーへ強固にくっついており，繰り返し折り畳んでも導電性を保持し続けることが明らかとなった。

第5章 その他材料・技術

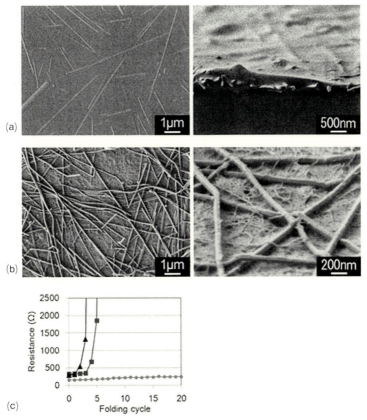

図2 (a)PVA基板に埋め込まれた銀ナノワイヤ（左：トップビュー，右：サイドビュー），(b)透明ナノペーパーの上に堆積した銀ナノワイヤ（左：トップビュー，右：サイドビュー），(c)ゼロスパンロールプレスを用いた繰り返し折り畳みテストを行った際の銀ナノワイヤ薄膜の電気抵抗変化（▲：PET基板，■：PVA基板，●：透明ナノペーパー基板）

　この透明導電性ナノペーパーの作製方法は，透明導電性回路を作製することも可能である。銀ナノワイヤインクで乾燥基板へ回路パターンを印刷・乾燥し，その上に塗布したナノペーパーを剥離すると（図1(d)），エッチングなどの後処理をすることなく透明ナノペーパーの上に透明導電性回路が得られる。この透明導電性回路も高い導電性を示すので，回路に接続したLEDライトが点灯する（図3(a)左）。そして，このLEDライトは透明導電性回路を折り畳んでも点灯し続け（図3(a)中央），元の形状に開いても点灯し続ける（図3(a)右）。
　さらに，この導電性透明ナノペーパーへ有機太陽電池インクを印刷すると，透明な紙はペーパー太陽電池へと変貌した。P3HT/PCBMという有機太陽電池素子をITOガラスへ塗布・印刷した有機太陽電池は，変換効率3.1％が得られる。ペーパー太陽電池においては，ガラス基板の代わりに透明な紙を，ITO透明導電膜の代わりに銀ナノワイヤ薄膜を用い，同じように有機太陽電池素子を塗布・印刷した。これまでいくつかの研究報告でペーパー太陽電池が報告されてい

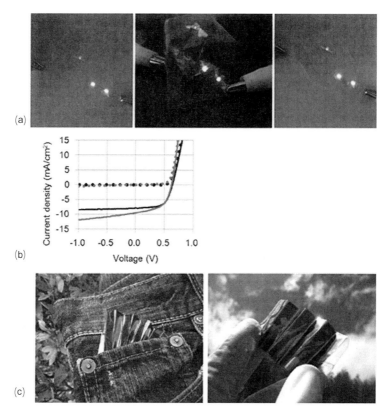

図3 (a)透明ナノペーパーに印刷した銀ナノワイヤ配線によって点灯するLEDライト（左：折り畳み前，中央：折り畳み時，右：再び広げた状態），(b)ナノペーパー有機太陽電池の暗下および基準太陽光照射下（AM1.5, 100 mW/cm^2）での電流密度電圧特性図（実線は光照射下，点線は暗下での電圧に対する電流密度を表し，灰色線は透明ナノペーパー，黒線はITO透明電極による特性を表す），(c)ポケットに入れて持ち運べるナノペーパー有機太陽電池

るが，導電性透明ナノペーパーの性能不足などが原因で，ITOガラスベースの太陽電池と同等の変換効率は未だ達成されていなかった[13,21]。しかし，この導電性透明ナノペーパーはITOガラスと同等の高透明性と高導電性を有する。そして，この導電性透明ナノペーパーは未変性セルロースナノファイバーを用いているため耐薬品性が強く，P3HT/PCBMクロロベンゼン溶液などの有機溶媒や酸性のPEDOT:PSS水溶液を塗布してもその透明性は全く失われなかった。したがって，このペーパー太陽電池は発電効率約3.2%とITOベースの有機太陽電池と同等の性能を示し，その電流密度は9.577 mA/cm^2，電圧値は0.624 Vであった（図3(b)）。さらにこのペーパー太陽電池は，折り畳んでも元の形状に広げても光電変換することを確認している。したがってこの太陽電池は，ポケットに入れて持ち運び，必要な時に広げて使うことが可能である（図3(c)）。

第5章 その他材料・技術

3.3 結論

　紙は，2世紀頃に中国で発明されて以来，白く絶縁性の材料であった。2009年，セルロースナノファイバーを使って，透明な紙が発明された。そして本稿では，セルロースナノファイバーと銀ナノワイヤを使った透明で電気が流れる紙の紹介を行った。このナノペーパーは，ITOガラスに匹敵する高い透明性と高い導電性を有する。したがって，この透明導電性ナノペーパーを基板として用いると，ITOベース太陽電池と同じ変換効率を有するペーパー太陽電池が作製できた。セルロースナノファイバーと銀ナノワイヤの高い親和性のおかげで，折り畳んでもナノペーパーは高導電性を保持し，ペーパー太陽電池は折り畳んでも光電変換する。さらに，銀ナノワイヤインクの印刷は，透明配線のパターニングを可能にする。したがって，この透明導電性ナノペーパーは小さく折り畳んでポケットに入れて持ち運び，新聞のように大きく広げて使用する電子デバイスを実現可能にするであろう。

文　　献

1) J. Y. Lee, S. T. Connor, Y. Cui, P. Peumans, *Nano Lett.*, **8**, 689-692 (2008)
2) K. Ellmer, *Nature Photonics*, **6**, 809-817 (2012)
3) M. Layani, A. Kamyshnya, S. Magdassi, *Nanoscale*, **6**, 5581-5591 (2014)
4) S. Ye, A. R. Rathmell, Z. Chen, I. E. Stewart, B. J. Wiley, *Adv. Mater.*, **26**, 6670-6687 (2014)
5) M. Nogi, S. Iwamoto, A. N. Nakagaito, H. Yano, *Adv. Mater.*, **21**, 1595-1598 (2009)
6) M. -C. Hsieh, C. Kim, M. Nogi, K. Suganuma, *Nanoscale*, **5**, 9289-9295 (2013)
7) T. T. Nge, M. Nogi, K. Suganuma, *J. Mater. Chem. C*, **1**, 5235-5243 (2013)
8) C. Preston et al., *J. Mater. Chem. C.*, **2**, 1248-1254 (2014)
9) H. Koga et al., *NPG Asia Mater.*, **6**, e93 (2014)
10) M. Nogi, N. Komoda, K. Otsuka, K. Suganuma, *Nanoscale*, **5**, 4395-4399 (2013)
11) T. Inui et al., *Adv. Mater.*, **27**, 1112-1116 (2015)
12) H. Zhu et al., *Energy Environ. Sci.*, **6**, 2105-2111 (2013)
13) L. Hu et al., *Energy Environ. Sci.*, **6**, 513-518 (2013)
14) Z. Fang et al., *J. Mater. Chem. C.*, **1**, 6191-6197 (2013)
15) K. Nagashima et al., *Sci. Rep.*, **4**, 5532 (2014)
16) J. Huang et al., *ACS Nano*, **7**, 2106-2113 (2013)
17) Y. Fujisaki et al., *Adv. Funct. Mater.*, **24**, 1657-1663 (2014)
18) M. Nogi et al., *Sci. Rep.*, **5**, 17254 (2015)
19) M. Nogi et al., *Appl. Phys. Lett.*, **102**, 181911 (2013)
20) T. Tokuno et al., *Nano Res.*, **4**, 1215-1222 (2011)
21) Y. Zhou et al., *Sci. Rep.*, **3**, 1536 (2013)

4 ウェアラブル呼気センサのための半導体ナノ材料

菅原　徹*

4.1 はじめに

人類が近未来に実現を目指すユビキタス社会環境において，我々が暮らす空間に各種センサや通信ユニットを配置し，膨大な情報を無線通信で交換するセンサネットワークが張り巡らされる[1]（図1）。このセンサネットワークにおいて，ヘルスケアの役割は非常に大きい。つまり，刻々と変化する人間の健康状態や精神状態[2]をセンシングし，ネットワークを通して正確に把握し，原因となっている周辺環境を早期に対処・改善することは，人類に健康で安全な生活を提供する次世代テクノロジーとして注目を集めている。したがって，センサネットワークに利用するウェアラブルやポータブルな電子デバイスの研究・開発が要求されている。近年，人間の呼気や臭気に含まれる微量な濃度のガスを検出・検査し，人体の健康状態や一時的な精神変化を把握し，原因となっている周辺環境や負の感情を早期に感知し対処・改善することで，健康状態の把握や重大疾患の早期発見・治療に繋げる研究が次世代テクノロジーとして注目されている。

このような背景の下，低濃度でも確実に検出可能なガスセンサの開発が求められている。ナノ材料を用いた半導体式ガスセンサは，多種類のガスを低濃度でも検出することが可能であることから，近年，ヘルスケア関連機器への搭載に向けて精力的に研究・開発されている。一方で，少子高齢化が進む中，ヘルスケア関連機器やそのサービスに要するコストは削減されつつあり，電子機器の製造コストを低減することも喫緊の課題となっている。

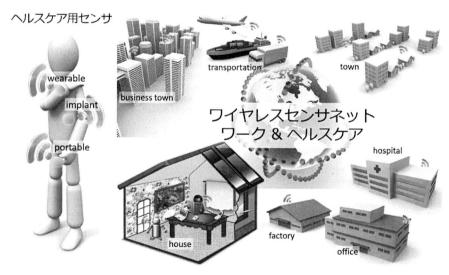

図1　ワイヤレスセンサネットワークとヘルスケア
ウェアラブル・ポータブルセンサとセンサネットワークの関係。

*　Tohru Sugahara　大阪大学　産業科学研究所　助教

第5章　その他材料・技術

　ナノ材料は，物質のナノサイズ効果が提唱されて以来，半世紀以上にわたって研究・開発されてきた。巨大比表面積による融点や焼結温度の低減，量子サイズ効果による新機能の発現など，今や材料科学分野にとってナノ材料は欠かせない存在となっている。本稿で対象とする，呼気や臭気分析などヘルスケア用のガスセンサ素子においても感度や応答性の観点からナノ材料の応用が期待されている。しかしながら，これらナノ材料の有効な機能性がありながら，これまで，その性質を極限に利用した有用な電子デバイスは，日常生活に広く使用されていないのが事実である。その理由は多く指摘されているが，一番の問題点は，ナノ材料を応用デバイスとして構築する場面で，①高精度な製造技術やリソグラフィーなどパターニングに係る②周辺材料の浪費などの「コスト面でのハードル」や「製造工程の複雑さ」が挙げられる。例えば，ナノ材料を電子デバイスへ応用するには，これまで，ナノ材料の合成➡洗浄➡均一分散（溶媒）➡塗布（基板）➡焼結など多くの工程や時間を経て，ガスセンサなどの電子デバイスが製造されてきた。つまり，ナノ材料の潜在能力を的確に引き出し，電子機器へ応用利用するためには，「ナノ材料の合成からデバイス作製までを，いかに低価格でかつ簡便な方法でプロセッシングするか」にかかっていると言える。

　本稿では，近年筆者らによって開発された新奇なナノ材料の作製法と，それによって簡略化されたデバイス作製手法について，記述する。この手法によって，ナノ材料を利用すると電子機器の原材料やリソ材料などの材料費を削減し，さらに電子デバイスの製造に係る手間を簡略化することで，ナノ構造材料を用いたデバイス製造プロセスにかかる費用を大幅に削減する可能性が期待できる。したがって，これまで高価であった多くの電子機器に，格安のナノ材料を利用することが可能となり，しかもそれらの電子機器を短時間で製造することができ，高性能な電子機器を日常生活に広く提供することが期待される。

4.2　酸化モリブデンとナノ構造の基板成長

　近年，酸化モリブデン（MoO_x）は，多種多様な結晶構造と価電子数を有する酸化物半導体であることから，ガスセンサ[3]だけでなく，有機太陽電池（OPV）[4]や有機EL[5]のバッファ層として使用されている。また，その価数陽動と結晶構造の複雑さと工学的な実用性の高さから，学術的基礎研究も近年になって，積極的に研究されるようになってきた[6〜9]。本項で取り上げる酸化モリブデン（MoO_3）の代表的な結晶構造は，orthorhombicのα-MoO_3とmonoclinicのβ-MoO_3で，間接遷移型のバンド半導体（バンドギャップ：約3.5 eV）である[10]。また，その価電子数と結晶構造の多様性から構造や酸素含有量によって半導体特性がn型とp型を示す材料としても知られている[11,12]。酸化モリブデンの最も安定なα-MoO_3相の結晶構造を図2の挿入図に示すが，単位結晶構造，各軸長はa = 3.96 Å，b = 13.86 Å，c = 3.70 Åで示されている[13]。さらに，図から分かるようにa軸方向に強固なイオン結晶性を示すが，b，c軸方向には，ファンデルワールス力に起因する弱い結合を有し，酸素がジグザグに配列している。近年では，その特異な結晶構造から，Liイオン電池の正極材料として，注目を集めている[14,15]。これは，MoO_3

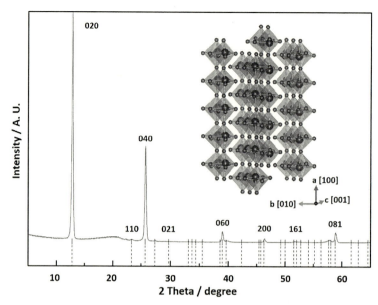

図2　酸化モリブデン（MoO₃）ナノロッドアレイのXRDパターン
挿入図は，α MoO₃の結晶構造を示す。

の層状構造の層間へLiイオンが電気化学的にインターカレーションすることにより，MoO₃結晶構造中の巨大な層空間に多数のLiイオンを内包でき，大きな電気容量を示すからである[16,17]。

本項では，多様な結晶構造と価電子数を有する酸化モリブデンの多種のガスに反応するガスセンシング特性に着目し，基板に直接ナノ構造のMoO₃を成長させることに挑戦した。

MoO₃ナノ構造薄膜は，有機金属分解法で作製した。モリブデン酸アンモニウム（$H_8N_2O_4Mo$）と安定剤のクエン酸（$C_6H_8O_7$）を所定の化学量論比で秤量し，それぞれの溶媒（ethanol：EtOH，C_2H_6O；2-methoxyethanol：2-ME，$C_3H_8O_2$；dimethylformamide, DMF, C_3H_7NO；dimethyllacetamide, DMAC, C_4H_9NO）へ混合し，常温で4時間攪拌することで前駆体インクを調整した（図3）。この前駆体インクを，SiO₂基板に30 μl滴下し，1,000 rpmで10s スピンコートした後，

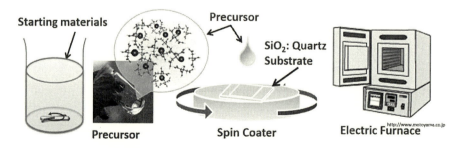

図3　酸化モリブデン（MoO₃）ナノロッドアレイの作製方法
秤量した原料をマグネティックスターラーで数時間攪拌（常温）→得られた前駆体をスピンコータでコーティング→電気炉で所定時間焼結して試料を得る。

第5章 その他材料・技術

400℃で15分間焼結し，薄膜試料を得た（図3）。得られた薄膜試料は，XRD, FE-SEM, TEM などで製膜状態やナノ構造を分析した。

MoO_3 のナノ構造を作製するに至るまで，溶媒（特に，2-ME）に対して，モリブデン酸アンモニウムとクエン酸の化学量論比（モル濃度）を徹底的に調査した。これについては，文献を参照されたいが，酸化モリブデンナノロッドの基板への直接成長には，モリブデン酸アンモニウムと溶媒に対するクエン酸の濃度が決定的な関係にあることが示されている[18]。また，示差熱重量分析の結果から，クエン酸の分解温度とその時間がナノロッドの成長に寄与していることが示唆されている。

上記の実験によって，図4(a), (b)に示すような，酸化モリブデンのナノロッドアレイを基板に直接成長させることに成功した。図4(b)から分かるように，このナノロッドは基板側から上方向にランダムに成長している。また，基板の直上（ナノロッドの根本）には，150〜200 nm ほどのシード層が形成されており，XRD測定の結果から，このシード層は酸化モリブデンの MoO_3 の β 相である可能性が示唆されている。図2は，図4(a), (b)で示している MoO_3 ナノロッドアレイの in-plain からの XRD パターンを示しているが，図4(d)の高分解 TEM からも分かるように，このナノロッドは非常に結晶性が高いことが明らかとなった。また，図2から分かるように α 酸化モリブデンの(0k0)面からの反射が強く示され，結晶配向性が高く特定の軸や平面方向に異方成長していることが分かる。しかしながら，TEM像（図4(c), (d)），特に高分解能 TEM 像（図

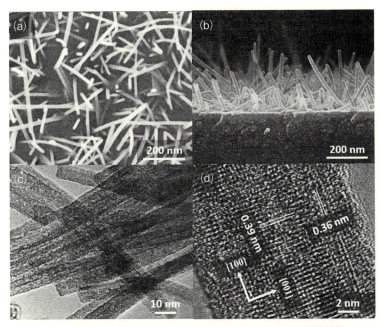

図4 酸化モリブデン（MoO_3）ナノロッドアレイの電子顕微鏡像
電界放出走査型電子顕微鏡（FE-SEM）像，それぞれ(a)試料の表面，(b)試料の断面を示す。
透過型電子顕微鏡（TEM）像，(c)ナノロッドの外観，(d)高分解像。

4(d))から得られた電子線回折の解析結果では，収束された電子線ビームによって，試料が経時的に変化し結晶の成長方向を特定するに至る回折スポットは得られていない。したがって，図4(d)の指数付けは，参考程度ということに注意されたい。

また，この基板上に成長したMoO_3ナノロッドは，図5に示すように，幅約10 nm で，焼結時間を調整することにより長さを約20〜600 nm まで制御することが可能であり，非常に高いアスペクト比を実現している。さらに単純にナノロッドを合成するだけでなく，前述したように，この酸化モリブデンナノロッドの基板成長には，クエン酸の分解のタイミングが結晶成長のカギとして寄与している可能性が示唆された。そこで，溶媒の沸点や粒成長に費やす焼結時間を調整することで，図6に示すように，自在に長さ（や密度）を制御することにも成功した[18]。このことから，クエン酸の分解のタイミングが，結晶成長に影響を及ぼしていることはほぼ自明となった。

4.3 ガスセンサ素子の作製とセンサ特性

ガスセンサ素子は，SiO_2 基板上に作製したMoO_3ナノロッドアレイの両端に銀ペーストを塗布し，150℃で数十分間乾燥することで完成する（図7(a)）。対抗電極の距離は，約1 cmで，両電極間に係る抵抗値変化を2端子法で観察する。作製したガスセンサ素子を，573 K（300℃）に加熱した管状炉に設置した。雰囲気ガスは air で，50 ml/min で流通下，4 種類（アセトン：ACE，イソプロパノール：IPA，メタノール：MeOH，エタノール：EtOH）の揮発性有機化合

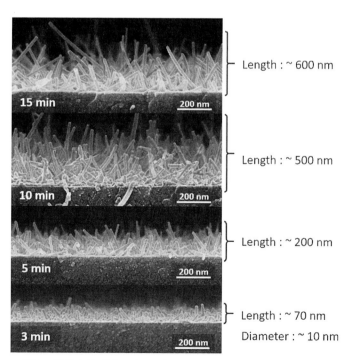

図5　酸化モリブデン（MoO_3）ナノロッドアレイの断面 SEM 像
焼結時間を（1 min），3〜15 min と調整することで，(20 nm)，70〜600 nm まで長さを制御できる。

第5章　その他材料・技術

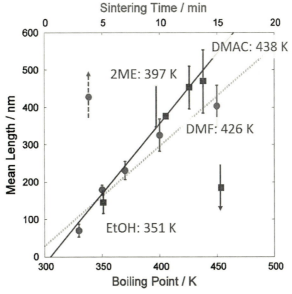

図6　酸化モリブデン（MoO₃）ナノロッドの長さ
焼結時間や前駆体に使用した溶媒の沸点に対する関係。

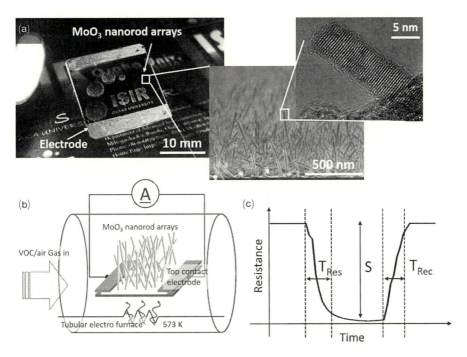

図7　酸化モリブデン（MoO₃）ナノロッドを用いたガスセンサ素子とセンサ特性の評価
(a)センサ素子の外観とナノロッドの電子顕微鏡像，(b)センサ特性評価装置の概略図，
(c)ガスセンシング時の抵抗値変化と各種センサ特性。

物（VOC）ガスをセンシングした（図7(b)）。センサ特性は，それぞれ応答（T_{Res}），回復（T_{Rec}），感度（S）で評価され，応答（速度・時間）は，対象ガスを導入し始めてから最大抵抗変化が90%に達するまでの時間として定義されている。逆に，回復（速度・時間）は，対象ガスの導入を終えてから，初期値の90%まで回復するまでの時間で定義される。また，感度は，最大抵抗変化値の初期値との差で定義されており，通常，パーセント（%）で表記されることが多い（図7(c)）。

ナノロッドアレイ合成時の溶媒を，それぞれ EtOH，2-ME，DMF，DMAC で作製したナノロッドアレイから作製したセンサ素子を用いて，VOC をエタノールとして，500 ppm 導入した際のそれぞれのセンサ素子の抵抗値変化を図8(a)に示す。応答時間は，DMAC 試料で，約30秒程度で DMF，2-ME，EtOH と若干増大する傾向にある。

しかしながら，驚くべきことに，回復時間の序列は変わらないものの，大きく2つのカテゴリーに分類できた。つまり，DMAC と DMF 試料の回復時間は，25〜30秒程度であるが，2-ME と EtOH 試料の回復時間は5〜6倍以上長いことが明らかになった。詳細な特性データは，表1を参照されたい。これらセンサ特性の差異を明らかにするために，4種類の試料の表面状態を図9に示した表面 SEM 像から得られる情報を用いて再検討した。つまり，ナノロッドの平均長さ，ナノロッドの数，ナノロッドが覆っている面積と（それぞれのパラメータの積）を，応答時間，回復時間，感度との関係でそれぞれ整理した。図8(b), (c)は，各センサ特性におけるナノロッドアレイの表面パラメータとしての関数を示している。図8(b), (c)から分かるように，応答時間は，ナノロッドの長さに負の相関が観察される（図8(b)）が，回復時間はナノロッドが覆ってい

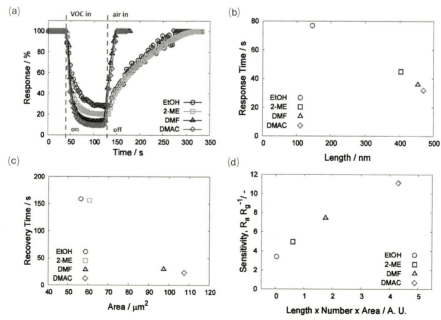

図8　エタノールを導入ガス種としてその量をそれぞれ変えた時のセンサ特性
　　アセトン，IPA，メタノール，エタノールの順で検出力が高い。

第5章 その他材料・技術

る面積に負の相関が観られた（図8(c)）。これは、Rathらは、半導体式ガスセンサにおいて、半導体表面にガスが吸着・脱離するメカニズムを理論的に解析し議論している[19]。その報告によれば、ガスの吸着特性は、ガス分子が物質表面に接触する機会のみで決定されるが、一方でガスの脱離特性は、物質の表面エネルギーによって、ガス分子を切り離す強さが異なることを議論している。つまり、ナノ粒子など表面エネルギーが低くなれば、ガス分子が脱離するタイミングも早くなることが示唆される。したがって、表面が多くのナノロッドで覆われているナノロッドアレイの回復速度は、非常に早くなることが明らかとなった。最後に、図8(d)で示される感度は、ナノロッド長さと、数、覆っている面積の積に正の相関が観察され、これはつまり、ナノロッドアレイの比表面積に起因していると考察できる。しかしながら、この系では実際に実験的に比表面

表1 エタノールをVOCガスとして500 ppm導入した際の各センサデバイスのセンシング特性
（感度：Sensitivity，応答時間：Response time，回復時間：Recovery time）

Devices	Sensitivity (R_a/R_g)	Response time (s)	Recovery time (s)
EtOH	3	77	159
2-ME	5	45	156
DMF	7	36	30
DMAC	12	32	23

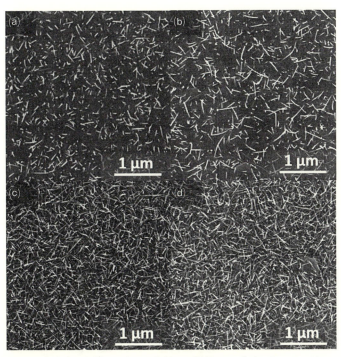

図9 前駆体に使用する溶媒（の沸点）を変えて作製した酸化モリブデンナノロッドアレイの表面SEM像
(a) EtOH (351 K), (b) 2-ME (297 K), (c) DMF (426 K), (d) DMAC (438 K)。

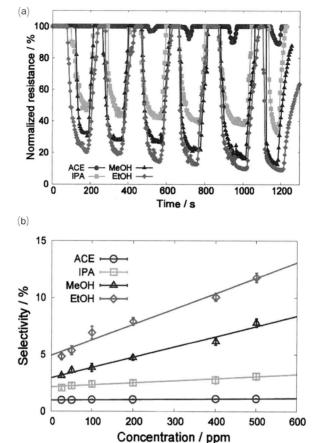

図10 高感度(FMAC)のセンサ素子を用いて測定した,各種VOCガス(アセトン:ACE, イソプロピルアルコール:IPA, エタノール:EtOH, メタノール:MeOH)のセンサ特性の濃度依存性
(a)抵抗値変化の温度依存性, (b)センシング感度の濃度依存性。

積を測定することは困難であり,それを確かめるには至っていない。

　図10(a)は,前述のDMAC溶媒を用いて作製したセンサ素子について,アセトン(ACE),イソプロピルアルコール(IPA),エタノール(EtOH),メタノール(MeOH)の4種類のVOCをそれぞれ,25, 50, 100, 200, 400, 500 ppmの濃度でセンシングしたセンサ特性の波形を示す。図10(b)は,その結果から,各濃度に対する感度をプロットした。図10(a)から分かるように,挿入ガスの濃度が増大するにつれて,応答特性,特に回復時間が増大する傾向にあることが分かる。また,それぞれの図から分かるように,酸化モリブデンの各種VOCガスに対する感度は,それぞれ異なることが分かった。これは,VOCガス分子と酸化モリブデンの表面の吸着特性が異なるからと考察できるが,その序列の規則性は,今のところ明確な答えがない。しかしながら,各VOCガスの濃度変化に対する感度は,線形的であり,この濃度範囲では,良好な濃度と感度の依存性を示していると言える。

4.4 まとめ

本稿では，ヘルスケアセンサネットワークにおけるナノ材料応用と半導体式ガスセンシングに着目し，ナノ材料の合成とデバイス構造の作製を同時に可能とするプロセスを開発しガスセンサ素子の作製法を提案した．溶液中で，ナノ材料の形態を制御する方法は，古くから提案されていたが，ナノ材料を基板へ直接成長させ，これを電子機器へ応用した研究・開発例は過去に報告がなく，2013年頃から，前駆体を基板に塗布し，単純に焼結することで，酸化モリブデン（MoO_3）ナノロッドアレイを作製することに挑戦してきた．その結果，酸化物ナノ粒子の成長条件を限定するために，前駆体溶液の還元状態を制御することで，ナノ粒子を異方的に成長させることに成功した．具体的には，前駆体溶液に安定剤として，クエン酸を加えることで，MoO_3がβ相からα相へ転移する際，異方成長することを見出し長さ約500 nmのMoO_3ナノロッドを合成することに成功した[18,20]．

基板上に成長したMoO_3ナノロッドは，幅約10 nm，長さ約20〜600 nmの非常に高いアスペクト比を実現した．さらに単純に合成するだけでなく，溶媒の沸点や粒成長に費やす焼結時間を調整することで，自在に長さを制御することにも成功した．

また，この作製したMoO_3ナノロッドアレイを用いて，簡易的な高温用ガスセンサデバイスを作製し，センサ特性評価装置を用いて，いくつかの揮発性有機化合物（VOC）ガスについてセンサ特性を評価した．VOCガスの投入量を25〜500 ppmまで調整した際のセンサ特性（相対抵抗値変化）は良好な感度と濃度の依存性を示した．このガスセンサ素子のMoO_3ガスセンサの応答性は，応答・回復時間がそれぞれ20〜30秒程度の世界最高水準に並ぶ[20]．また，4種類のガスを検知する良好なガス探知性を示した．

謝辞

本研究は，独立行政法人日本学術振興会（JSPS）の「研究拠点形成事業（A.先端拠点形成型）」，「科研費挑戦的萌芽研究（16K13637）」，および文部科学省（MEXT）の「ナノとマクロをつなぐ物質・デバイス・システム創製戦略プロジェクト事業」の一環として，さらに公益財団法人「大倉和親記念財団」と「住友財団」からの助成を受けて行われました．また，本研究は，菅沼克昭教授（大阪大学）の指導から助言，および，叢樹仁氏，廣瀬由紀子氏の協力を受けて得られた成果である．ここに深く感謝申し上げます．

文　献

1) M. Weiser, *Scientific America* (1991)
2) L. Nummenmaa *et al.*, *PNAS* (2014)
3) L. Zhou *et al.*, *J. Phys. Chem. C*, **114**, 21868 (2010)

4) Y. Sun *et al., Adv. Mater.*, **23**, 2226 (2011)
5) C. Battaglia *et al., Nano Lett.*, **14**, 967 (2014)
6) T. Kim *et al., Nat. Commun.*, **6**, 8547 (2015)
7) X. Guo *et al., Nature Photon.*, **7**, 825 (2013)
8) P. Medur *et al., Nano Lett.*, **12**, 1784 (2012)
9) M. T. Greiner *et al., Adv. Funct. Mater.*, **23**, 215 (2013)
10) T. Brezesinski *et al., Nat. Mater.*, **9**, 146 (2010)
11) M. T. Greiner *et al., Nat. Mater.*, **11**, 76 (2012)
12) M. T. Greiner *et al., NPG Asia Materials*, **5**, e55 (2013)
13) P. F. Carcia *et al., Thin Solid Films*, **155**, 53 (1987)
14) W. Y. Li *et al., J. Phys. Chem. B*, **110**(1), 119 (2006)
15) Z. Wang *et al., J. Phys. Chem. C*, **116**(23), 12508 (2012)
16) W. Ji *et al., J. Mater. Chem. A*, **2**(3), 699 (2014)
17) A. Martinez-Garcia *et al., Sci. Rep.*, **5** (2015)
18) S. Cong *et al., Cryst. Growth Des.*, **15**, 4536 (2015)
19) J. K. Rath *et al., Researcher*, **5**, 75 (2013)
20) S. Cong *et al., Adv. Mater. Interfaces*, 1600252 (2016)

第6章 センサデバイス開発

1 ウェアラブル生体センサ

和泉慎太郎*

1.1 はじめに

貼り付け型や携帯型などの生体センサを用いたヘルスケアモニタリングが注目を集めている。しかし，生体センサを普及させるためには計測精度やユーザビリティなど様々な課題が残されている。本稿では特に，ウェアラブル生体センサの低消費電力化について述べる。

1.2 ウェアラブル生体センサの課題

近年の世界的な社会の高齢化に伴い，ヘルスケア分野への注目が集まっている。特に日本では，50年後の総人口に対する65歳以上の高齢者の割合が40％を超えることが予想されている。このような高齢化社会を維持していくためには医療費の増大や要介護高齢者の増加など様々な社会課題を解決しなければならない。そのためには，生活習慣病の予防など健康寿命を延伸するヘルスケアが重要であり，今後は生体センサを用いた日常生活における生体基礎データ集積が大きな役割を果たすと考えられる。特に，生体内情報（心電，血圧，内臓脂肪など）と生体外情報（運動，睡眠，食事など）を同時に収集し，関連付け，蓄積・解析を行うことが重要である。

貼り付け型や携帯型の生体センサを用いた計測の対象となる生体信号は周波数帯が低いため，要求されるサンプリングレートが低いのが特徴である。従来このようなデータは医療機関で計測されるものがほとんどであり，家庭での計測は一部の指標のみ，それもあくまで補助的な位置づけであった。しかし，医療機関における診察時間は限られており，近年の計測機器の発展とデータの蓄積に伴って家庭環境・日常生活における生体計測が重視され始めている。

生体センサの普及における課題はユーザビリティの向上である。実用的なシステムを実現するためには，小型軽量化，長寿命化，低侵襲化，高信頼化，高精度化など多くの課題を解決しなければならない。また，これらの課題は相互に影響しあっている。例えば，システムの重量削減において課題となるのは，バッテリの重量である。バッテリの重量を削減するためにはバッテリ容量の削減が必要となるが，連続動作可能な時間を減らさずにバッテリ容量を削減するためには，計測時の消費電力削減が必要である。また，心電図計測のように生体に電極を貼り付ける必要のあるシステムでは，生体信号取得用の電極が全体のサイズに対して支配的である。小型化を実現するためには電極のサイズを小さく，電極間の距離を短く設計することが望ましい。また，電極の材質も，導電性粘着ゲルやペーストを用いない乾燥電極によってユーザーの装着感を改善する

＊ Shintaro Izumi　神戸大学　先端融合研究環　助教

ことが求められている。しかしこれらの電極に対する制約は，計測対象となる生体信号の信号対雑音比（SNR）とトレードオフの関係にあり，可用性や信頼性に悪影響を与える。

1.3 ウェアラブル生体センサの低消費電力化技術

生体センサでは，全体の平均消費電力に対して①センサとアナログ回路の動作時電力，②メモリとロジック回路の待機電力，③無線通信回路の動作時電力の3点が大きな割合を占めている。ここではそれぞれに対する低消費電力化について述べる。

1.3.1 センサとアナログ回路

センサの電力については，近年のMEMS技術の発展や新規構造の開発などにより，低消費電力化が進んでいる。特に，生体信号の計測向けに低サンプリングレートでの低消費電力性能に特化したセンサが多数開発されている。例えば加速度センサでは，市販の最も低消費電力なものは100 Hz以下のサンプリングレートで動作させた場合数マイクロアンペアの平均消費電流で動作可能である。このような低消費電力センサを活用するためには，低サンプリングレートの計測データでもアプリケーションの要求に応えられるような，信号処理アルゴリズムの開発が今後の重要な課題になると考えられる。

一方，アナログ回路の消費電力を削減することは簡単ではない。デジタル回路のようにクロックゲーティングやパワーゲーティングを適用することが難しく，低サンプリングレートで計測可能な生体信号を計測する場合であっても常時電力を消費してしまう。また，小型軽量化に伴って生体信号のSNR低下が懸念される生体センサでは，一般的にはアナログフロントエンド（増幅器，アナログフィルタ，アナログ・デジタル変換器など）の高性能化によって対処している。しかし，例えば増幅器のCMRR（同相除去比）や線形性，位相特性のような性能は概ね消費電力とトレードオフの関係にあり，アナログ回路の高性能化による対策には限界がある。また，扱う生体信号の周波数帯域が低いため，アナログフィルタなどの時定数を大きくとる必要があり，Q値の高い高性能な回路を集積することが難しい。

これに対して，アナログ・デジタル変換器（ADC）は近年低消費電力化が進んでいる。低サンプリングレートでの使用に特化したSAR型ADCであれば，数百Hzのサンプリングレートでは1マイクロアンペア以下の電力で動作可能である。デジタル回路は低電圧化やプロセススケーリング，クロック・パワーゲーティングなどによる低消費電力化が容易である。特に周波数帯域の低い生体信号を扱う場合は回路の動作率を低く抑えられるため，後述する不揮発化技術などと組み合わせて効率的に電力を削減できる。したがって，今後のセンサ用フロントエンド回路の低消費電力化を進める方針としては，可能な限りアナログ回路を簡略化し，ADCでデジタル変換した後のデジタル信号処理によってノイズ対策を行う構成が有効である。例えば，増幅器の増幅率を可能な限り低くして信号の飽和を抑制し，最低限のフィルタリング後に12 bit程度の精度を持ったADCで変換し，デジタルフィルタで所望の生体信号を抽出するような構成が考えられる。

第6章 センサデバイス開発

1.3.2 メモリとロジック回路

　デジタル回路側で考慮しなければならないのは，メモリやプロセッサの待機電力である。生体信号に対するサンプリングレートはデジタル回路の動作速度と比較して数桁遅いため，デジタル回路の動作率は極めて低く，1％以下になるケースがほとんどである。一方，多くのアプリケーションではある程度の期間（数時間～数日間）の生体情報をロギングする必要があり，データを保持するメモリの容量が増大する。SRAM（Static Random Access Memory）のような揮発性メモリでは待機時の消費電流がメモリ容量に比例して増大するため，大きな電力オーバーヘッドとなる。同様に，レジスタの待機電力も課題である。これに対して近年，待機電力の削減を目的として，電源を遮断してもデータを保持できる不揮発性のメモリやロジック回路が開発されている。例えば強誘電体を用いたFeRAM（Ferroelectric Random Access Memory）や磁性体を用いたMRAM（Magnetoresistive Random Access Memory）が既に実用化されている。

　不揮発メモリ，不揮発ロジックを用いたノーマリーオフコンピューティング[1]を行うことで，効率的に待機電力を削減できる。図1の①に示すように，不揮発動作によって待機電力の削減が可能であるが，アクティブ時間とアクティブ電力（図1の②と③）にオーバーヘッドが生じる。これはメモリセルに含まれる不揮発素子の影響（抵抗や容量の増加）によって，不揮発メモリの読み出し・書き込み動作が揮発性メモリよりも低速かつ大きなエネルギーを必要とするためである。また，電源の立ち下げ，立ち上げ時にも余分なエネルギーが必要となる（図1の④）。このオーバーヘッドを最小化するためには，生体センサ内である程度のデータ処理を行い，ロギングデータ量とメモリアクセス回数を削減するためのオンノードプロセッシングが重要となる。ただし，オンノードプロセッシングの処理量によってシステムのアクティブ時間が増大するため，アプリケーションと回路・アーキテクチャとの協調設計が必要不可欠である。

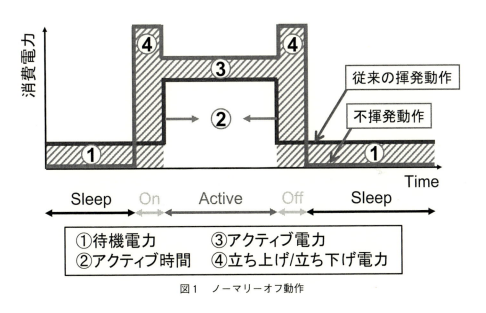

図1　ノーマリーオフ動作

1.3.3 無線通信

　生体センサにおける無線通信では，前述したように計測対象信号のサンプリングレートが低いため，通信頻度（アクティブ率）が極めて少ないという特徴がある。しかし無線通信回路の消費電力は他の回路ブロックに対して数桁大きいため，アクティブ率が低くてもシステム全体の消費電力に対して大きな割合を占める。

　また，従来のセンサネットワークと比較して，必要となる通信距離が短いというのも特徴である。携帯電話のような通信機器，あるいは PC をゲートウェイにしてインターネット上のサーバーにデータを送信するシステムを想定すると，必要な通信距離は1～数メートル程度である。ネットワークトポロジも基本的にはゲートウェイとの1対1，複数センサ間の連携が行われる場合でもゲートウェイを中心としたスター型になると考えられる。

　このような特徴を持つ生体センサに適した通信規格としては，Bluetooth Low Energy（BLE），Near Field Communication（NFC），Human Body Communication（HBC，人体通信），および超音波通信が考えられる。BLE は 2.4 GHz 帯を用いる近距離無線通信規格であり，物理層の伝送レートは 1 Mbps，通信可能距離は数メートルである。現在最も低消費電力な製品では通信時でも 5 mW 程度の電力で動作可能である。

　NFC は 13.56 MHz の周波数帯で誘導結合を利用した通信を行う規格である。物理層の伝送レートは最大 424 kbps である。通信距離が最大でも 10 cm 程度に制限される点が欠点であるが，通信電力が小さいという利点がある。特に，生体センサ側が負荷変調によるパッシブモードでの通信を行う場合，原理的にはセンサ側が通信に消費する電力はゼロにでき，生体センサ向けの通信規格としては最も低消費電力であるといえる。

　HBC は IEEE802.15.6 で標準化されており，21 MHz の周波数帯で人体表面に発生する電界の変化を利用する通信方式である。通信可能距離が体表面～3メートル程度に限定されるが，1 mW 以下の消費電力で実現可能であり，物理層の伝送レートも 1 Mbps 以上である。

　超音波通信は，数十 kHz～数 MHz の可聴帯域外の音波を用いて通信を行う。通信速度は 100 kbps 程度であり通信距離も数メートル程度に制限されるが，電波ではなく弾性波で通信を行うため人体内での減衰率が低いという特徴がある。これは埋込み型センサのように体内との通信が必要なセンサには大きな利点となる。また，NFC と同様にパッシブモードでの通信も可能である[2]。

　現在開発されている生体センサの多くは BLE を用いているが，これはセンサとインターネットとのゲートウェイとして使いやすいスマートフォンの多くが BLE 規格に対応していることが大きな理由であると考えられる。NFC に対応したスマートフォンも多数市販されており，一部の生体センサは NFC にも対応している。通信距離では BLE，消費電力では NFC が有利であり，今後もアプリケーション毎に棲み分けが進むと考えられる。HBC は電力効率などの利点から，将来的にスマートフォンなどの標準機能として採用されれば，BLE を置き換える可能性がある。超音波通信は埋込み型センサなど特定のアプリケーションで今後用いられていく可能性がある。

第 6 章　センサデバイス開発

1.4　ウェアラブル生体センサシステムの開発事例

　ここまでに述べた低消費電力化技術を適用したウェアラブル生体センサシステムの開発事例として，我々の研究グループで提案したノーマリーオフ心電計測 SoC（System-on-a-Chip）を紹介する。提案技術はノイズ耐性を高めた心拍抽出アルゴリズムと，強誘電体キャパシタを用いた不揮発マイコンによって，計測動作を $10\,\mu A$ 以下の消費電流で実現する。

1.4.1　心拍抽出アルゴリズムの開発

　前述したセンサとアナログ回路ブロックの低消費電力化を目的として，SNR の低い心電図信号から心拍を抽出するアルゴリズムの開発を行った。これによってアナログ回路ブロック（増幅器，バイアスなど）の消費電流を限界まで絞り込んだ状態でも，心拍の計測が可能となる。

　心電図から心拍間隔を抽出する場合，ある閾値によって R 波を検出し，その間隔を求める手法が一般的である。ノイズの影響を低減するために，ウェーブレット変換を用いる方法や人工ニューラルネットワークを用いる方法，閾値の決定に RMS を用いる方法，適応フィルタを用いる方法などが提案されている。ノイズに対してよりロバストな方法として，自己相関やテンプレートマッチングを用いる手法が提案されている。これらの方法は拍動（QRS 群）の時間波形の相似性を利用するため，心電図と周波数帯域の近いノイズに対しても有効である。

　そこで本研究では，自己相関とテンプレートマッチングを組み合わせた心拍抽出アルゴリズム[3]を提案し，さらにノイズ耐性と消費電力性能の両立を実現するためにアルゴリズムの専用ハードウェア化を行った。提案手法では，まず離散ウェーブレット変換を用いてベースライン変動やハムノイズなど帯域外のノイズを除去する。離散ウェーブレット変換は計算量が小さく，加算器とシフト演算だけで構築できるため消費電力が小さい。次に，自己相関を用いた二段階走査アルゴリズム（図 2）によって心電波形の中から QRS 群を抽出し，自律的にテンプレートを生成する。測定開始時にテンプレートを生成し，その後はテンプレートマッチングによって QRS 群を特定して心拍間隔を求めていく。この時，QRS 群を特定する毎にテンプレートを更新していくことで，皮膚と電極の接触状況などの変化による波形の変化にも追従できる。また，テンプレートマッチングで計算された相関係数の最大値の変動を用いて，エラー判定も可能である。

1.4.2　不揮発マイコンの開発

　次に，ノーマリーオフ技術を適用した不揮発マイコンの開発を行った。不揮発マイコンは，強誘電体素子を用いたフリップフロップ[4]によってコア部分の不揮発化を行い，データメモリと命令メモリにも 16 Kbyte の不揮発メモリを適用した。不揮発マイコンのコアには Cortex M0 コアを用いた。

　不揮発メモリのメモリセルの構造は 6T 型 SRAM に 4 つの強誘電体キャパシタ（4C）を接続した 6T-4C 型を採用した。6T-4C 型セル動作時は 6T 型の SRAM として動作し，電源遮断時は強誘電体キャパシタに値を保持する。したがって，一般的な 2T-2C 型と比較して動作速度の面で有利である[3]。しかし，容量の大きな強誘電体キャパシタが内部ノードに直接接続されるため，読み出し・書き込み動作に電力オーバーヘッドが発生するという課題があった。そこで提案 SoC

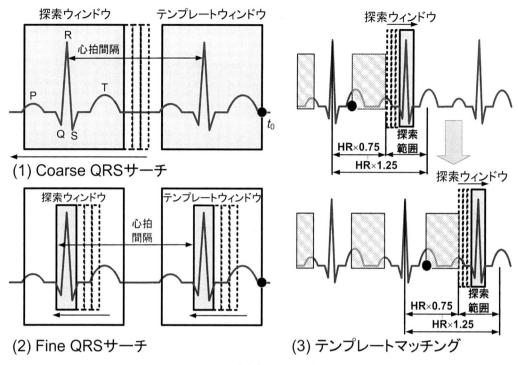

図2　二段階走査による心拍抽出

では，プレート線の電荷を再利用するプレート線チャージシェア手法と，内部容量の大きさを利用してビット線のチャージ電力を削減する方法を提案し，電力オーバーヘッドを削減した[5]。

マイコン部分は基本的にスリープ状態（ディープスリープ）で電源が遮断された状態にあり，割り込み信号（IRQ）で起動する。

センサ回路部は低速で生体信号のサンプリングを行い，タイマーによって周期的に不揮発マイコンを電源遮断状態から起動する。この時，不揮発素子に保持されたデータを復帰させる（リコールする）ことで高速に電源遮断前の状態に復帰できるため，スリープ期間を最大化して効率よく電源を遮断することが可能となる。次に，計測された信号に対して何らかのアルゴリズムを適用し，スリープ状態に遷移する。その時レジスタとメモリの状態を全て不揮発素子に保存（ストア）し，電源を遮断する。したがって，マイコンはほとんどの期間スリープ状態で電源が遮断されることになる。提案不揮発マイコンではストアとリコールの処理に必要な時間はそれぞれ $25\,\mu s$ 以下である。

実測結果から，マイコン部分のアクティブ率が低いほど（特に0.1％以下の低アクティブ率動作において）不揮発化による消費電力削減効果が大きいことを示した（図3）。また，アクティブ率とともに時間あたりの起動回数もマイコンの消費電力に大きく影響する。これはストア・リコール処理のオーバーヘッドによるものであり，センサデータをバッファするなどの工夫によっ

第6章　センサデバイス開発

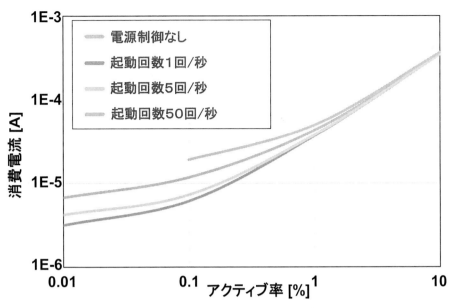

図3　不揮発マイコンの消費電流実測結果

てマイコンの起動回数を抑制することで不揮発マイコンの電力効率を向上することができる。

1.4.3　SoCの開発

提案アルゴリズムとマイコンをSoCとして130 nm 強誘電体キャパシタ混載CMOSプロセスを用いて試作した。全体ブロック図を図4に，試作LSIとそれを用いたセンサモジュールを図5に示す。電源電圧はほとんどの回路ブロックで1.2 Vであるが，32 kHzのリアルタイムクロックとIOのみ3 Vで動作する。無線通信にはNear Field Communication Tag ICを使用した。バッテリを含むセンサ全体の重量は3.9 gであった。

心拍抽出アプリケーションを動作させた場合の平均消費電流は全体で平均6.14 μAであった。この内1.28 μAが不揮発マイコンで消費され，0.7 μAが心電抽出ハードウェアで消費されている。

1.5　まとめ

本稿では，ウェアラブル生体センサの低消費電力化技術について述べ，開発事例として6.14 μA動作可能なSoCを紹介した。今後の生体センサの普及に向けては，解決すべきさらなる課題が多数残されている。特にユーザビリティの向上が必要不可欠であり，より低侵襲，あるいは非接触なセンシング技術開発が必要になると考えている。

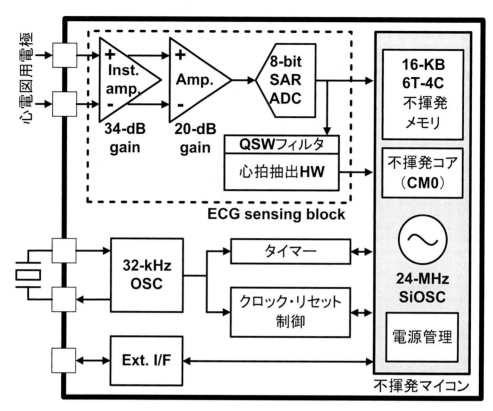

図4　心電計測 SoC のブロック図

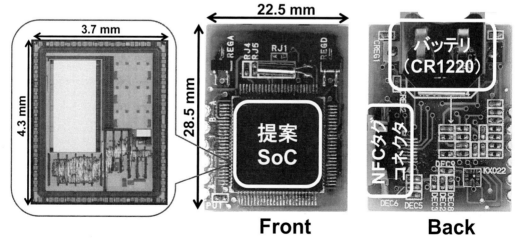

図5　提案 SoC とセンサモジュール

第6章　センサデバイス開発

文　　献

1) 中村宏, 中田尚, 三輪忍, 情報処理, **54**(7)（2012）
2) F. Mazzilli, C. Lafon, C. Dehollain, *IEEE Trans. BioCAS*, **8**(5), 738-750（2014）
3) Y. Nakai, S. Izumi et al., *Proc. of IEEE EMBC*, 34-37（2014）
4) H. Kimura, T. Fuchikami et al., *Proc. of IEEE A-SSCC*, 21-24（2014）
5) T. Nakagawa, S. Izumi et al., *Proc. of IEEE ISCAS*, 2904-2907（2015）

2 ウェアラブルなフレキシブル健康管理パッチ実現に向けて

竹井邦晴*

2.1 はじめに

　2016年度の世論調査によると，日々の心配事として自分の『健康』が2位，家族の『健康』が3位となり[1]，人々の健康に対する関心が非常に高いことがわかる。その『健康』と『幸福度』には強い相関関係があり，健康状態を保つことで幸福度が増すことがわかっている。この健康で幸福な生活および社会実現には，日々の健康状態の把握が重要となる。本実現には便利で快適，違和感なく健康管理を行う必要がある。このような需要に向けた取り組みとして，ウェアラブルデバイスによる活動量や心拍計測などを常時測定する方法が近年盛んに研究開発されている。またその需要と市場は，今後も右肩上がりでの成長が期待されている。しかし，現状，販売されているウェアラブルデバイスの多くは時計型，ブレスレット型，メガネ型などであり，市場の動向は，安くデザイン性のあるものが高いシェアを獲得しているという調査もある。その一方，本ウェアラブルデバイスは携帯電話のようになくては困るといったものではなく，現状のままではウェアラブルデバイスの爆発的な普及には課題が残る。事実，ウェアラブルデバイスの使用者のうち，3分の1の利用者が半年以内に使用を止めてしまうといった結果も報告されている。しかし上述したように病気の早期発見や予防には健康状態の常時計測が非常に役に立つと推測できる。本ウェアラブルデバイスの爆発的普及による健康で幸福な生活実現には，上記課題を解決した誰もが簡単に，そして継続的に利用してもらえるようなウェアラブルデバイスの研究開発が必要不可欠であると考えられる。

　その一つの可能性として，我々は，デバイスを絆創膏のように装着し健康状態を計測することを提案している。本実現には，人の日常生活に完全に融和した装着感・違和感の少ないフレキシブルデバイスが必要である。本研究の最終ゴールは，図1に示すような半使い捨ての完全フレキシブル・ウェアラブル健康管理デバイスの実現である。これにより人の健康状態や患者の病状などを常時管理することが可能になる。さらに携帯電話機能をうまく利用し，様々な状態における多くの体調に関するデータを取得することで，将来の病状予測データ構築への可能性を示すことができる。本実現へ向け，柔らかいフレキシブルなフィルム上に大面積かつ安価に形成可能な印刷技術を用いることで，身体の健康状態などを計測可能なセンサ集積技術を開発している。安価で多機能なデバイスを作製することで，様々な人への普及を促す狙いもある（上述の世論調査の心配事1位はお金である）。本稿では，我々が開発している最近の技術および成果について紹介する。

　上述したような従来のウェアラブルデバイスとは異なる皮膚に添付型の絆創膏のような健康管理デバイス実現へ向け，センサ材料を開発することで安価なプラスチックフィルム上にセンサを印刷形成する。これまで開発してきたセンサは，皮膚温度を計測する温度センサ，心拍を計測す

＊　Kuniharu Takei　大阪府立大学　大学院工学研究科　電子・数物系専攻　助教

第6章　センサデバイス開発

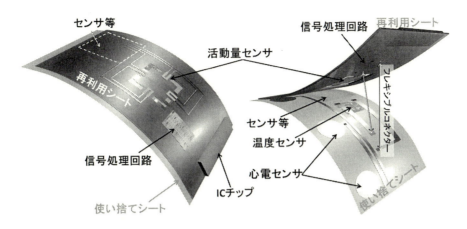

図1　提案する使い捨て・再利用シート型ウェアラブル健康管理パッチのイメージ図

る心電電極センサ，皮膚温度や心拍数の変化計測に必要な人の動きを計測する3軸加速度センサ，そして応用が若干異なるが紫外線量を計測する紫外線センサなどがある[2]。現在は，本情報に加え，人の体内部の情報として汗からの化学物質計測のセンサ開発も行っている。これらセンサの作製方法は，カーボンナノチューブ（CNT），銀ナノ粒子（AgNP）やナノワイヤなどの無機ナノ材料，さらに導電性の高分子材料であるPEDOT:PSSなどを混合させたインクを印刷する。

2.2　加速度センサ

　活動量を計測する3軸加速度センサの基礎となる歪みセンサについて説明する。本センサは，CNTインクとAgNPインクを混合させることで，図2に示すような抵抗変化型の歪みセンサをスクリーン印刷技術にて形成する[3]。本歪みセンサは，CNTとAgNPインクの混合量を調整することで，その歪み量に対する抵抗変化感度を容易に制御することが可能であり，応用用途に応じてデザインを変更することなく適用することが可能となっている。さらに本歪みセンサを図3(a)に示すような構造にすることで，歪み工学に基づいて加速度の強さおよび方向に応じて歪みセンサに加わる歪み量が変化する。図3(b)には，加速度の方向を変化させた際の歪みセンサ部分に印加される歪み量を有限要素法で解析した結果を示す。Z方向の加速度の場合は，#1～#3全ての歪みセンサに均一の歪み量が印加されているのがわかる。それに対して，Y方向の加速度の場合は，#1と#3に大きな歪み量が印加されているが，#2にはほとんど歪みが加わらないのがわかる。この歪み量の変化を印刷形成した歪みセンサで計測することで，X，Y，Z方向の加速度の大きさおよび方向を計測することが可能となる。実際に3軸の加速度印加時の計測結果を図4に示す。図3(b)の有限要素法による解析結果通り，Z方向の加速度印加時は全ての歪みセンサが同じような抵抗変化を示すのに対し，X，Y方向の加速度では，それぞれ全く反応しない歪みセンサがある。本結果から，印刷形成により様々な基板上に歪みセンサを形成することで，簡単に

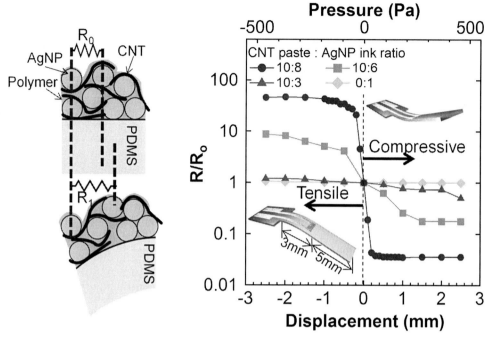

図2 3軸加速度センサに利用する歪みセンサの検出原理と歪み印加時の抵抗変化測定結果[3]

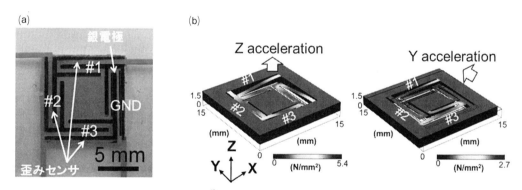

図3 (a)作製した3軸加速度センサの写真[2]，(b)有限要素法による加速度の印加方向による応力の分布結果[2]

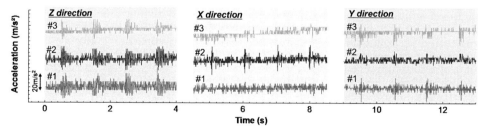

図4 3軸加速度センサによるそれぞれの加速度方向による歪みセンサ (#1～#3) の出力結果[2]
#1～#3の番号は図3(a)の番号と一致。

3軸加速度センサを作製することが可能になった[2]。本加速度センサは，現状，市販されているSiの加速度センサと比べサイズが大きく，感度も劣る。しかし，本基礎技術をさらに応用発展させることで，今後小型化および高感度化は可能であると考えられる。

2.3 温度センサ

温度センサは，CNTインクと導電性高分子材料であるPEDOT：PSS溶液の混合インクを用いて作製した[2,4]。本温度センサも抵抗変化型センサであり，その感度は，約0.9%/℃である。詳細は示さないが，本温度センサは温度変化に対して線形的に抵抗が変化する。その計測原理は，CNTとPEDOT：PSSの異種材料間に存在する障壁を，温度で励起された電子がホッピング伝導する現象を利用したものである。よって，温度上昇に伴い，センサの抵抗は減少する。図5に本温度センサを皮膚に添付する前後による測定結果を示す。皮膚に添付前は，部屋の温度である約28℃を示し，その後皮膚に添付することで，皮膚温度である33℃程度に出力結果が上昇しているのがわかる。また参考として，市販されている赤外線カメラによる皮膚温度の測定結果も同時に示す。本結果から，今回印刷技術により作製した温度センサが，市販されている赤外線カメラと同等の値を示すことが可能であることがわかる[2]。

2.4 紫外線センサ

次に健康状態計測とは若干目的が異なるが，紫外線量を計測する紫外線センサも同時に開発を行った。紫外線計測には，ZnOナノワイヤのネットワーク薄膜を用いた。形成方法は，ZnOナ

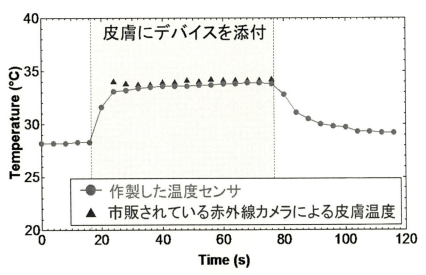

図5 皮膚に添付した際の温度センサの出力結果
比較として赤外線センサによる出力結果も同時に示す[2]。

ノワイヤを水中で分散させ，その溶液を形成するフィルム上に滴下後，乾燥させることで，ZnO ナノワイヤネットワーク薄膜が形成できる。ここで ZnO を用いることで，波長380 nm 以下の光のみに反応する紫外線センサを作製できる。図6には，疑似太陽光を照射した際に，作製したフレキシブルフィルム上での紫外線量を計測した結果を示す。本結果は，フレキシブルトランジスタスイッチにより ON/OFF することで可能な限り消費電力の低減を示すデモンストレーションも行っている。また温度変化や紫外線照射によりフレキシブルトランジスタの出力特性に影響がないことも同時に確認している[2]。

2.5 心電センサ

健康状態の管理として，重要な情報の一つが心臓の動きである。その観測として，一般的な手法である3極の電極を用いた皮膚を介した心臓の動きを電気的に計測した。今回用いた電極はフレキシブルフィルム上に印刷形成した Ag 電極上に，市販されているイオン化液体ジェルを用いて測定を行った。図7に示すように，運動後又は休息時における心電計測結果を得ることが可能であり，その信号のピーク値の間隔（R-R 間隔）を測定することで心拍数などを計測することが可能である[2]。

2.6 センサ集積健康管理パッチ

次に，これら開発してきた各センサを図8に示すように集積することで，健康状態や活動状況を一括に測定できる絆創膏型デバイスの開発を行った。衛生面を考慮すると，皮膚に直接添付するデバイスは絆創膏のように使い捨てにする必要がある。しかし，現状の技術では，信号処理・

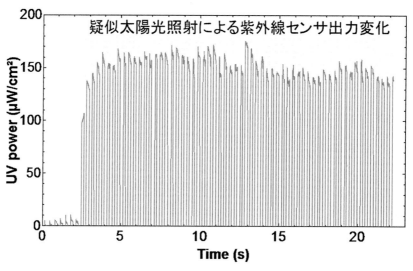

図6　疑似太陽光照射時の紫外線センサの出力結果[2]

第6章　センサデバイス開発

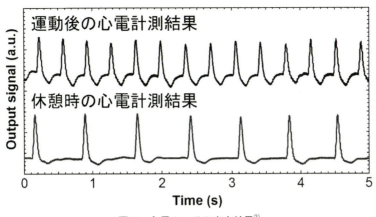

図7　心電センサの出力結果[2]

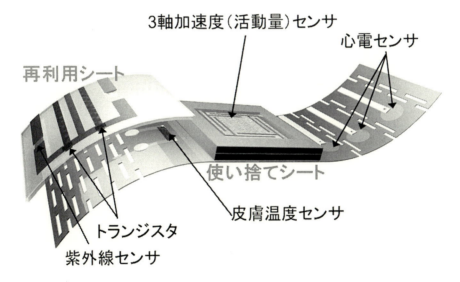

図8　第一段階のプロトタイプデバイスのイメージ図[2]

無線回路，電源などを使い捨てレベルの低価格作製することが困難である。そこで，本研究では，印刷形成による比較的低価格で形成可能なセンサは使い捨てシート，高価なデバイス（回路など）は，再利用する構造を提案している。ここで，使い捨てシートにセンサを形成する理由は，皮膚からの情報をできる限り正確に測定するため，極力皮膚に近い場所にセンサを設置する必要があるためである。

ここで問題となるのが，使い捨てシートと再利用シート間の電気接触である。既存のコネクターを用いる方法もあるが，新たなフレキシブルな電気接触の実現も今後必要不可欠な技術となる。そこで，そのコンセプトとして，液体金属を用いることを提案した（図9(a)）[2,5]。これは，固体金属間での物理的接触のみでは，図9(b)に示すようにフィルムの曲げ時に，電極接触間に歪

193

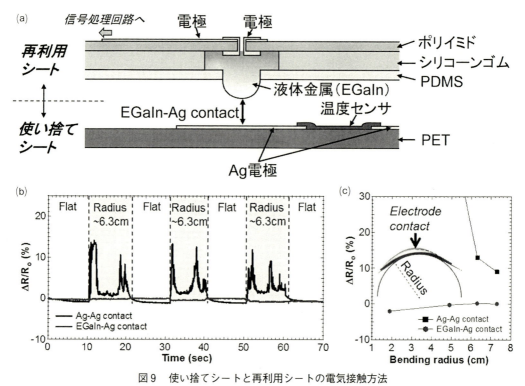

図9 使い捨てシートと再利用シートの電気接触方法
(a)液体金属(EGaIn)を用いたシート間電気接触のイメージ図[2]．(b)シートフィルムを曲げた際の接触抵抗の変化[5]．参考として液体金属を用いない Ag 電極接触による結果も示す．(c)シートフィルムの曲げの曲率半径に対する接触抵抗の変化率．参考として液体金属を用いない Ag 電極接触による結果も示す[5]．

みが生じてしまい，接触抵抗が不安定になってしまう．また今回用いた構造では，曲率半径6cm以下の曲げにおいて，電気的接触が壊されてしまった（図9(c)）．そこで，本問題解決に向け，液体の表面張力を用いることでフィルム曲げに生じる歪みに対しても安定した電気接触を提案した．詳細の構造は，図9(a)に示すように再利用シート側に小さな容器を形成し，その中に室温で液体であるガリウムとインジウムの合金（EGaIn）を充填する．その際，若干多めに充填することで図9(a)の概略図のようになる．使い捨てシートの電極は，印刷形成する Ag 電極を用いた．図9(b)に示すように，液体の表面張力により，フィルム曲げ時においても安定した電気接触が実現でき，また曲率半径2cm以下においても安定した電気接触が実現できた．接触抵抗については，我々の測定限界である0.1Ω以下であることを確認している．

電気接触やセンサなどの基礎的な解析後，実際に図10(a)に示すような絆創膏型デバイスを作製した．作製したデバイスは，皮膚温度センサ，心電センサ，活動量計測用加速度センサ，紫外線センサを集積し，また簡単なデモンストレーションとしてフレキシブルなトランジスタを再利用シートに作製し，液体金属と Ag 電極によるシート間接触により電気的に接続を行った．本デバイスを図10(b)のように胸に添付し，計測を行った．本開発では，センサに注目しており，信号処

第6章 センサデバイス開発

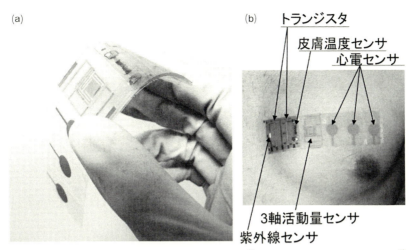

図10 (a)実際に作製したプロトタイプデバイス写真[2],(b)胸に添付したデバイス写真[2]

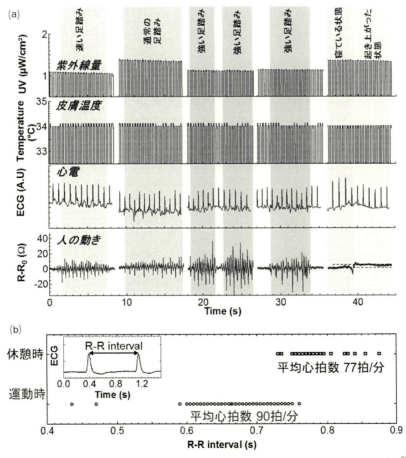

図11 (a)作製したデバイスによる紫外線量,皮膚温度,心電,人の動きの同時計測結果[2],(b)休憩時と運動時の心拍数変化[2]

理回路や電源などは集積されておらず，有線にてセンサを測定装置に接続し測定を行った。図11に「紫外線量」，「皮膚温度」，「心電」，「人の動き」の測定結果を示す。まず結果から，作製したデバイスによりそれぞれの情報をリアルタイム計測可能であることがわかった[2]。また得られた結果から，活動時と休息時の心拍数（R-R interval に対応）の結果を図11(b)に示す。結果から明らかなように，休憩時に比べ運動時では，平均心拍数が高い結果が得られている。これは一般的に良く知られている現象であり，その知見と一致する。このように健康状態の計測は人の動作状況により大きく変化するものであり，活動状態の計測なしでの健康状態計測は信頼性に乏しいことがわかる。

2.7 結言

本開発では，フレキシブルフィルム上に様々なセンサを印刷手法で形成する技術開発およびそのプロトタイプ開発を行ってきた。現状はまだデバイス動作の信頼性やサイズ，感度など様々な解析事項および改善事項がある。しかし，このような基礎技術の開発により，新たな課題を提起し，それを発展させることで，近未来の新たな電子デバイスが実現でき，同時に本デバイス実現による健康な社会の実現が可能となる。最後に，このようなフレキシブルデバイス技術は，今すぐに市場に大きく反映できるものではなく，まだ多くの研究開発が必要である。しかし，本分野において日本がリーダーとして進めるためには，企業の積極的な研究開発が必要不可欠であり，この場を借りて，その協力をお願いして，本稿の結びとする。

謝辞

本稿で紹介した健康管理デバイス開発は，日本学術振興会 科学研究費助成事業（科研費）および村田学術振興財団の研究費助成により行われた。また大阪府立大学の秋田成司教授，有江隆之准教授，学生の原田真吾氏，本田航氏，山本祐輝氏，金尾顕一朗氏，中田尚吾氏，蓮池佑哉氏，山本大介氏の協力により得られた成果であり，この場をお借りしてお礼申し上げます。

文　　献

1) http://survey.gov-online.go.jp/h28/h28-life/4.html
2) Y. Yamamoto, S. Harada, D. Yamamoto, W. Honda, T. Arie, S. Akita, K. Takei, *Sci. Adv.*, **2**, e1601473 (2016)
3) S. Harada, W. Honda, T. Arie, S. Akita, K. Takei, *ACS Nano*, **8**, 3921 (2014)
4) K. Kanao, S. Harada, Y. Yamamoto, W. Honda, T. Arie, S. Akita, K. Takei, *RSC Adv.*, **5**, 30170 (2015)
5) S. Harada, T. Arie, S. Akita, K. Takei, *Adv. Electron. Mater.*, **1**, 1500080 (2015)

3 紡績性MWCNTを用いた衣類型ウェアラブルモーションセンサ

鈴木克典*

3.1 はじめに

　ゴムのように伸縮し，その伸縮量に応じて電気抵抗がリニアに変化する「薄型ストレッチャブル動ひずみセンサ」を開発した。このセンサはカーボンナノチューブ（Carbon nanotube, CNT）とエラストマー素材からなり，薄いシート状の形態をしている。導電性とともにゴムのように大きな伸縮性があり，伸縮量に応じて電気抵抗が変化する特性を有するため「伸縮で生じる電気抵抗変化」を変位センサ機能とすることができる。この変位センサを，肢体に装着するサポーターやトレーニングウエアのような衣類に一体化させ，これを人間が着用することで，人間の動作情報をリアルタイムにモニターすることが可能になる。

　モバイル機器が普及するにつれ，最近では「メガネ型」や「時計型」などの装着型デバイス（ウェアラブルデバイス）が注目を集めている。しかしながら，多くのウェアラブルデバイスは，シリコンプロセスベースの加速度センサ，圧力センサ，ジャイロスコープなどの固いデバイスで実現されているのが現状であり「装着違和感」による普及の妨げになっている。ウェアラブルデバイスの可能性をさらに拡張させるために，これらのデバイスの次は，より肌に近い体表デバイスである衣類や布などの素材と組み合わせる「衣類型」に進化し，文字通りのウェアラブルになっていくと予想されている[1]。なぜなら，日常的に着用する衣服ベースのデバイスであれば，装着感がほとんど気にならず，「衣類を着る」という日常的な行為により多くの人に受け入れられる可能性が高いと考えられるためである。

　本稿では「薄型ストレッチャブル動ひずみセンサ」の構造，動作原理，特徴・特性を述べるとともに，人間の動きを検知する「衣類型ウェアラブルモーションセンサ」としての応用提案および具体的な応用事例について紹介する。

3.2 薄型ストレッチャブル動ひずみセンサの概要

　ピエゾ抵抗素材は外力を加えて伸縮させると，ある範囲でその電気抵抗値が増減する。したがって，ひずみが生じる測定対象物にせん断剥離やずれることなく強固に接合しておけば，測定対象物の伸縮に応じてピエゾ抵抗体が伸縮し電気抵抗値が変化する。一般にひずみゲージと呼ばれるものは，この電気抵抗変化によりひずみ，いわゆる「変位」を測定するセンサである。抵抗変化型のひずみセンサは，フレキシブルなもの，伸縮可能なものの大きく2つのタイプに分けることができる。最も一般的なひずみセンサである金属ひずみゲージは，薄い電気絶縁物のベースの上に格子状の抵抗線またはフォトエッチング加工した抵抗箔を形成し，端部に電気信号のリード線を付けたものでありフレキシブルなものに分類される。フィルム状のため，平坦あるいは屈

＊　Katsunori Suzuki　ヤマハ㈱　研究開発統括部　第2研究開発部　素材素子グループ　グループリーダー

曲した測定対象物の表面に接着することで，最大で5％までの比較的小さなひずみの計測に広く使用されている。一方，伸縮可能なひずみセンサは，高分子と導電フィラーの複合素材から形成され，素材の組み合わせにより多くの種類が存在している[2]。金属ひずみゲージは金属抵抗線の幾何寸法の変化がもたらした電気抵抗変化を利用するのに対し，高分子ベースのひずみセンサは，ひずみによる導電経路の構造変化による電気抵抗変化を利用する点で原理が異なると言える。

複合化される導電フィラーとしては，カーボンブラック（Carbon Black, CB），グラファイト，シングルウォールカーボンナノチューブ（Single-walled carbon nanotubes, SWCNTs），マルチウォールカーボンナノチューブ（Multi-walled carbon nanotubes, MWCNTs）などのカーボン系素材や銀，銅などの金属微粒子，金属ナノワイヤーなどが用いられる[3~5]。

高分子ベースのひずみセンサは，金属ひずみゲージに比べて大きなひずみを計測できるが，ひずみに対する抵抗変化の線形性が低い，感度が低い，初期抵抗値への回復が遅いなど不利な要素を含んでいる。

最近，配向したSWCNTとポリジメチルシロキサン樹脂（Poly-dimethylsiloxane, PDMS）[6]，MWCNTフォレストとポリウレタン樹脂（Polyurethane, PU）[7]から形成された新しいタイプの低弾性伸縮ひずみセンサが報告された。これらのひずみセンサは，高伸長率すなわちひずみ100％を超える大きなひずみを計測できるが，ひずみに対する抵抗変化の線形性が低く感度が低いため，さらなる改良が必要である。ひずみの値とは初期長さに対する変位率であり，(1)式で表される。

$$\varepsilon = (L-L_0)/L_0 = \Delta L/L_0 \tag{1}$$

ここで，L_0は初期の長さ，Lは伸長時の長さ，ΔLは初期の長さに対する伸長時の長さの変化量，εはひずみである。例えば，初期の長さの2倍に伸ばした時，ひずみは100％となる。ひずみセンサの感度を表す係数はゲージファクター（Gauge Factor, GF）と呼ばれ，(2)式で表される。

$$GF = \frac{\Delta R/R_0}{\Delta L/L_0} = \frac{\Delta R/R_0}{\varepsilon} \tag{2}$$

ここで，R_0は初期電気抵抗，ΔRは電気抵抗の変化量である。GFの値が大きいほど高感度なセンサである。金属ひずみゲージに用いられている銅・ニッケル系やニッケル・クロム系合金では，ほぼ$GF=2$である[8]。一方，文献6,7)のひずみセンサのGFは1以下であり，金属ひずみゲージに比べると低い値である。また，数％の比較的小さなひずみに関しては高速レスポンス性が確認されているが，数十％を超える大きなひずみに対する高速レスポンス性が確認されていない。さらにインダストリーへの展開や実用性を考慮すると製造プロセス面で大きな課題が顕在している。

また，GFが非常に高い超高感度センサも報告されているが[9~16]，感度が高すぎると検出信号

第6章 センサデバイス開発

の振幅が過度に大きくなり,センシングシステムの要求ダイナミックレンジが大きくなったり,外部ノイズの影響を受けやすくなったりするため実用的とは言えない。すなわち,ひずみ変化量に見合う適切な感度と応答性,また検出電気回路システムの整合性(マッチング)を同時に満たす必要がある。これらを満たすセンサは今までなかった。

一方,エラストマーの静電容量変化による伸縮センサが報告されている[17~26]。表裏に伸縮しても電気抵抗が変化しない電極が配置されたエラストマーシートのポアソン変形により,電極間の厚さや面積が変化することに応じて電極間の静電容量が変化することを利用する。電気抵抗変化型の伸縮センサに比べて,優れた過渡応答性やドリフト特性を備えているが,環境変化やノイズに強い均一な特性を持つエラストマー素材や,伸縮しても電気抵抗が変化しない電極の選定,センサ本体や配線のシールド対策などまだまだ課題が多い。

本稿で紹介する新規薄型ストレッチャブル動ひずみセンサ(以下,伸縮ひずみセンサ)は,ひずみによる電気抵抗変化を検出するセンサである。100%以上の大きなひずみを検出可能であり,ひずみに対する電気抵抗変化のリニアリティが高い。また,GF が金属ひずみゲージと比較して数倍大きく適度に高感度である。さらに,比較的大きなひずみに対しても高速レスポンス性が良く,繰り返し耐久性,すなわちロバスト性が高いといった優れた特徴を持つ。また,ひずみによる電気抵抗値の変化が数kΩ~数十kΩまでの比較的高電気抵抗領域で起こるため,外力による配線抵抗の変化など外部ノイズに強いことも実用上大きな特徴である。さらに量産性を考慮した製造プロセス,形状の自由度が高いことから実用性も高いと言え,多くのアプリケーションへの展開が期待される。

3.3 製造プロセス,構造,動作原理

伸縮ひずみセンサは,長尺紡績MWCNT配向シート(以下CNTシート)[27,28]と弾性樹脂の複合構造体である。CNTシートは基板上に垂直に配向成長させたMWCNTアレイからドライスピニング(乾式紡績法)と呼ばれる製法で得ることができる。ドライスピニングとは,MWCNTアレイの端部から水平方向にCNTが次々と引き出される現象であり,基板上に三次元的に成長しているMWCNTを二次元ネットワークに形成した「MWCNTウェブ」という結合体に変換するプロセスである[29~31]。MWCNTウェブをドラムに巻き取り積層させた後,一端を切断し平面に展開することでCNTシートを得る[28]。実際にMWCNTウェブをドラムに巻き取っている様子とドラムから展開したCNTシートを図1(a),(b)に示す。CNTウェブの巻き取り層数を変えることで,CNTシートの電気抵抗値を調整することができる。

伸縮ひずみセンサはガラスなどの平滑な基板上にCNTシートを伸縮方向と平行の方向に配向するように設置し,弾性樹脂を含浸・複合化させるプロセスで製造する。弾性樹脂には低弾性かつ低損失の特性を併せ持つゴム性状の「エラストマー樹脂」を用いた。エラストマー樹脂は,被着材への接着のし易さ,耐久性,耐加水分解性,耐薬品性を考慮し,ポリカーボネート系ウレタン樹脂(Polycarbonate-urethane, PCU),およびPTMG系ウレタン樹脂(Poly tetramethylene

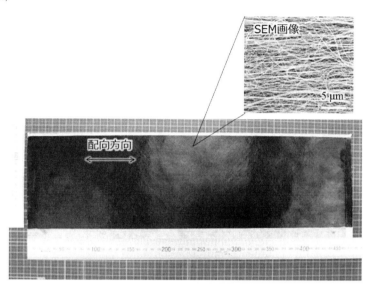

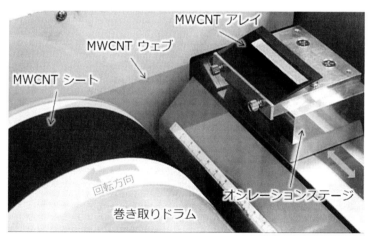

図1 CNTシート
(a) CNTシートの外観と走査型電子顕微鏡(Scanning Electron Microscope, SEM)画像, (b) CNTアレイからドライスピニングによりCNTウェブをドラムに巻き取っている様子

ether glycols, PTMG)を用いている。

　図2(a), (b)に示すように, 伸縮ひずみセンサは, 基板から任意の形状に切り出すことが可能でありサイズの自由度が高いこと, 薄く, 軽く, ストレッチャブルであることが大きな特徴である。また, 大面積のCNTシートを用いることでスケールアップが可能であり, 量産プロセスへの移行も容易であると言える。伸縮ひずみセンサの破断伸度は500％以上, 弾性率は2〜5MPa, 損

第6章 センサデバイス開発

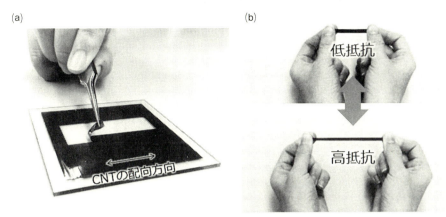

図2 伸縮ひずみセンサの外観と特徴
(a)基板から切り出している様子,(b)薄く,軽く,ストレッチャブルである特徴

失正接tanδは常温で0.1以下である。

図3に伸縮ひずみセンサの構造を示す。伸縮ひずみセンサは,CNTシートが有するCNT繊維束の配向方向と電極配設方向とが同一方向であり,複数のCNT繊維からなるCNT繊維束の周面がエラストマー樹脂層によって被覆・複合化されている。CNT繊維束周辺のエラストマー樹脂は,スピンコーターを用いて数十μmの厚さに形成した。デバイスの収縮過程の挙動を安定させるため,CNT繊維束周辺のエラストマー樹脂とは別に,弾性アシスト樹脂層を設けている。弾性アシスト樹脂(active layer)の弾性率は100%モデュラス(modulus)で2～3 MPaである。

3.4 センサの特性
3.4.1 静的特性,動的特性

図4に伸縮ひずみセンサの性能評価ブロック図を示す。伸縮ひずみセンサの両端部を万能試験機にクランプし,電極部に定電流を流し,ひずみによる出力電圧の変化から電気抵抗変化を算出した。同時に万能試験機からの変位信号をひずみに換算し記録した。サンプリング速度は1 msec(1 kHz)とした。伸縮ひずみセンサを可変抵抗とみなせば,出力電圧の変化は次式で表すことができる。

$$V_{out} = I_{set} \times R_{sensor} \tag{3}$$

図5(a)に上記評価系にて測定した伸縮ひずみセンサのひずみに対する電気抵抗変化の繰り返し特性例を示す。伸縮ひずみセンサのサイズは,幅5 mm,ゲージ長さ10 mmのものを用いた。変位量は0～10 mmすなわちひずみは0～100%,ひずみ印加速度は1 mm/minとした。電流値は0.5 mAとし,測定環境は20℃一定とした。グラフは,伸長－収縮をそれぞれ10回連続で実施した結果である。ひずみに対する電気抵抗変化の線形性が高く,GFは10以上であり高感度である

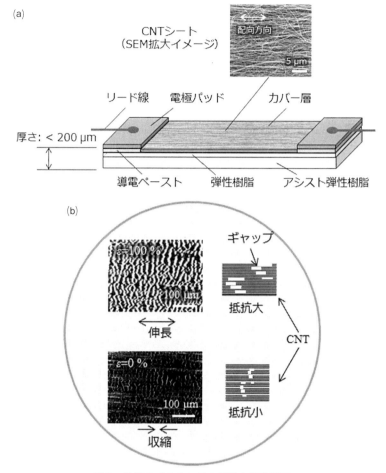

図3 伸縮ひずみセンサの構造と動作原理
(a)断面図, (b)動作原理

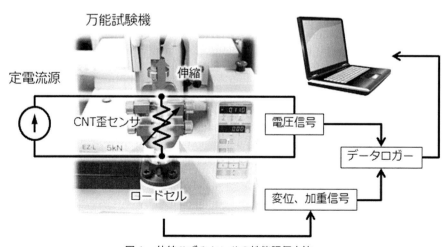

図4 伸縮ひずみセンサの性能評価方法

第6章 センサデバイス開発

ことがわかる。

初回の伸長時はCNT繊維束の開裂が形成されるため，2回目以降と挙動が異なるが2回目以降は安定化していく。図5(a)の挿入図はヒステリシス効果を模式的に表したものである。電気抵抗値が初期値に回復しないのは，初回のCNT繊維束の開裂により導電経路が減少したためである。また，2回目以降は5～10%程度の低ひずみ領域において電気抵抗変化の感度が低い。これは弾性樹脂の応力緩和に起因し，弾性樹脂が短時間では初期寸法に完全回復しないためであると考えられる。したがって，実使用時は，予め10%以上のプリテンションを印加しておくことで，この現象を防ぐことができる。

また，伸長時から収縮時に移行する過程において電気抵抗が急激に低下し伸長時の経路を辿らない現象，すなわちヒステリシス挙動が確認された。これは伸長により弾性樹脂を構成する高分子鎖が緊張状態にある状態から収縮領域に入る局面において高分子鎖による張力が急激に緩和され，伸縮ひずみセンサ内部の応力が急激に緩和されるためであると考えられ，結果としてCNT-CNT間の導電パスが急激に増大し，電気抵抗が低下するためであると推測される。

図5(b)に伸縮ひずみセンサのひずみに対する電気抵抗変化の過渡応答性例（静的特性）を示す。伸縮ひずみセンサのサイズは，幅3 mm，ゲージ長さ10 mmのものを用いた。伸縮センサは引張り速度9.5 mm/minでひずみ約100%まで伸長させ，その後550 sec維持した。ひずみ印加を停止した後，僅かなオーバーシュートが観察されるものの，その後はフラットな電気抵抗値を保てており，良好な過渡応答特性および静的特性を備えていることがわかる。

図5(c)に伸縮ひずみセンサのひずみに対する電気抵抗変化の動的特性の例を示す。伸縮ひずみセンサのサイズは，幅5 mm，ゲージ長さ10 mmのものを用いた。プリテンションを40%とし，ひずみを40～95%の正弦波で印加し，周波数は3 Hzとした。電流値は0.5 mAとし，測定環境は20℃一定とした。ひずみの時間変化に対して電気抵抗変化が良好に追従していることがわかる。さらなる高速応答性を確認したところ，同じひずみ印加条件において29 Hzまでの追従性を確認している。

3.4.2 繰り返し耐久性

図5(d)に伸縮ひずみセンサの繰り返し耐久性評価結果の例を示す。伸縮ひずみセンサのサイズは，幅3 mm，ゲージ長さは20 mmとし，プリテンションを5%とした。変位量は，1～6 mm，すなわち，ひずみ5～30%の繰り返しひずみを印加し，印加速度は10 mm/secとした。電流値は0.5 mAとし，測定環境は20℃一定とした。図5(d)から本試験条件においては，18万回以上の繰り返し耐久性が確認された。試験開始初期領域では時間経過に伴い僅かに電気抵抗が低下していく傾向が認められたが，次第に電気抵抗値は一定値に落ち着き，電気抵抗変化の再現性も高くなる。初期領域の電気抵抗低下はMullins効果による弾性樹脂の応力軟化[32,33]や弾性樹脂とCNT間の内部摩擦によりCNT同士の近接割合が増加するためであると推測される。すなわち，試験時間経過とともに伸縮ひずみセンサ内部のナノ構造が安定化し，電気抵抗変化挙動も安定する。以上の結果より，伸縮ひずみセンサは，非常に繰り返し耐久性が高いと言える。

ヘルスケア・ウェアラブルデバイスの開発

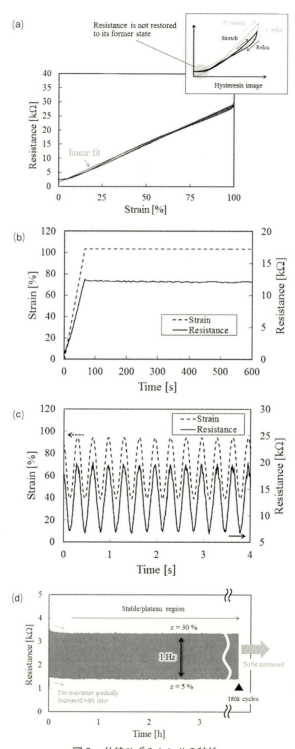

図5　伸縮ひずみセンサの特性
(a)繰り返しひずみ－電気抵抗変化特性，(b)過渡応答性（静的特性），(c)動的特性，(d)繰り返し耐久性

第6章　センサデバイス開発

CNT-CNTが接触離反を繰り返してもセンサの電気抵抗変化挙動が安定しているのは，CNTのネット状の結晶構造，すなわちしなやかで曲がっても折れにくい屈曲耐久性[34,35]が寄与していると考えられる。

3.5　センサの動作原理

図3(b)に示すように，伸縮ひずみセンサは，一対の電極を離反または接近させる方向（電極配設方向）に伸張または収縮すると，電気抵抗が変化することによりひずみを感知することができる。弾性樹脂基材の伸長によりCNT繊維束の連結部がランダムな個所で開裂（切断，離間）することでギャップを生じ電気抵抗が増加し，収縮により高速に再組織化して電気抵抗が元に戻る。そして，この現象には繰り返し性がある。電気抵抗値の変化は導電経路の変化に依存するが，CNT同士の物理的な接触あるいはCNT-CNTの近接によるトンネル効果に因る電子の移動である[36]。したがって電気抵抗値は隣接するCNTの相互接続量とCNT同士の距離によって決まる。

市販のMWCNTは短繊維長さがμmオーダーであるが，今回使用したMWCNTの短繊維の長さは300〜800 μmであり，桁違いに長尺である。長尺MWCNTを用いることで，伸長により生じたギャップ部分にもMWCNTが残存し，導電パスが残る。すなわち，伸縮ひずみセンサが伸長収縮する際の導電経路はCNT短繊維の長手方向にスライドするように変化する。また，ギャップがランダムに多く形成され，ギャップ間隔が狭小であることが通常の短繊維CNTや短繊維金属ナノファイバー，粒状や箔状の導電フィラーを用いたひずみセンサとは異なり，ひずみに対する電気抵抗変化の線形性が高い理由であると考えられる。図6にひずみ量による導電パス変化の動作イメージ図と透過光による実物の光学顕微鏡画像を示す。

3.6　伸縮配線技術

伸縮ひずみセンサを実用的な「衣類型ウェアラブルモーションセンサ」に仕上げるためには，センサと電気回路をつなげる配線にも伸縮性が要求される。着用時の伸縮性や快適性のみならず，着脱時の大きなひずみに対する耐久性も必要である。

素材としては，電気抵抗が低くデバイスとの接続処理が容易な金属線が望ましいが，通常の金属線は伸縮性が低いのに加え柔軟性に難があるため不向きである。そこでポリエステルやナイロンなどの一般的な合成繊維に銀めっきを施した導電繊維を用い，伸縮性配線を開発した。使用した銀めっき繊維は導電性を高めるため，短繊維状態で銀めっきを施した後に撚糸し長繊維化したものである。この銀めっき繊維をポリエステル繊維でカバリングした後，通常の衣類製造工程にてニット状に編み込み，伸縮性を付与した。

図7(a)に，この伸縮配線の拡大図を示す。図7(a)に示すように，この伸縮配線は非導電性の合成繊維と前述の銀めっき繊維とを並列にニット編み構造にしたものである。図7(b)，(c)に示すように，2本の並列伸縮導電部を有する伸縮配線の片端部へ発光ダイオード（Light Emitting Diode,

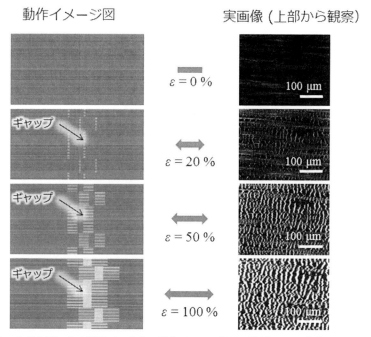

図6　ひずみ量による導電パス変化の動作イメージ図と透過光による実物の顕微鏡画像

LED）を導電性接着剤で接続し，もう一方の端部から数mAの電流を印加した．2倍伸長させても折りたたむように屈曲させてもLEDは点灯し続け，断線せず導電性があることがわかる．

また，図7(d)に示すように，導電繊維と非導電繊維を任意の間隔で編み込むことで，狭いピッチから広いピッチまでの多極配線を形成することができる．配線直交方向にも伸長するため，ピッチ間隔調整の自由度が高く，異方性導電接着フィルム（Anisotropic Conductive Film, ACF）を用いて容易にフレキシブル基板へ導電接続し，後段のデバイスとの接続が可能となる．

図8(a), (b)にこの伸縮配線のひずみと力の関係およびひずみと電気抵抗の関係を示す．伸縮配線のサイズは，幅2.5 mm，厚さ1.5 mmとした．図8(a), (b)から，100%伸長時の弾性率は約0.5 MPaであり，柔軟かつ伸縮による電気抵抗値変化が少ないことがわかる．伸長・収縮時の電気抵抗値変化が非常に少なく，電気抵抗値が安定するまでの時間が短いため定常的に導電特性が安定しており，センサなどの信号配線として広く利用できると言える．ニット状のため容易に衣類へ縫い付けたり，組み込んだりすることができ，着用時は柔軟で人体表面などへのフィット性が高く，着脱時の大きなひずみに対しても壊れにくく，「衣類型ウェアラブル配線」として適した形態である．なお，0⇔100%ひずみの繰り返し伸縮ひずみ印加試験において，1 Hz, 100万回以上の伸縮耐久性を確認している．

第6章 センサデバイス開発

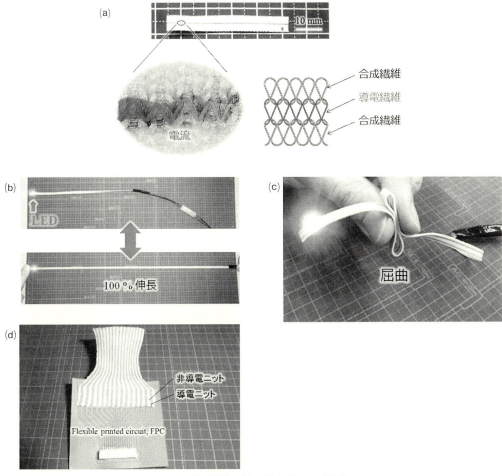

図7 導電伸縮配線の拡大図および外観
(a)拡大図, (b)2倍伸長させても断線しない様子, (c)屈曲させても断線しない様子,
(d)フレキシブル基板への多極配線接続

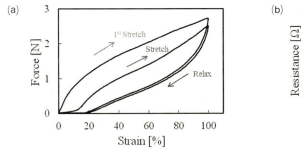 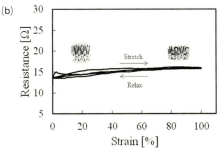

図8 導電伸縮配線の性能
(a)ひずみと力の関係, (b)ひずみと抵抗の関係

3.7 応用提案と応用事例
3.7.1 モーションセンシング

　人体の活動すなわち生体情報を正確に測定し，人体の所作を分析する人間情報学・行動認識技術が検討され，ユビキタスネットワーク・スポーツ・健康（ヘルスケア）・医療・リハビリ・ロボティクスなどへの応用が期待されている[37]。実際に，アスリートのトレーニング時の効果を定量的に計測する機器や，試合中の動態を分析する機器が活用され始めている。また，健康志向の高い一般消費者向けに心拍数，活動量，動作状態などを計測・蓄積して健康づくりに活用する機器がすでに流通しており，スマートフォンと連動したサービスが展開され始めている。すなわち，ウェアラブルデバイスは人間との親和性が高まるにつれ，人間の生体情報を活用する方向へと用途を広げている[38～40]。

　ヘルスケア産業とりわけ予防医療では健康の自己管理が基本であり，そのためのデバイスや支援システムが切望されている。キーとなる技術は，病院外での生体計測，検査技術ならびに蓄積した生体計測データの分析技術であると考えられる。このためには，生体情報を本人が負担を感じることがなく，非侵襲，無拘束，無意識のうちに屋内外で常時簡便に収集するセンサシステムが必要である[6,24,41～45]。本稿で取り上げた伸縮ひずみセンサは非侵襲，常時体着可能，あるいは衣類へ装着でき，人体の大きな動作に繰り返し追従し大きなひずみを検出でき，さらに繰り返し耐久性を具備した従来にない新しいひずみセンサとして非常に有効であると言える。

　現在，人体の動作を計測する方法としては画像技術を用いたモーションキャプチャー（Motion Capture）が主流であるが，この手法は機材が高価であり，カメラを用いることから光量や影などの制約により計測範囲が限られ広範囲の測定場所が必要，あるいはプライバシーの配慮を要する環境などでは不向きな点など多くの問題がある。そこで，伸縮ひずみセンサを用いたウェアラブルセンサシステムを用いることで，計測場所の限定がなく，目的に応じた人の部位の動作計測を行うことができる。伸縮ひずみセンサは，比較的高い電気抵抗領域で高感度に電気抵抗が変化するため，増幅回路など特別な回路を用いる必要がなく，配線電気抵抗などの外部ノイズに強いことも実用上大きな利点である。さらに，伸縮ひずみセンサはナノ構造の組織変化を利用しているため，高周波微振動も検出できる可能性が高く，一つのセンサでダイナミックレンジの広い様々な生体情報を計測・分析することにより，身体の状態や精神の状態といった高次の情報を抽出し，人間情報学・行動認識技術の発展に広く活用・貢献されることが期待される。

3.7.2 衣類型ウェアラブルモーションセンサ

　伸縮性の衣類，すなわちコンプレッション生地に伸縮ひずみセンサと前述した伸縮配線を組み込んだアームカバーを試作した。人間に装着した状態を図9に示す。人間の皮膚は非常に柔軟であり，表面の弾性率は1 MPa以下[46]，伸長量は3～55％[47]と言われている。伸縮ひずみセンサの弾性率は先述したように2～5 MPaであり，皮膚よりもやや高いが，非常に薄いため体表面の形状に良く追従する。

　図9に示すように，試作したアームカバーには肘関節を中心に曲げ伸ばしにより伸縮する方向

第6章 センサデバイス開発

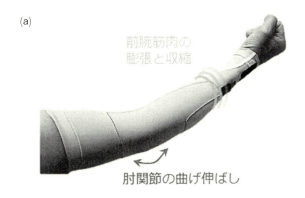

図9 伸縮ひずみセンサ付アームカバーの装着例
(a)外観図, (b)センサ取り付け位置

と前腕部の周径方向の2ヶ所に伸縮ひずみセンサが配設されている。各センサは伸縮配線端部と電気的に接続されている。肘関節の曲げ伸ばしの動きを検出することができるとともに，筋肉の膨張収縮による前腕部への力の入れ具合といった従来計測が困難であった人間の体表面の動きを検知することが可能である。

スポーツやダンス，あるいは楽器演奏などの分野において，従来の習熟法や指導法では，自己の体表面の状態を客観的に評価することが困難であった。身体動作において，熟練者は無駄のない滑らかな動きを見せるが，初心者はぎこちなく余分な力を入れている印象を受けることが多い。熟練者は力を入れるタイミングにメリハリがあり，効率よくエネルギーを伝達しているのに対し，初心者は常に力みがちで，これが動きの邪魔をしていると考えられる。そのため，「力を入れるべきところで力を入れるため」に「いらないところで力を抜く」，すなわち連続する動作の中で「適宜，脱力すること」が上達・熟練するためには非常に重要であると言える。筋肉の膨

張収縮による力の入れ具合を検知することで，緊張状態を定量的に把握し「脱力誘導」のタイミングを体得し，スポーツやダンス，あるいは楽器演奏を上達に導くことが可能となるだろう。

3.7.3 動作認識

人体の自然な動作を容易に検出する試みとして，人体の胴部に装着するサスペンダ型デバイスを試作した。図10(a)にその外観を示す。一対のベルトが左右の肩に巻回するよう構成され，左右のベルトそれぞれに配設された伸縮ひずみセンサによって肩周辺の動きを検出し，人体の左右方向の動きと上下方向の動きをともに検出することが可能となる。

ほとんどの人体の動作は左右の肩から初動するため，一対の伸縮ひずみセンサによって左右の肩の動きを検出することで人体の全体的な動作の検出をより正確に行うことができる。例えば，

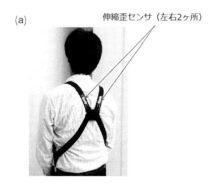
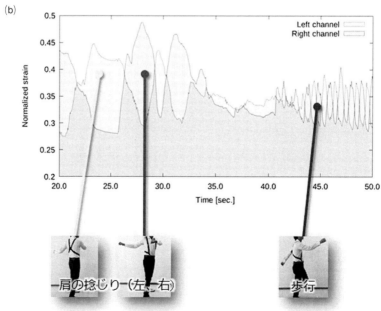

図10 人体の胴部に装着するサスペンダ型デバイス
(a)外観，(b)各種動作の出力信号データ例

第6章 センサデバイス開発

「肩の捻り動作（上肢の捻じり動作）」，「歩容」などの検出が容易かつ確実となり，これにより動作の識別や動きの大きさなどの検出精度を向上することができる。図10(b)にセンサから検出された各種動作の出力信号データ例を示す。また，基準状態に対する一対の伸縮ひずみセンサの同一的な出力変化を比較することで「背筋の前後傾斜」，いわゆる「猫背状態」の検出も可能なことが確かめられている。今後，様々な動作パターンから検出されるデータを蓄積し，機械学習などを通じてデータを意味づけさせていくことで，4.7.1項で述べた「人体の所作を分析する人間情報学・行動認識技術」へ寄与し得ると考えられる。

3.7.4 呼吸計測

胸部や腹部の周径方向に伸縮するように伸縮ひずみセンサを配設するベルト型デバイスを用いることにより，呼吸による胸部や腹部の膨張収縮の周長変化から呼吸計測などへの応用が期待できる。睡眠時や活動時における呼吸の深さやリズムをリアルタイムで計測することにより，医療分野では睡眠時無呼吸症候群のスクリーニング，居眠り防止，あるいは心拍や体動と呼吸の波形データから突発的な病気の把握などへ役立てることが期待される。また，様々なスポーツトレーニングや，ヨガなどのリラクゼーション分野における効果的な呼吸法の体得への応用も期待される。その際，身体への装着性や拘束力をいかに小さく仕立てるかが重要である。図11(a)に試作した呼吸計測用ベルトを胸部に設置した例を示す。ベルトは伸縮センサが配設される鳩尾付近のみが伸縮する素材，その他の部分は伸縮しない素材から形成される。息を吸い込み胸部が膨張すると伸縮センサが伸長し，センサ抵抗値が上昇する信号が検出される。柔軟な素材のみから形成されるため，身体に密着し，拘束感はほとんど感じないことが確かめられている。

図11(b)に静止した状態での呼吸動作による伸縮ひずみセンサから検出された信号データを，図11(c)に急激な体動変化を伴うランニング動作時に検出された信号データを示す。図11(b)，(c)から静止時，ランニング時ともに呼吸計測が可能なことがわかる。図11(c)に示すように，ランニング動作時は，呼吸による低周波の大きな振幅と体動による高周波の小さな振幅が重畳された波形データが得られており，それらを明確に区別することができる。

3.7.5 ロコモーショントレーニング向けサポーター

近年，高齢者の筋力低下に伴った運動能力の衰え，いわゆるロコモティブシンドローム（運動器症候群）が問題視されている[48~50]。ロコモティブシンドロームとは，骨や関節，筋肉などの体を支えたり動かしたりする運動器の機能が低下し，要介護や寝たきりになる危険性をはらんでいる症候をいう。特に下肢の運動機能が衰えると，些細なことで転倒して骨折などにより寝たきりになることが少なくない。そこで，高齢者の体力に合わせて無理なくできる下肢の筋力および運動能力を維持または改善するためのロコモーショントレーニングと呼ばれる運動が推奨されている[51]。

ロコモーショントレーニングでは，例えば片脚立ち，かかと上げ，スクワットなどの軽い運動を定期的に行うが，適切な動作で行わなければトレーニング効果が低くなってしまう。例えば，スクワットでは，大腿の筋肉を使って膝がつま先から前に出ないように膝を曲げて腰を落とすこ

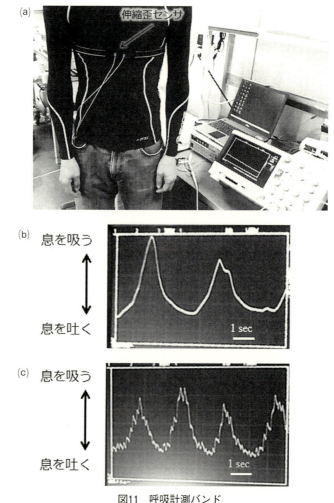

図11 呼吸計測バンド
(a)外観とセンサ位置，(b)静止時の呼吸計測データ例，(c)ランニング時の呼吸計測データ例

とが重要であるが，運動能力が衰えた高齢者は筋肉を使わないような動作で膝を前方に突き出すように曲げて腰の位置を下げるだけの運動となりやすい。

そこで，ロコモーショントレーニングにおける運動が正しく行われているか否かをデータとして定量的かつ客観的に確認することができれば，第3者が適切な運動を容易に指導することができ，運動をしている本人も正しい動作を身に付けることができる。結果として，寝たきり防止，さらには，高齢者医療費の抑制といった効果が期待される。

ところで，人体の動きをセンサで検出してデータ化することによって科学的に解析可能とする種々の試みがなされている[52,53]。中でも，足の動きを検出する方法としては，足の裏に圧力センサを配設して足圧を検出する方法[54〜57]や，足の各部に例えば加速度センサ，ジャイロセンサな

第6章 センサデバイス開発

どのモーションセンサを配設して，各部の動きを検出する方法が提案されている[58~61]。それらのセンサは，歩行やランニングなどの比較的動作が大きい運動を検出するのであれば十分な検出精度を有するが，微細な動作や緩慢な動作，あるいはその場に留まって行う静止動作・静止状態を正確に検出することは困難である。そこで，伸縮ひずみセンサを伸縮衣類に組み込み，足の緩慢な動作や静止動作・静止状態を検出できる足運動検出サポーターを試作した。図12にその外観と伸縮ひずみセンサの取り付け位置および各種運動動作を検出した際の取得データを示す。

図12(a)に示すように，足運動検出サポーターは，足の裏および甲間に掛け渡すよう環状に装着

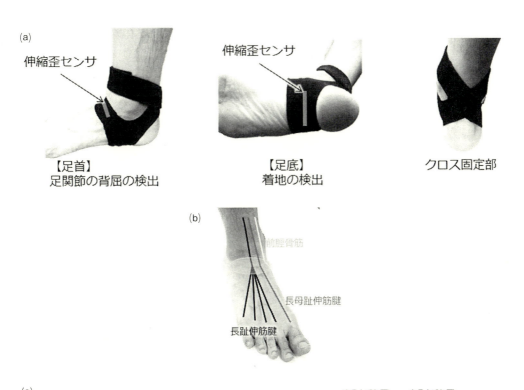

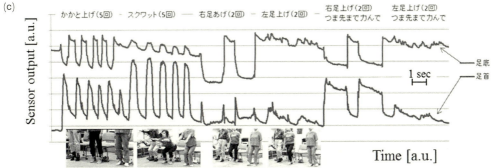

図12 足運動検出サポーター
(a)外観とセンサ位置，(b)作用する伸筋の説明，(c)ロコモーショントレーニング動作の異なる運動により検出された信号例

213

される伸縮可能な基帯を使用するので，足への装着が容易であるうえセンサの位置ずれが起きにくい。また，この基帯が下肢の運動に伴って変化する足の形態に応じて伸縮するので，基帯の伸縮を検出することで足の形態変化をそれが緩慢な動作によるものであっても比較的正確に検出することができ，足の形態に基づいて静止動作を検出することもできる。具体的には，図12(b)に示すように足首の前面に配設された伸縮ひずみセンサにより伸筋である「長趾伸筋腱」および「長母趾伸筋腱」の動きによる足関節の背屈状態を検出し，足裏に配設された伸縮ひずみセンサにより足の着地を検出する。2つの伸縮ひずみセンサからの信号に基づき，各種ロコモーショントレーニング動作の正確性を把握，判別することができる。図12(c)にロコモーショントレーニング動作の異なる運動により伸縮ひずみセンサから検出された「右足のみの信号例」を示す。異なる運動動作により特有の信号が検出されていることから，取得データによる動作分離が可能になるとともに，その信号の大きさにより，トレーニング時の負荷度合を定量的に把握できる可能性を示唆している。今後は被験者の数を増やし，データの信頼性と効果のエビデンスを蓄積しフィードバックをかけて改良し，より完成度が高いものに仕上げていく予定である。

3.7.6　データグローブとその活用

指関節の細かい動きは，影になる部位が多く，モーションキャプチャー（Motion Capture）などの画像方式で捉えることは困難なことが多い。そのため，データグローブと呼ばれる手袋型デバイスが用いられている。データグローブは，人間の手に装着し手指の細かな動きを検知して，その電子データを取得することができる。一般にデータグローブは手や指の動作をパソコン上に表現する，いわゆる仮想現実（バーチャルリアリティ Virtual Reality, VR）や拡張現実（オーグメンテッド・リアリティ Augmented Reality, AR）における研究分野，アニメーション（Animation）・コンピューターグラフィクス（Computer Graphics, CG）制作分野，人間工学研究分野などで大きな成果が得られている[62〜65]。

市販されているデータグローブは，フィルム状の抵抗変化型の曲げセンサや光ファイバ型の曲げセンサが手袋外面の指関節部に沿うように配設され，手の「自然な動き」を電気信号として出力する。上市以来，素材の伸縮性や軽量性など様々な改良が加えられ優れた装着感を謳っているが，曲げセンサの縫製による組み込みによって生じる突っ張り感，長時間の使用時の手指の蒸れなど，さらなる改良が望まれている。

そこで，薄手のコンプレッション生地を用いた手袋を試作し，生地表面の指関節位置に伸縮ひずみセンサを組み込み，装着感のほとんどないデータグローブを試作した。先述した導電ニット伸縮配線をコンプレッション生地上に適宜配置し，伸縮ひずみセンサ端部と導電接続した。図13(a)にその外観を示す。

試作したデータグローブを評価するため，繊細な指使いが必要とされるピアノ演奏時の「運指動作」の検出を試みた。複数のピアニストを通じ，演奏動作を妨げることがないような生地の選定および手袋構造，ならびに手指動作を独立して検出するためのセンサ長さや伸縮配線の配置・位置などを最適化している。また長時間の演奏による手指の蒸れについても通気性に優れた生地

第6章 センサデバイス開発

を用いることで対策できた。伸縮ひずみセンサは，各指のMP関節（Metacarpophalangeal joint）とPIP関節（Proximal interphalangeal joint）に各々組み込まれ，それぞれの関節の曲がり具合を独立に検出することができる。各指関節が曲がると伸縮ひずみセンサが伸長し電気抵抗が上がり，伸ばすと伸縮ひずみセンサが収縮し電気抵抗が下がる。

一般に，プロのピアニストは，アマチュアのピアニストに比べ適度に脱力し，指の曲がりが少なく滑らかな運指動作をしている。また，演奏スピードが速くなるにつれて，その差は顕著になっていくという結果が得られている[66,67]。

伸縮ひずみセンサを組み込んだデータグローブをピアニストが装着し，演奏をした際の運指動作を計測した。動画とリンクさせ映像と運指動作データを比較することで，各指関節の動きをリアルタイムで忠実に捉えていることを確認した。図13(b)に1音階全音の「上行」，「下行」をピア

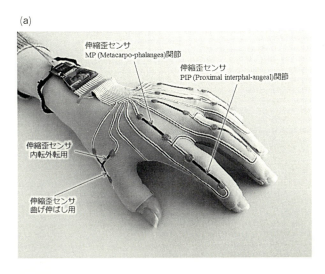

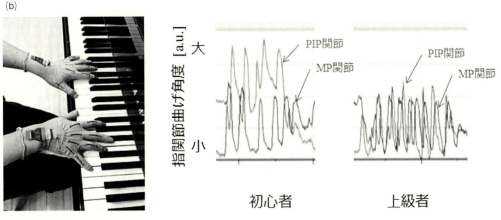

図13 伸縮ひずみセンサを組み込んだデータグローブ
(a)外観とセンサ位置，(b)ピアノ演奏時の指の屈曲（運指）を計測したデータ

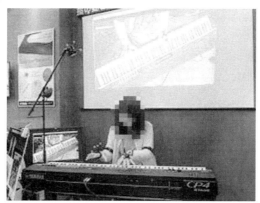

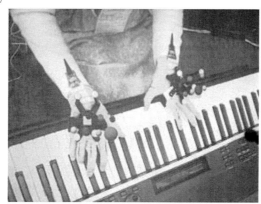

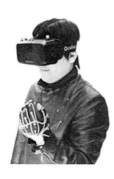
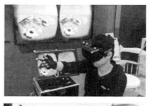
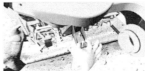

図14 (a)データグローブを装着したピアニストが演奏している指の動きをリアルタイムでディスプレイに反映しているデモの様子，(b)ディスプレイ上に指の関節の曲がり具合をポリゴンの球の大きさで表示，(c)データグローブを装着し，仮想空間内でポリゴン化された手指を操り自動車部品の分解／組み付けをしている様子

ノ初心者（amateur）と上級者（professional）が演奏した結果を示す。図13(b)のグラフは，ピアノ演奏時の人差し指のPIP関節，MP関節の曲がり具合を表している。図13(b)の結果から，初心者に比べ上級者は，指関節の曲がりが小さく滑らかな運指ができていることがわかる。今後，各指の連動性や独立性といった繊細な運指動作を解析し，楽器演奏評価・解析ツールや，演奏指導ツールへの応用，音楽家の疾患であるミュージシャンズジストニアの早期発見に関する研究[68]などへの活用を進めていきたい。

初段の試みとして，図14(a)，(b)にピアノの演奏時に，演奏者の手元を写した映像上にそれぞれの指の関節に対応したポリゴン球をリアルタイムでスーパーインポーズ表示するARシステムを構築した。この球体の大きさは指の各指関節の曲げの大きさに応じて変化し，演奏者の鍵盤を弾く「運指」状態をリアルタイムで把握する指標となる。

他の応用事例として，図14(c)にVR応用の可能性を示す。仮想空間内でポリゴン化されたアバター手指を操り，デジタルデータ化された自動車の部品を組み付けたり分解したりするシミュレーションシステムを試作した。これにより製造業において設計の早期段階で「人が介在する部品組み付け評価」が可能になり，開発や設計と生産技術が連携し合うためのツールとなり得ると思われる。すなわち，技術・品質要件・コスト要件などメーカーが製造に関わる検討を事前に実施するコンカレントエンジニアリングに貢献することができるようになるだろう。

さらに，上述した案件以外にも，従来データグローブの装着感により使用が敬遠されていた分野・領域において，「指の動きを検知・可視化する新たなテクノロジー」として，様々な応用が期待される。

3.8 おわりに

長尺紡績MWCNT配向シートと弾性樹脂から形成されるユニークな「伸縮ひずみセンサ」およびこれを用いた「衣類型ウェアラブルモーションセンサシステム」を紹介した。小さなひずみから大きなひずみを静的・動的に検出することができ，薄く，軽く，様々な形状に加工できることから，従来困難であった複雑な形状物，衣類や体表面などに貼り付けることで新しい価値を持った「センサシステム」や「サービス」を創出できる可能性を示唆した。

ポストスマートフォン市場として大きな注目を集めているウェアラブルデバイスであるが，一過性の流行に終わらず，社会に受容され，定着して私たちの生活をより一層豊かに変えられるようにしていきたい。そのため，常にユーザー視点・価値を意識し，様々な業種と連携した開発を継続し多くの場面でこの技術が活用されることを目指していきたい。

文　　献

1) V. Kaushik, J. Lee, J. Hong, S. Lee, S. Lee, J. Seo, C. Mahata, T. Lee, *Nanomaterials*, **5**(3), 1493 (2015)
2) B. Hu, W. Chen, J. Zhou, *Sens. Actuators B Chem.*, **176**, 522 (2013)
3) J. Zou, Z. Yu, Y. Pan, X. Fang, Y. Ou, *J. Polym. Sci. B Polym. Phys.*, **40**, 954 (2002)
4) L. Wang, T. Ding, P. Wang, *IEEE Sens. J.*, **9**, 1130 (2009)
5) T. Yasuoka, Y. Shimamura, A. Todoroki, *Int. J. Aeronaut. Space Sci.*, **14**, 146 (2013)
6) T. Yamada, Y. Hayamizu, Y. Yamamoto, Y. Yomogida, A. Izadi-Najafabadi, D. N. Futaba, K. Hata, *Nat. Nanotechnol.*, **6**, 296 (2011)
7) M. K. Shin, J. Oh, M. Lima, M. E. Kozlov, S. J. Kim, R. H. Baughman, *Adv. Mater.*, **22**, 2663 (2010)
8) K. Arshak, R. Perrem, *Sens. Actuators A Phys.*, **36**, 73 (1993)
9) A. P. Sobha, S. K. Narayanankutty, *Sens. Actuators A Phys.*, **233**, 98 (2015)
10) X. Liao, Q. Liao, X. Yan, Q. Liang, H. Si, M. Li, H. Wu, S. Cao, Y. Zhang, *Adv. Funct. Mater.*, **25**, 2395 (2015)
11) R. Rahimi, M. Ochoa, W. Yu, B. Ziaie, *ACS Appl. Mater. Interfaces*, **7**, 4463 (2015)
12) S. Soltanian, A. Servati, R. Rahmanian, F. Ko, P. Servati, *J. Mater. Res.*, **30**, 121 (2015)
13) J. Kost, M. Narkis, A. Foux, *Polym. Eng. Sci.*, **23**, 567 (1983)
14) J. Zhou, Y. Gu, P. Fei, W. Mai, Y. Gao, R. Yang, G. Bao, Z. L. Wang, *Nano Lett.*, **8**, 3035 (2008)
15) X. Wang, X. Fu, D. D. L. Chung, *J. Mater. Res.*, **14**, 790 (1999)
16) S. V. Anand, D. Mahapatra, *Smart Mater. Struct.*, **18**, 045013 (2009)
17) D. P. J. Cotton, I. M. Graz, S. P. Lacour, *IEEE Sens. J.*, **9**, 2008 (2009)
18) S. Rosset, B. M. O'Brien, T. Gisby, D. Xu, H. R. Shea, I. A. Anderson, *in Proc. SPIE 8687* (Ed: Y. Bar-Cohen), SPIE, Bellingham, WA, USA, 2F (2013)
19) B. O'Brien, T. Gisby, I. A. Anderson, *in Proc. SPIE 9056* (Ed: Y. Bar-Cohen), SPIE, Bellingham, WA, USA, 905618 (2014)
20) D. J. Cohen, D. Mitra, K. Peterson, M. M. Maharbiz, *Nano Lett.*, **12**, 1821 (2012)
21) L. Cai, L. Song, P. Luan, Q. Zhang, N. Zhang, Q. Gao, D. Zhao, X. Zhang, M. Tu, F. Yang, W. Zhou, Q. Fan, J. Luo, W. Zhou, P. M. Ajayan, S. Xie, *Sci. Rep.*, **3**, 3048 (2013)
22) D. J. Lipomi, M. Vosgueritchian, B. C. Tee, S. L. Hellstrom, J. A. Lee, C. H. Fox, Z. Bao, *Nat. Nanotechnol.*, **6**, 788 (2011)
23) F. Xu, Y. Zhu, *Adv. Mater.*, **24**, 5117 (2012)
24) S. Yao, Y. Zhu, *Nanoscale*, **6**, 2345 (2014)
25) W. Hu, X. Liu, R. Zhao, Q. Pei, T. Niu, N. Liu, M. Zhao, G. Xie, L. Zhang, J. Li, Y. F. Pei, H. Shen, X. Fu, H. He, S. Lu, X. D. Chen, L. J. Tan, T. L. Yang, Y. Guo, P. J. Leo, E. L. Duncan, J. Shen, Y. F. Guo, G. C. Nicholson, *Appl. Phys. Lett.*, **102**, 083303 (2013)
26) M. L. Hammock, A. Chortos, B. C. Tee, J. B. Tok, Z. Bao, *Adv. Mater.*, **25**, 5997 (2013)
27) Y. Inoue, K. Kakihata, Y. Hirono, T. Horie, A. Ishida, H. Mimura, *Appl. Phys. Lett.*, **92**, 213113 (2008)

28) Y. Inoue, Y. Suzuki, Y. Minami, J. Muramatsu, Y. Shimamura, K. Suzuki, A. Ghemes, M. Okada, S. Sakakibara, H. Mimura, K. Naito, *Carbon*, **49**, 2437 (2011)
29) K. Jiang, Q. Li, S. Fan, *Nature*, **419**, 801 (2002)
30) K. Jiang, J. Wang, Q. Li, L. Liu, C. Li, S. Fan, *Adv. Mater.*, **23**, 1154 (2011)
31) M. Zhang, K. R. Atkinson, R. H. Baughman, *Science*, **306**, 1358 (2004)
32) M. Segev-Bar, H. Haick, *ACS Nano*, **7**, 8366 (2013)
33) T. Junisbekov, V. Kestelman, N. Malinin, Stress Relaxation in Viscoelastic Materials. 2nd ed., Enfield, N.H., USA, Science and Publishing House Publishers (2003)
34) B. G. Demczyk, Y. M. Wang, J. Cumings, M. Hetman, W. Han, A. Zettl, R. O. Ritchie, *Mater. Sci. Eng. A*, **334**, 173 (2002)
35) T. Hayashi, T. C. O'Connor, K. Higashiyama, K. Nishi, K. Fujisawa, H. Muramatsu, Y. A. Kim, B. G. Sumpter, V. Meunier, M. Terrones, M. Endo, *Nanoscale*, **5**, 10212 (2013)
36) P. Sheng, E. K. Sichel, J. I. Gittleman, *Phys. Rev. Lett.*, **40**, 1197 (1978)
37) T. Choudhury, G. Borriello, S. Consolvo, D. Haehnel, B. Harrison, B. Hemingway, J. Hightower, P. Klasnja, K. Koscher, A. LaMarca, J. A. Landay, L. LeGrand, J. Lester, A. Rahimi, A. Rea, D. Wyatt, *IEEE Pervasive Comput.*, **7**, 32 (2008)
38) O. D. Lara, M. A. Labrador, *IEEE Commun. Surv. Tutorials*, **15**, 1192 (2013)
39) V. Custodio, F. J. Herrera, G. López, J. I. Moreno, *Sensors (Basel)*, **12**, 13907 (2012)
40) A. Pantelopoulos, N. G. Bourbakis, *IEEE Trans. Syst. Man. Cybern. C Appl. Rev.*, **40**, 1 (2010)
41) A. Burns, B. R. Greene, M. J. McGrath, T. J. O'Shea, B. Kuris, S. M. Ayer, F. Stroiescu, V. Cionca, *IEEE Sens. J.*, **10**(9), 1527 (2010)
42) N. Lu, D.-H. Kim, *Soft Robotics*, **1**, 53 (2013)
43) N. Lu, C. Lu, S. Yang, J. Rogers, *Adv. Funct. Mater.*, **22**, 4044 (2012)
44) A. Godfrey, R. Conway, D. Meagher, G. OLaighin, *Med. Eng. Phys.*, **30**(10), 1364 (2008)
45) D.-H. Kim, R. Ghaffari, N. Lu, J. A. Rogers, *Annu. Rev.Biomed. Eng.*, **14**, 113 (2012)
46) P. G. Agache, C. Monneur, J. L. Leveque, J. De Rigal, *Arch. Dermatol. Res.*, **269**, 221 (1980)
47) R. A. Street, A. C. Arias, Stretchable Electronics (Ed. T. Someya), Wiley-VCH Verlag GmbH & Co., KGaA, Weinheim, Germany, Ch. 15 (2012)
48) K. Nakamura, *J. Orthop. Sci.*, **13**(1), 1 (2008)
49) K. Nakamura, *J. Orthop. Sci.*, **14**(1), 1 (2009)
50) 日本整形外科学会編, ロコモティブシンドローム診療ガイド2010, pp. 2-13, 文光堂 (2010)
51) K. Nakamura, *J. Orthop. Sci.*, **16**(5), 489 (2011)
52) B. Najafi, K. Aminian, A. Paraschiv-Ionescu, F. Loew, C. J. Büla, P. Robert, *IEEE Transactions on Biomedical Engineering*, **50**(6), 711 (2003)
53) J. Mäntyjärvi, J. Himberg, T. Seppänen, *IEEE International Conference on*, **2**, 747 (2001)
54) Z.-P. Luo, L. J. Berglund, K.-N. An, *J. Rehabil. Res. Dev.*, **35**(2), 186 (1998)
55) J. R. Mackey, B. L. Davis, *J. Biomech.*, **39**(15), 2893 (2006)
56) E. B. Titianova, P. S. Mateev, I. M. Tarkka, *J. Electromyogr. Kinesio.*, **14**(2), 275 (2004)
57) S. J. M. Bamberg, A. Y. Benbasat, D. M. Scarborough, D. E. Krebs, J. A. Paradiso, *Information Technology in Biomedicine, IEEE Transactions on*, **12**(4), 413 (2008)

58) E. Jovanov, A. Milenkovic, C. Otto, P. C. De Groen, *J. Neuroeng. Rehabil.*, **2**(1), 6 (2005)
59) L. Tao, Y. Inoue, K. Shibata, *Measurement*, **42**(7), 978 (2009)
60) A. V. Rowlands, M. R. Stone, R. G. Eston, *Med. Sci. Sports Exerc.*, **39**(4), 716 (2007)
61) K. Lorincz, B.-R. Chen, G. W. Challen, A. R. Chowdhury, S. Patel, P. Bonato, M. Welsh, *SenSys.*, **9**, 183 (2009)
62) J. Bates, *Presence Teleoperators Virtual Environ.*, **1**, 133 (1992)
63) J. Blake, H. B. Gurocak, *IEEE/ASME Trans. Mechatron.*, **14**, 606 (2009)
64) D. Xu, in Proc. IEEE 18th International Conference on Pattern Recognition, 3 (Eds: Y. Y. Tang, S. P. Wang, G. Lorette, D.S. Yeung, H. Yan), Los Alamitos, CA, USA, IEEE Computer Society, 519 (2006)
65) R. Y. Wang, J. Popović, *ACM Trans. Graph.*, **28**, 63 (2009)
66) S. Furuya, E. Altenmüller, *Front. Hum. Neurosci.*, **7**, 173 (2013)
67) S. Furuya, M. Flanders, J. F. Soechting, *J. Neurophysiol.*, **106**(6), 2849 (2011)
68) S. Furuya, K. Tominaga, F. Miyazaki, E. Altenmüller, *Sci Rep.*, **5**, 13360 (2015)

4 有機導電性繊維を用いたテキスタイルデバイス

木村　睦*

4.1 はじめに

　繊維（ファイバー）は「細く長い」一次元構造を持ち，糸同士を「絡み合わせる」もしくは「縦横に組み合わせる」ことによって二・三次元の布（テキスタイル）とすることができる。繊維は，タンパク質・多糖・合成高分子が繊維軸に沿って配向することによって強度が向上する。さらに，糸の直径（D）と長さ（L）の比（L/D）が1,000以上であり，糸は細径化によって柔軟となる。さらに，糸間を機械的な組み合わせで多次元化することによって，柔軟な面を構築することができ，繊維間への多量の空気の取り込みによる高断熱性が発現する。繊維からなるテキスタイルは，柔軟さや高断熱性から衣服やインテリアなどの我々の生活環境で古代より使われてきた[1,2]。

　高分子化学の発展により，様々な高分子が合成されてきたが，工業的に繊維化できている高分子材料は限られている。高分子の持つ物性（融点・溶解性・結晶化速度など）が，繊維形成時の「えい糸性」に大きく影響する。繊維を作るには，製糸プロセスの安定性が重要でありそれぞれの高分子に応じた紡糸プロセスが必要となる。紡糸プロセスとしては，大別して下記の3つのプロセスが存在する[3]。

① 湿式紡糸：溶剤を含む高分子溶液を，溶剤のみが混和し高分子は凝固できる溶液中に押し出し，繊維状に固化させる。例：レーヨン・ビニロン

② 溶融紡糸：高分子を融点での加温によって溶融させ押し出し，冷却によって連続的に繊維状に固化させる。例：ポリエステル・ナイロン

③ 乾式紡糸：溶剤を含む高分子溶液を押し出し，溶剤を蒸発させて固化させる。例：アセテート・アクリル

　これらのプロセスを使って，様々な繊維が工業的に製造されている。この中で溶融紡糸は最も生産性がよく，溶融紡糸によって生産されるポリエステルは世界の合成繊維の85％以上（2012年度）を占める[4]。しかしながら，溶融紡糸には原料となる高分子が加温によって溶融し流動化する必要がある。様々な機能をポリエステルに付与するためには，融点を変えず流動性を維持しながら，機能を持つフィラーとして混合させなければならない。これでは，多くのフィラーを混合することはできず，得られる繊維の機能も限定される。多くの機能性高分子は高い融点を持ち，また機能団を含むため加熱によって酸化による分解が起こる。つまり，溶融紡糸で機能性繊維を作るのは限定される。そこで，湿式紡糸および乾式紡糸での機能性高分子の繊維化が試みられている。湿式紡糸や乾式紡糸は，溶融紡糸に比べ紡糸プロセスが長く，さらに繊維化過程の制御因子が複雑である。さらに，溶剤を使うため廃液および溶剤回収などの後処理プロセスが必要となる。つまり，溶融紡糸に比べ大量生産には不向きなプロセスである。

　現在，大量生産的な繊維製造プロセスは我が国では稼働できず，発展途上国へのシフトが完了

---

*　Mutsumi Kimura　信州大学　繊維学部　教授

している。しかし，我が国は古代からの伝統技術と我が国の近代化プロセスの中で培われた技術（学術に関しては失われつつある）が維持されており，繊維やテキスタイルを核とした新産業の創成には世界で唯一の環境を持つ。本稿では，テキスタイルを基盤としたウェアラブルヘルスケアデバイスに関し概説を行い，筆者らが進めてきた有機導電性繊維に関する成果を紹介する。

4.2　テキスタイルデバイス

繊維は紡糸・編織・縫製の一連のテキスタイル化プロセスによって通気性に富み着用に適したテキスタイルとすることができ，さらに用途に合わせた三次元曲面を作製することができる（図1）。

ナノ材料および有機エレクトロニクスと繊維との融合および従来型のテキスタイル化技術利用による大面積・曲面化によって，日々着用する衣類および身の回りのインテリアを違和感なくスマート化することが可能となる。さらに，通信機能を付与すれば，人間活動や環境変動などの膨大な情報を収集し可視化することが可能となる。繊維製品をモノのインターネット（Internet of Things：IoT）の端末として利用できれば，新しいサービスの創造が可能となる。

4.3　異方的機能を持つ配列ナノファイバー集合体

エレクトロスピニング・メルトスピニング・自己組織化・鋳型合成など成形手法の進歩に伴い，繊維径をナノスケール化にすることによってのみ得られる機能の探索についても研究が進められている。繊維径のナノスケール化で，一本の繊維内に含まれる高分子鎖数は限定される。これまでの繊維の物性は高分子集合体としての平均的な物性によって支配されてきたのに対し，ナノスケール化したナノファイバーでは高分子鎖一本の物性を反映した物性や機能が発現する。

成形手法の中でエレクトロスピニング法は，多くの汎用高分子材料に適応可能であり，比較的簡易な装置によってナノファイバーを紡糸することができる[5]。エレクトロスピニング法とは，紡糸ノズル内の高分子溶液に高電圧を印加することにより，ノズルから押し出された溶液が電荷

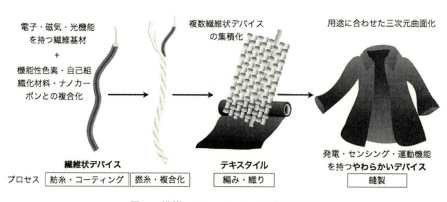

図1　繊維・テキスタイルのデバイス化

第6章 センサデバイス開発

を帯び，極細繊維となってコレクター上に蓄積する方法である。また，回転型コレクターを用いることにより，配向ナノファイバー集合体を得ることができる。

生体内ではナノ・マイクロ構造制御によって，異方的な運動・吸着・摩擦・ぬれ性などの生命活動に必要な機能が発現する。そこで，エレクトロスピニング法で作製した配向ナノファイバー集合体の持つ異方的機能について検討を行った[5~8]。エレクトロスピニング法により直径350 nm程度のポリビニルピロリドンを少量含むポリ（メタクリル酸メチル）ナノファイバーを紡糸した。回転型コレクターを使用することによって，ナノファイバーは配向し配列ナノファイバー集合体を得ることができる（図2）[9]。配向ナノファイバー集合体に導電性高分子であるポリ(3,4-エチレンジオキシチオフェン)／ポリ(4-スチレンスルホン酸)（PEDOT：PSS）水分散液を複合化することによって，ナノファイバー集合体を含むPEDOT：PSSフィルムを作製した。PEDOT：PSSは電圧印加によって体積変化を起こす。ナノファイバー集合体を含むPEDOT：PSSフィルムへの電圧印加を行ったところ，ナノファイバーの配向方向では体積変化が抑制され，配向に対し垂直方向では大きな体積変化を示した。このことより，ナノファイバーの配向による異方的な体積変化が得られることがわかった。

ナノファイバーの本格的な産業利用には，下記の3つのブレークスルー技術が必要である。

① ナノファイバーの長尺成形技術
② ナノファイバーへの高機能付与技術
③ ナノファイバーの操作成形技術（ナノテキスタイル形成技術）

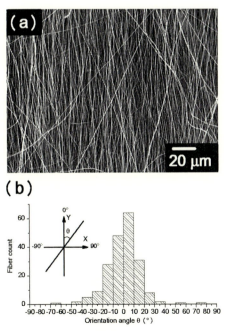

図2　配向ポリ(メタクリル酸メチル)ナノファイバー集合体

ナノファイバーの編織によって形成されるナノテキスタイルは，ナノファイバー表面への導電性・半導体性・磁性・光機能性などの機能を持つナノ材料との複合化によって高集積化デバイス創成プラットフォームとなる。しかしながら，目に見えない，手に取ることができないナノファイバーを編織する技術がなく，現状ではナノファイバーのテキスタイル化はできない。今後，ナノテキスタイルを実現するためには，MEMSなどの微細加工技術やナノ計測技術を融合させ，ナノファイバーを摘み動かす操作を同時に複数箇所で行う技術を確立する必要がある。

4.4 導電性高分子の繊維化とデバイス化

テキスタイルプラットフォームによるIoTデバイスを実現するためには，電子・光・磁気機能を持つ軽くフレキシブルな繊維が必要となる。導電性を持つ繊維として，これまでに無電解メッキによる金属メッキ繊維，金属細線やカーボンを含む繊維，金属ナノ粒子を含む繊維などが開発されてきているが，導電性が低い，柔軟性に乏しい，機械的強度が弱いなどの欠点を持つ。ここでは，有機物である導電性高分子の繊維化および導電性繊維を電極としたテキスタイル状心拍センサー開発を紹介する。

一般的な化学繊維の紡糸法として溶融紡糸と湿式紡糸法が使われている[2]。溶融紡糸は高分子の融点以上に加熱し，ノズルから押し出し空気中での冷却によって繊維化させる方法である。有機導電性高分子であるPEDOT：PSSの場合，加熱しても溶融しないことから溶融紡糸法による繊維化はできない（図3）。湿式紡糸法は，溶融紡糸法に比べ加熱温度も低く，溶媒に溶解すれば様々な高分子を繊維化することができる。しかしながら，連続的かつ安定な紡糸には高分子溶液の粘度・凝固浴中での溶媒の除去速度・凝固過程での高分子の結晶化制御手法が必要となる。

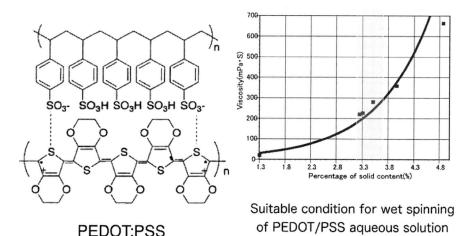

図3 （左）PEDOT：PSSの化学構造，（右）PEDOT：PSS濃度と粘度との関係（3.2～3.7 wt%が湿式紡糸に最適な条件）

第6章 センサデバイス開発

　さらに，紡糸条件によって得られるPEDOT：PSS繊維の導電性および機械的強度が大きく変化する。高分子溶液および紡糸プロセスの最適化によって，PEDOT：PSSを含むポリビニルアルコール溶液の湿式紡糸が可能であることを見出した[10]。

　そこで，テキスタイル作製に必要な100gスケールの紡糸を可能とするため，パイロットスケールの湿式紡糸装置を信州大学に導入した（図4）。パイロットスケールでの連続・安定紡糸のためには，高分子溶液粘度・温度・ノズル設計・凝固浴組成・紡糸速度・乾燥温度などの最適化が必要であり，企業出身者の指導のもと試行錯誤を繰り返した。その結果，導電性繊維の連続・均質紡糸に成功し，数時間で100g程度の導電性繊維を得ることのできる条件を確立することができた（図5）。

　ポリビニルアルコールと導電性高分子の複合化によって，繊維のパイロットスケールでの紡糸が可能となると同時に，繊維の機械的強度の大幅な改善が得られた[11]。繊維を編織によってテキスタイル化する場合，繊維自身の強度とともに伸び率が重要となる。編機を用いた編み地の試作に適した繊維への柔軟性の付与のための繊維処理プロセスに関し検討を行った。高沸点なグリセリンへの浸漬によって，繊維の柔軟性は向上し編機での試作が可能となった。インテリアへの展開を見据え，導電性繊維を含むクッション性のあるスペーサーファブリックの試作を行った。スペーサーファブリックとは，2枚の編み地の間につなぎの糸としてモノフィラメントを用いることにより弾力・厚みのある生地である。企業との共同研究により，導電性繊維を含むスペーサーファブリック用編機を開発した（図6）。図7に導電性繊維を含むスペーサーファブリックの写真を示す。スペーサーファブリックの表面に，幅3cmの導電性繊維からなるストライプを導入した（黒色の部分が有機導電性繊維）。下着などの編み構造を形成するには，編み構造の高密度化が必要となる。ここで示した有機導電性繊維は，繊維径が太いため密度の高い編み地は作ることができない。そこで，現在繊維の細径化および柔軟性の向上に関し研究開発を継続している。

　導電性繊維をテキスタイル化し，テキスタイル上の電極を試作した。テキスタイル状電極に両

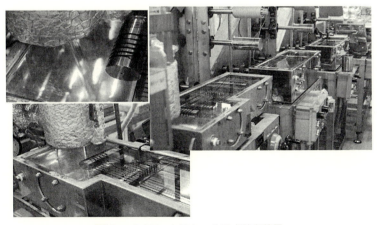

図4　パイロットスケール湿式紡糸装置

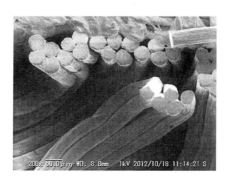

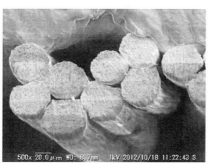

図5　湿式紡糸法によって紡糸したPEDOT：PSS繊維

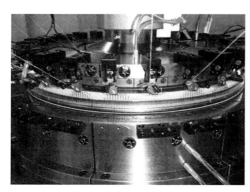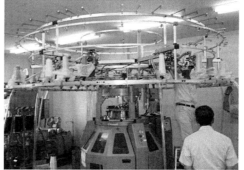

図6　スペーサーファブリック用丸編機
(左：拡大写真，右：全体)

手をのせるだけで，心拍数と周期を測定できた（図8）。導電性繊維を衣類やインテリアの中に導入することによって，いつでもどこでも健康状態をモニタリングすることが可能となる。

　有機導電性繊維でセンシングした心拍情報をワイヤレスで通信を行い，心拍情報をパソコン上で可視化および集積化するデモンストレーションを行った（図9）。有機導電性繊維を含むニットを手で握るもしくはサポーターのように腕に着用することによって，着用者の心拍数をモニタリングできた。

　導電性高分子であるPEDOT：PSSを繊維化することが可能となり，また複合化および繊維内

第 6 章　センサデバイス開発

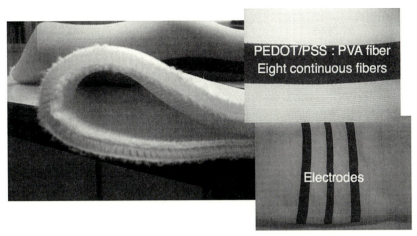

図7　有機導電性繊維を含むスペーサーファブリック

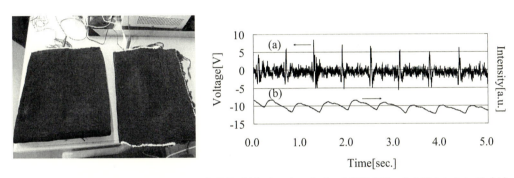

図8　導電性繊維を用いたテキスタイル上電極（左）とテキスタイル上電極を用いた心拍センシング（右）

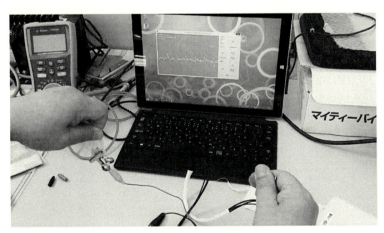

図9　ワイヤレス心拍モニタ

ナノ構造制御によって機械的強度の向上が可能となった。また，有機導電性繊維からなるテキスタイルは洗濯することが可能である。

4.5 まとめ

　テキスタイル内にデバイスを組み込むための加工技術およびデバイスを駆動するための電源が重要な課題となるとともに，テキスタイル形成のための編織機の高性能化も必要となる。1960～80年代に合成繊維の開発で培われた繊維およびテキスタイル技術は，技術者の高齢化および生産拠点の海外展開によって失われつつあり，新たなテキスタイルプラットフォームによるイノベーション創発のために目を向け新たなコンセプトのもと活用しなければならない。

文　　献

1) T. Hongu, G. O. Phillips, New Fibers, Ellis Horwood (1992)
2) 篠原昭，白井汪芳，近田淳雄，ニューファイバーサイエンス，培風館 (1990)
3) 繊維学会編，最新の紡糸技術，高分子刊行会 (1992)
4) http://www.jcfa.gr.jp/data/japan/2_2.html
5) J. Zhou, T. Fukawa, H. Shirai, M. Kimura, *Macromol. Mater. Eng.*, **295**, 671 (2010)
6) J. Zhoh, M. Kimura, *Sen'i Gakkaishi*, **67**, 125 (2011)
7) J. Zhou, Q. Gao, T. Fukawa, H. Shirai, M. Kimura, *Nanotechnology*, **22**, 275501 (2011)
8) Q. Gao, H. Meguro, S. Okamoto, M. Kimura, *Langmuir*, **28**, 17593 (2012)
9) J. Zhou, T. Fukawa, M. Kimura, *Polymer J.*, **43**, 849 (2011)
10) 三浦宏明，諸星勝己，岡田順，林榜佳，木村睦，繊維学会誌，280 (2010)
11) H. Miura, Y. Fukuyama, T. Sunda, B. Lin, J. Zhoh, J. Takizawa, A. Ohmori, M. Kimura, *Adv. Eng. Mater.*, **16**, 550 (2014)

5 低温硬化形導電性接着剤「セメダインのSX-ECA」の開発とデバイス応用

岡部祐輔*

　全てのモノがインターネットに接続されるIoT（Internet of Things）は我々の生活を一変させる可能性を示し，大きなビジネスチャンスとして注目されている。一方，全てのモノに電気的機能を付与するとき，従来の技術では対応できない部分が出てくる。本稿では，次世代デバイスの接合材に対するニーズを満たすべく開発した導電性接着剤の特性とデバイス応用について述べる。

5.1 はじめに

　近年，スマートフォンやタブレットなどの高機能通信端末が普及するとともに各種製品の軽薄短小化の要求が高まり，さらには有機ELディスプレイなどを用いた高意匠表示装置の利用などデザイン向上も目覚ましい。また，全てのモノがインターネットにつながるIoT（Internet of Things）は我々の生活を一変させる可能性を示している。現在は，IoTサービスに関する積極的な開発が行われているものの，ものづくりの側面から見たとき，その言葉通り「どこにでも・何にでも」電気的機能を付与する場合，従来の生産技術では実現できない面が出てきている。本稿では，来たるべきIoT時代のものづくりを指向した新しい導電性接着剤の開発と応用について述べる。

5.2 エレクトロニクスの現状

　スマートフォン市場が一旦小康状態になりつつある中で，スマートフォンの爆発的普及が後押しした電子部品の小型化やワイヤレスインターネットの普及により，ウエアラブルデバイスはより実用的なデバイスに近づいた。それにより，電機メーカーのみならずEMS，さらには大学などの研究機関やベンチャー企業の大きな研究ターゲットとなっている。特に日本においては社会の高齢化が進む中での医師不足などの側面があり，ワイヤレスインターネットを利用したウエアラブルデバイスによるヘルスケアモニタリングの重要性が認識され始めている。また，"未病"と言われる意識／無意識に関わらず何らかの健康異常を持つ状態を把握し，病気に至る前に予防する予防医学的な活用も検討されている。ただし，現在販売されているいわゆるガジェット型リストバンドのようなデバイスは一種のムーブメントを形成しているものの，実用化技術が比較的容易である一方，装用感の点で課題が見えつつある。加えてIoTが示した様々なモノに電気的機能を付与するという流れに合流し，より肌に近いまたは装用感を感じない自然なエレクトロニクスすなわちアンビエントエレクトロニクスに対する期待は非常に大きい。さらには先天的に身体的・精神的ハンディキャップを持って生まれてきた子供や病気やけがなどにより後天的にハン

---

* Yusuke Okabe　セメダイン㈱　技術本部　開発部　研究第3グループ

ディキャップを背負った人などをアシストとする機器として各種センサーや，ロボティクスが発達している[1]。我々の生活の至るところにセンサーをはじめとした電子デバイスが組み込まれていく中で，インターネット世界と現実社会のインターフェイスをどう設計し，システム化していくかなどの研究も盛んになっており，全ての人にビジネスチャンスが生まれる時代になっている。

5.3 設計コンセプト

あらゆるモノに電気的機能を付与するとき，配線形成とともに，IC，メモリ，バッテリー，通信モジュールなどの部品の実装が必要になる。これまで，配線形成は銅箔などの加工によって作製されてきたし，電子部品の接続の多くははんだやその代替品として注目を浴びた導電性接着剤が担ってきた。しかしながら，これらの配線・接続材料は硬く，例えばウエアラブルデバイスなど人の動きに追従する必要があるデバイスの接続部位に不向きである。硬い接続材料は，人体の動きによる歪みに追従できずに断線してしまったり，人の動きそのものを阻害してしまう場合もあり，複雑な接続構造を設計しなければならないケースが発生し得る。これらの装用面からの課題から銅箔の蛇行形状加工[2]や伸縮性を付与した導電性材料，導電性を付与した繊維など様々な試みが行われている[3~5]。また，あらゆるモノに電気的機能を付与するとき，その対象がプラスチック，紙，布など熱に弱い素材である場合，従来のはんだや熱硬化性導電性接着剤を用いた接続方法では基材そのものを痛めてしまう場合も想定される。すなわち，次世代のデバイスに使用する導電性材料や接続材のキーポイントは「柔軟性」と「低温硬化性」であるといえ，これらを解決することで，次世代デバイスのデザインルールが進化していくと考えられる。

これまでフレキシブル／ストレッチャブル導電性材料の多くは配線材料としての研究が盛んに行われてきたが，接続を担う導電性接着剤そのものに柔軟性を付与する例は少なかった。

図1に示す通り，我々が導電性接着剤のベースポリマーとして使用しているシリル末端ポリエーテル（Silyl Terminated Poly-Ether，以下STPE）は，エーテル骨格を持ち柔軟な硬化物が得られるだけでなく，加水分解性シリル基が空気中の水分と反応し，室温でも硬化する特長を持つため室温からの低温接続が可能になり，まさに次世代デバイスのものづくりに適したベース樹脂であると言える。

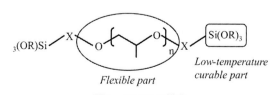

図1　STPEの構造

5.4 低温硬化・フレキシブル導電性接着剤の特長

低温硬化・フレキシブル導電性接着剤"SX-ECAシリーズ"の特長を列記する。

① 室温～80℃での硬化が可能（低温硬化）
② 低温硬化であるため，フィルム，紙，布など非耐熱性基材上での部品実装が可能
③ 硬化物がフレキシブルなため基板の屈曲にも追従できる
④ 金，銀，銅，スズ，アルミなどの各種基材に対する接着性が良好
⑤ ハロゲンフリーのためスズ電極の腐食がない。
⑥ 耐マイグレーション性が良好

など，従来用いられている導電性接着剤の特長に加え上記のような特長を有しており，新たなデバイス設計への可能性が広がる。

図2にSX-ECAの硬化条件と導電性の発現挙動を示す。従来のエポキシ樹脂系導電性接着剤は120℃以上で数十分の硬化条件となるのが一般的である。非耐熱性基材を用いる場合は硬化温度を下げ，加熱時間を長くするなどの工夫がされているが，性能にバラツキが出る場合がある。SX-ECAは室温からの硬化が可能だが，50～80℃程度の加温でその硬化速度は飛躍的に向上する。室温（23℃）では体積抵抗率が一定になるまで2時間程度要するが，50℃以上に加温することで，体積抵抗率が一定になるまでの時間は20～30分程度まで短縮される。

図3に硬化条件と接着強度の発現挙動を示した。導電性の発現と同様に50℃以上に加温することにより，大幅に硬化速度が向上する。なお，導電性の発現と接着強度の発現にはタイムラグが存在するが，電極界面との密着性の発現に時間差があるためである。

また，従来の加熱硬化形接着剤とは異なり，室温でも硬化反応が可能であることから加温を途中で止めても室温で硬化が進行する。シビアな加熱時間管理を必要としない点もSX-ECAの特長の一つである。

表1に一般的な電子部品の電極材とチップの接着強度を示した。

各電極材のみならずITOなどの金属酸化物にも良好な接着性を示している。

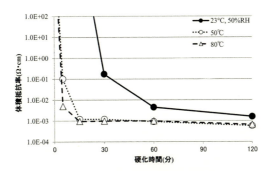

図2　硬化条件と導電性発現挙動
（t = 100 μm，4端針法による測定）

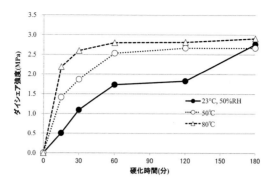

図3 硬化条件と接着強度発現挙動
（t = 100 μm，Cu ランド×3216 Sn めっきチップ）

表1 各電極との接着強度
（CF：接着剤の凝集破壊）

電極材	チップ	ダイシェア強度 (MPa)
Cu	Sn めっき	2.5(CF)
Cu	Ni めっき	2.1(CF)
Cu	Au めっき	2.0(CF)
ITO	Sn めっき	2.8(CF)

　導電性接着剤の要求特性として重要とされるのが，電極腐食がないこととマイグレーションを起こさないことである。これまでの研究から，エポキシ樹脂系に含まれる塩素イオンがマイグレーションやスズ電極腐食の促進因子となることが知られている[6]。

　導電性接着剤の大半を占める一般的なエポキシ樹脂系接着剤はその製造工程上，塩素含有量をゼロにできない。そのため，市場にあるエポキシ系導電性接着剤の中で塩素を含まない例は稀である。"SX-ECAシリーズ"は塩素の含有量が実測で10 ppm以下であり，スズ電極の腐食やマイグレーションの促進因子を含まないため優れた導電耐久性を示す。図4，5にISO-16525で規定される85℃，85% RH環境下における導体抵抗試験と絶縁抵抗試験（L/S = 300/300，印加電圧：25 V）の結果を示す。

　図4に示すように，市販のエポキシ系導電性接着剤はかなり初期の段階でスズめっきの腐食に由来する導体抵抗値の上昇が見られるが，SX-ECAの場合は抵抗値上昇が見られない。また，図5に示したように，絶縁抵抗試験においてもマイグレーションに由来する絶縁抵抗の低下は見られなかった。このようにSX-ECAはフレキシビリティを持ちながら接合材が持つべき信頼性を備えた導電性接着剤である。加えて，エポキシ樹脂系導電性接着剤のように電極を金めっきにするなどの対応を必要としないため，部品コストの削減が可能である。

第 6 章　センサデバイス開発

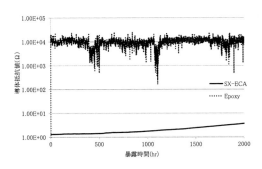
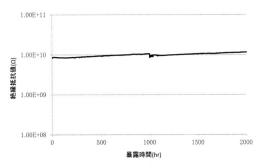

図4　85℃，85% RH 下での SX-ECA の導体抵抗値変化（Sn めっき電極使用，エポキシ樹脂系導電性接着剤との比較）

図5　85℃，85% RH 下での SX-ECA の絶縁抵抗変化（L/S = 300/300，印加電圧：25 V）

5.5　SX-ECA の応用例
5.5.1　柔軟 EMI シールド

　スマートフォンやタブレットなどの通信端末の普及により，Wi-Fi や Bluetooth® をはじめとする無線通信を使用するケースが多くなった。また，IoT 時代を見据えた，現状の LTE 周波数帯に加えさらなる高周波数帯の開発が活発化している。特に都市部は人工が密集しノイズも大きくなるため，電子機器においては，信頼性の観点からこれまで以上のノイズ対策が必要になるとともに，より簡便なノイズ対策が求められ始めている。ウエアラブルデバイスは通信機能を持つことが必要であり，人体は電磁波の影響を受けやすい。SX-ECA のような柔軟かつノイズ対策材料を用いることで，ウエアラブルデバイスのデザインを簡単にするとともに，社会実装が現実的になることが期待できる。

　図6に SX-ECA の KEC 法によるノイズカットデータを示す。市販のノイズ対策シートと同等以上のシールド効果を示し，1 GHz までのノイズを99.9%以上カットできることを示している。

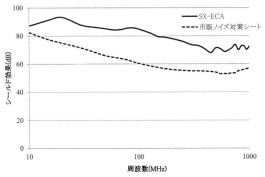

図6　KEC 法による SX-ECA のノイズカットデータ（市販ノイズ対策シートとの比較）

5.5.2 印刷による配線形成

導電性接着剤と同様に配線形成を目的とした導電性ペーストにおいても熱的な課題が存在する。これまで，フレキシブル基板のベースフィルムにはポリイミドなどの耐熱性フィルムが使用されてきたが，将来的なコスト低減に向けPEN（ポリエチレンナフタレート），さらにはPET（ポリエチレンテレフタレート）を基材として用いることが検討されている。これらの基材では大量生産に適していた銅箔をエッチングして配線形成を行うことが難しく，代替工法として主に銀ペーストなどの導電性ペーストを用いた印刷工程の検討が主流になっている。従来の銀ペーストは乾燥・硬化時の熱エネルギーが基材への熱ダメージとなることに加え，配線材料として重要な性能である密着性確保のために，基材によって製品グレードを使い分ける必要があるケースがある。また，伸びがないため柔軟性基材への適用には不向きとも言える。当社の"接着"というコア技術を用いることで，基材を選ばず密着性が確保でき，かつフレキシブルな配線を形成することができる。表2にSX-ECAの各種フィルム基材に対する密着性試験結果を示す。各種フィルムやガラスに対する良好な密着性を示すだけでなく，難接着基材であるシリコーンゴムにも簡便な表面処理を行うだけで密着性を確保することができる。

図7には当社導電性フレキシブルペーストを用いてPET上に作製した配線のはぜ折試験結果を示す。

また，IoT分野において重要視されるのが電気的機能を付与した際のコストである。導電性ペーストを用いた印刷工程においては加熱工程による熱ダメージもさることながら，乾燥・硬化時間が必要でありそのタクトタイムが製品コストにかかってくる。最近では金属ナノ材料合成が容易になってきたこともあり，様々なナノ粒子が合成され，常温での回路形成[7]や光焼成による高速回路形成[8,9]が盛んに検討されている。当社のペーストは光焼結装置による硬化も可能である。通常20～30分の硬化時間が10秒程度まで短縮できるとともに50μm以上の厚膜で，柔軟な配線をRoll to Rollで作製できる可能性もある。

5.5.3 銀ナノワイヤハイブリッドによる高性能化

前述したように，接続材料が大きな歪みを負担するとき，破断が起こらないことはもちろん，

表2 SX-ECAの各種基材に対する密着性試験結果
（ISO2649クロスカット法）

基材	残存数/全数
PET（ルミラー®S10）	100/100
PEN（テオネックス®Q51）	100/100
PI（カプトン®200H）	100/100
ガラス	100/100
ITOガラス	100/100
ポリウレタンフィルム	100/100
シリコーンゴム（表面処理あり）	100/100

第6章 センサデバイス開発

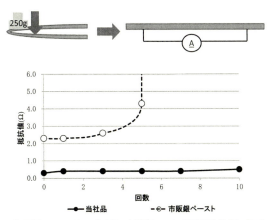

図7 SX-ECAと市販銀ペーストで作製した配線のはぜ折試験結果（250g×5秒圧縮/回）
（幅：5 mm，長さ：100 mm，厚さ：30 μm，基材：ルミラー®S10）

その抵抗値の変化をいかに少なくするかが重要となる。人体の動きによって発生する歪みは10～50%と言われており、主に10～30%の範囲に集中している[10]。当社の導電性接着剤は動的な歪みに対して、破断は起こさないものの、抵抗値の変化としてはデバイス設計上の要求値を満たすには不十分であった。我々は、高いアスペクト比を持つ銀ナノワイヤ（AgNW）と柔軟な導電性接着剤をハイブリッド化することにより、伸縮繰り返し時の抵抗値変化を大幅に抑制させることを可能にした（図8）。さらに図9のように、伸長時でも生体インピーダンスの範囲内（図10）で周波数特性が大きく変化せず、銀ナノワイヤ未添加に比べ伸び率に対するインピーダンスの変化自体が少ない結果となった。

5.5.4 柔軟接続構造設計

当社では配線材料の材料選択を拡げる検討も行っている。例えば、伸縮性基材上に配線を形成しLEDなどの硬いデバイスを実装する場合、柔らかい基材や配線と硬いデバイスの接合部位は

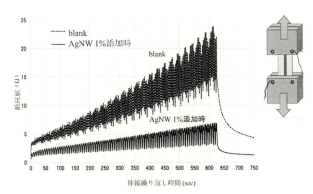

図8 銀ナノワイヤとのハイブリッド化による10%伸縮繰り返し時の抵抗変化改善（6秒/回）

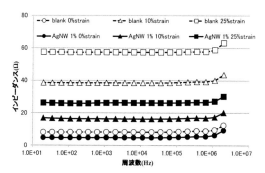

図9　銀ナノワイヤとのハイブリッド化による伸長時のインピーダンス改善

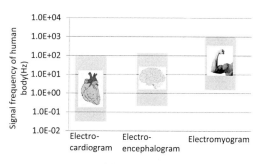

図10　生体インピーダンス

大きな歪みを負担することになり，硬い接合材では断線が起こりやすくなる。ヤング率の異なるエラストマーを重ねあわせるなど，基材の設計によって歪みを軽減する手法が提案されている[11,12]が，基材の設計は多少ながらコストアップにつながる恐れがある。

図11のようにポリウレタンフィルム上にSX-ECAで配線形成ならびにLED実装を同時に行い，さらに補強兼緩和層として当社の弾性接着剤でLEDを封止した簡易デバイスは10〜30％程度の伸縮繰り返しやくしゃくしゃに折り曲げても，断線，LEDのチラつきは発生しなかった。当社材料の組み合わせによって基材の設計を行わずとも伸縮耐性が付与できることが示唆される。

さらに，基材に衣料用ウレタンフィルムを用いて回路を描画し，布などに熱転写することで回路の絶縁処理と保護を兼ねることができる（図12）。この工法により，子供から大人など身体の大きさや，先天的に持つ身体の特徴に関係なくピンポイントでセンシング部位を作製する，高精度かつオーダーメイドのような衣料デバイスの作製が可能になっていくと期待している。

5.5.5　高意匠性衣類

2016年1月に開催された第2回ウエアラブルEXPOにおいて，AgIC㈱（https://agic.cc/ja），Etw. Vonneguet（エトヴァス・ボネゲ，http://etw-vngt.com/）のデザイナーOlga氏協力の下，"着るセメダイン"として当社の導電性接着剤を用いたウエアラブルデバイスのコンセプトを発

第6章 センサデバイス開発

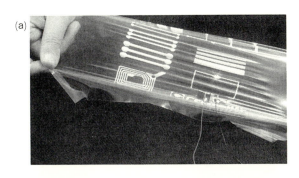

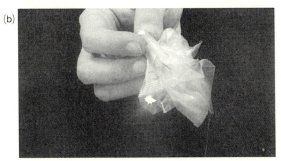

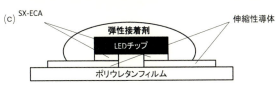

図11 ポリウレタンフィルム上に形成した配線にLEDを実装した簡易デバイスの伸縮試験
(a)伸長時，(b)折り曲げ時，(c)概略図

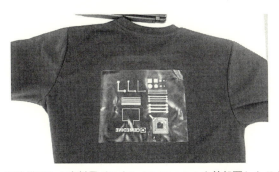

図12 回路描画した衣料用ポリウレタンフィルムを熱転写したTシャツ

表した（図13）。このデバイスは非耐熱性基材である布に直接，柔軟かつ布の風合いを損なわない回路を形成し，約2,400個のLEDを実装したものとなる。詳細はWeb[13]で映像を確認いただきたいが，ファッション性が高く，人の動きを阻害しにくいウエアラブルデバイスのコンセプト

237

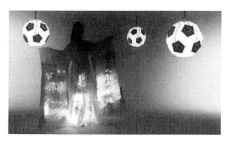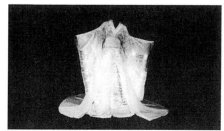

図13 着るセメダイン

となった。このデバイスは布に直接回路を形成しているため，生地の織目によっては断線の可能性もある上，絶縁処理も十分とは言えないが，前述したような実装技術を応用することでより発展する可能性がある。

5.6 おわりに

これまで述べてきたように，当社の低温硬化・フレキシブル導電性接着剤"SX-ECA"は，来たるべきIoT社会，とりわけウエアラブルデバイスのような生活に密着したものづくりにおいて，革新的なソリューションとなり得ると考えられる。今後も企業理念である"人を大切にし，より良い製品をより多くの人々に提供することにより社会に貢献する"をモットーに製品開発を続けていく。

文　　献

1) T. Seki *et al.*, *Journal of Mechanics Engineering and Automation*, **4**, 97-105 (2014)
2) http://www.holstcentre.com/news---press/2015/wearable-displays/
3) J. Wang *et al.*, *Nanoscale*, **7**, 10178-10185 (2015)
4) J. Wang *et al.*, *Adv. Mater.*, **27**, 3060-3065 (2015)
5) T. Araki *et al.*, *IEEE Electron Device Letters*, **32**, 1424-1426 (2011)
6) Sun-Sik Kim *et al.*, *Journal of Electronic Materials*, **40**(2), 232-238 (2011)
7) Y. Kawahara *et al.*, *UbiComp'13, September 8-12*, Zurich, Switzerland, 363-372 (2013)
8) J. Jiu *et al.*, *Nanoscale*, **5**, 11820-11828 (2013)
9) T. Araki *et al.*, *Langmuir*, **29**, 11192-11197 (2013)
10) 荒谷善夫ほか，繊維と工業，**40**, 318-321 (1984)
11) M. Kubo *et al.*, *Adv. Mater.*, **22**, 2749-2752 (2010)
12) Ingrid M. Graz *et al.*, *APL*, **98**, 12401 (2011)
13) http://cemed.in/sxeca/,
    https://www.youtube.com/watch?v=IKiZm99bAHs（ともに2016年12月現在）

6　伸縮性ひずみセンサ「C-STRETCH®」の開発

大高秀夫*

6.1　はじめに

近年，ウェアラブルデバイスとしてバイタル情報や活動情報など人に関するセンシングデバイスの開発が盛んに行われている。センシングする手段は様々あるが，スマートフォンのように加速度センサや角速度センサから動作やバイタルを解析する手法，カメラなどによる光学的な情報から身体全体の動作を解析する手法が代表的である。ウェアラブルデバイスもスマート端末を軸としてGoogle GlassやApple Watchのように，魅力的なアプリとセットで提供することで一般消費者は受け入れやすいものとなっている。

現在製品化されている上記のデバイスで使用されているセンサは，加速度センサのようなチップ部品，感圧センサや圧電素子のようなフィルム部品で構成されている。メガネや腕時計のように普段から身に付けられている人との親和性が高いデバイスに組み込むことで何気ないセンシングを実現している。一方，フレキシブルなウェアラブルデバイスも製品化され始めている。例えば導電素材（導電性高分子コートした導電糸）を電極として織り込むことで心電を計測するウェア製品"hitoe"（東レ）[1]などが挙げられる。

本稿で紹介するC-STRETCH®は，非常に薄く柔軟で大きく伸び縮みできることから人体などの曲面へ装着した際にも動きの追従性に優れ，装着感の少ない身体への親和性が高い特徴と，後述するように繰り返し精度よく運動などを検出できる特徴を併せ持っていることから，衣服や靴のような大きな伸縮をともなう，ストレッチャブルな装着型センシングデバイスに活用できるものとして期待される。

6.2　C-STRETCH®の計測原理と基礎特性

C-STRETCH®は静電容量式のひずみセンサであり，面方向の伸長変形（面積変化）を検知するセンサである。センサ構造の模式図を図1に示す。柔軟で弾性変形するエラストマー（絶縁層）と，伸長変形に追従可能な伸縮電極層（導電層）が交互に積層された構造で，電気的には並行平板コンデンサ構造になっている。

センサの静電容量 C は，電極で挟まれたエラストマー層（誘電層）の誘電率 ε ，厚み d （電極

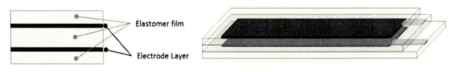

図1　構造の模式図
（左：断面図，右：斜視図）

---

*　Hideo Otaka　バンドー化学㈱　R&Dセンター　製品開発部

間距離)，対向する電極の面積 S により決まる。エラストマーのポアソン比は0.5に近く，体積一定と見なすことができる。また比誘電率は材料固有の値であり伸長による変化も小さいため，(1)式をまとめると(3)式となり，静電容量は面積の2乗に比例する関係となる。すなわち C-STRETCH®は電極面積の変化を検知するセンサである。実験的に確認した結果を図2に示す。

$$C = \varepsilon \frac{lw}{d} \tag{1}$$

$$C' = \frac{\varepsilon}{V_c} S^2 \tag{2}$$

$$C_n = \varepsilon \frac{nlw/\sqrt{n}}{d/\sqrt{n}} = nC_0 \tag{3}$$

C：静電容量，ε：誘電率，l：長さ，w：幅，d：距離，S：面積，V：体積

検知部面積はビジョンセンサ（COGNEX EZ-140）を用いて計測し，面積の2乗に比例していることが確認された。C-STRETCH®は異方性のない検出原理であるため，X方向，Y方向の区別なく，さらには，検知部の局所的な変形であっても，面積の2乗に比例することを確認している[2]。

センサの両端を挟持して1軸方向に伸長させた場合では，センサ検知部の長さを計測できるセンサとなる。長さ方向に n 倍伸長した時の静電容量を C_n とすると，元の長さ l に対して伸長後の長さは $l_n = n \cdot l$ となり，幅 w と厚み d は，エラストマーの体積が一定であるために，それぞれ $w_n = w/\sqrt{n}$, $d_n = d/\sqrt{n}$ となる。誘電率は材料の固有値，面積は製造条件から既知であるため，(3)式で示されるように，静電容量は伸長前の静電容量 C_0 に対して n 倍になる。実験的に確認した結果を図3に示す。

以上の結果から，(3)式の固有値はエラストマー材料の誘電率と，検知部（電極）の厚みと面積より決まり，これらの製造条件を適切に管理することで，面積や長さの絶対値を計測できるポテ

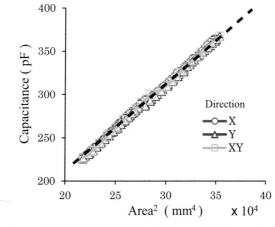

図2　検知部面積と静電容量の関係および伸長方向の比較

第6章　センサデバイス開発

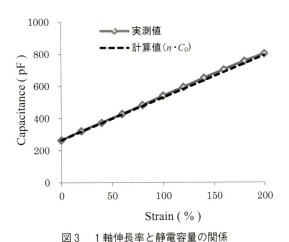

図3　1軸伸長率と静電容量の関係

ンシャルを持ったセンサと言える。

6.3　C-STRETCH®の特長

　伸縮性ひずみセンサ（ストレッチセンサ）はまだ製品例が少ないが，計測原理として静電容量式と抵抗式がある。抵抗式では，導電フィラーを充填したポリマー材料や，CNT配向膜[3]などが報告されている。これらは，この導電材料の配合設計や加工条件の工夫によって，伸長に対する出力変化の線形性や，計測感度，繰り返し精度，応答性のような電気的特性のみならず，柔軟性や伸縮性のような物理特性にも影響する。1つの導電材料で多くのパラメータを設計・制御する必要があり，高度にバランスをとった技術と品質管理が要求される。これに対して，静電容量式であるC-STRETCH®では，出力値となる静電容量の大きさと伸縮柔軟性や復元性などの物理特性を担うエラストマーの設計と，精度良く検出するために必要な導電性を担う伸縮電極層の設計は，それぞれ機能分離して設計することができるため，応用ニーズに合致させるために自由度の高い方式である。センサ出力が(1)式に示すように明確であることから，エラストマーの形状因子を適切に制御し，導電層は静電容量に対して十分な導電性を有していれば良い。伸長によって多少の抵抗変化をしたとしても出力に影響しない検出回路の設計が容易であることから，高精度の検出を実現できること（図2，図3），速い伸縮変形に対して優れた応答性が実現できること（図4），伸縮を繰り返し行っても出力のドリフトが起こらない（図5）など，センサとして優れた特長を実現することが可能である。

6.4　応用の利用例

　C-STRETCH®の計測用途の一例として，肘関節の回転角度の測定を挙げる[4]。被験者の肘関節にまたがるようにセンサを貼り付けた。肘の曲げ伸ばし運動によりセンサが伸縮することを利用し，関節角度を計測するためのモデル立てを行った例である。比較対象としては，モーション

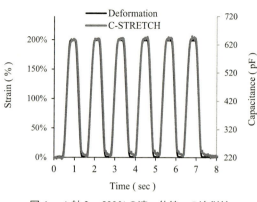
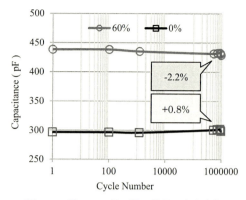

図4　1軸0〜200%の速い伸縮への追従性　　図5　1軸60%の繰り返し伸長で出力変化

キャプチャを使用し，マーカの3次元座標情報から関節角度を算出した．図6に示したモーションキャプチャで算出した角度（点線）とC-STRETCH®の静電容量（実線）の変化が一致している．よって，2点でキャリブレーション（例えば0度と90度）を行うことで，C-STRETCH®の出力結果から関節角度を推定することが可能である．

　他の応用例を代表図にて以下に紹介する．図7は関節などの身体5箇所にセンサを貼付し，ゴルフスイングにおける各所の動きを計測した結果である．スイング動作のような速い動作にも追従できており，動きの大きさや速さ，動きのリズムなどの情報が得られる．例えば正しいスイングフォームへと導くティーチングデバイスへの応用が考えられる．

　図8は，センサ貼付したグローブにて5指の屈曲状態を検出し，同じ動きをロボットハンドで再現するデモンストレーションを行ったものである．センサの出力変化でロボットハンドのサーボモータをコントロールしている．ロボットの遠隔操作や，ゲーム・玩具でのコントローラ，バーチャル空間での操作インターフェースなどの応用が考えられる．

　図9は，胸部および腹部を一周するバンドにセンサを貼付し，呼吸による胸囲および腹囲の変

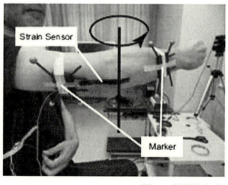
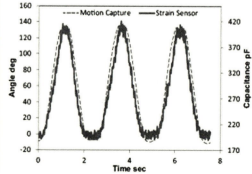

図6　肘関節角度の計測の様子と計測結果

第6章　センサデバイス開発

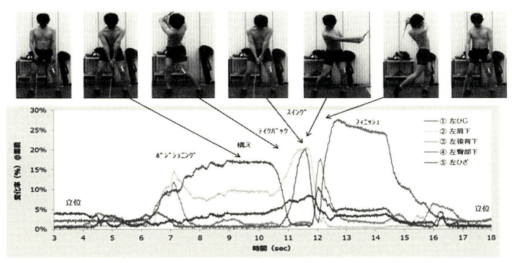

図7　身体各部へセンサ貼付してゴルフスイングフォームの計測

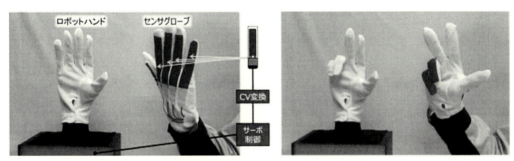

図8　手袋にセンサ貼付したセンサグローブにてロボットハンドを操作

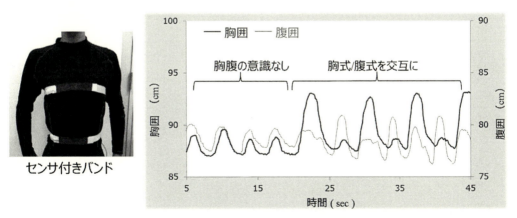

図9　センサ付きバンドを装着して呼吸による胸囲と腹囲の変化を計測

化を計測した結果である。呼吸数，呼吸の大きさ，胸郭運動パターンなどの情報が得られる。呼吸数モニタなどへの応用が考えられる。

図10は，重度に身体機能が低下した方がコンピュータなどの入力をするためのスイッチとして応用した例である。脳性麻痺などにより不随意運動が多く姿勢保持が困難な方や，設置型のスイッチではリーチングが困難な方が，手足指先や頸部など随意で動かすことができる限られた身体部位の動きを使って操作することができる装着型のスイッチとなる。重度の運動障害を持つ対象者に対して,新たなコミュニケーションの手段を提供できるものと考えられる[5]。

6.5 おわりに

C-STRETCH®は，従来のひずみゲージでは設置困難であった自由な曲面への設置が可能であり，柔軟物のような大きなひずみの計測が可能である。柔軟で大変形できるというこれまでにない特徴を持ち，精度にも優れるセンサである。広い産業分野で適用し得るポテンシャルを持ったセンサであると期待している。C-STRETCH®を新製品の研究開発のために評価頂けるように，センサ素子，トランスミッター，専用ソフトウェアなどの一式をセット（図11）にしたキット販

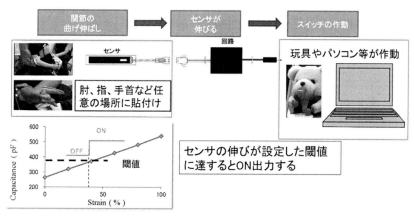

図10　体の動きで操作可能な装着型スイッチへの応用

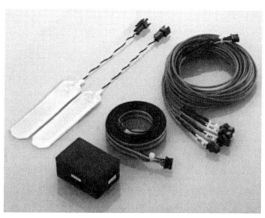

図11　C-STRETCH®キット BT01

第6章　センサデバイス開発

表1　C-STRETCH キット　仕様

センサ素子	検知サイズ	W10×L50(mm) W10×L30(mm)
	伸長レンジ	0〜100%　※1軸伸長
トランスミッター	チャンネル数	4 ch
	サンプリング	10 Hz(10 msec)　※無線モード
	バッテリー	単4型乾電池×1本
	連続駆動時間	約10時間
	出力	デジタル：無線(Bluetooth)，約10 m
		アナログ：0〜3 V
	寸法	W75×D50×H30(mm)
ソフトウェア	機能	波形グラフ表示，CSVデータ保存
	対応OS	Windows 7 / 8.1
付属品	入力ケーブル	2 m×4本組　※センサとトランスミッターの接続
	出力ケーブル	2 m　※アナログ出力時に使用

売を行っている。

　あらゆる柔軟物に組み付けることで，大変形のひずみゲージ，スイッチ，インターフェースとして利用でき，例えば，アパレル製品や，クッションなどの柔軟な製品の設計のためのひずみ評価ツールとして，身体に装着して活動量や運動フォームなどの運動情報を取得するウェアラブルセンサとして，呼吸や体動などの生体情報を検出するウェアラブルデバイスとして，ゲームや玩具などを操作するインターフェースとしてなど，様々なアプリケーションが考えられる。アパレル分野，医療福祉分野，リハビリテーション分野，アミューズメント分野，ロボット分野など広い産業分野で使用して頂けるよう，今後も改良開発にさらなる注力していく。

文　　　献

1) http://www.hitoe-toray.com/
2) H. Nakamoto *et al.*, *IEEE Sensors Journal*, 2212-2218 (2015)
3) L. Cai *et al.*, *Scientific Reports*, **3**, 3048 (2013)
4) 中本裕之ほか，インタラクション2015論文集，468-469 (2015)
5) 山本暁生ほか，第60回日本小児神経学会近畿地方会，抄録

ヘルスケア・ウェアラブルデバイスの開発

2017年3月10日　第1刷発行

　監　　修　菅沼克昭　　　　　　　　　　　（T1041）
　発行者　　辻　賢司
　発行所　　株式会社シーエムシー出版
　　　　　　東京都千代田区神田錦町1−17−1
　　　　　　電話　03(3293)7066
　　　　　　大阪市中央区内平野町1−3−12
　　　　　　電話　06(4794)8234
　　　　　　http://www.cmcbooks.co.jp/
　編集担当　井口　誠／為田直子

〔印刷　尼崎印刷株式会社〕　　　　　Ⓒ K. Suganuma, 2017

落丁・乱丁本はお取替えいたします。

本書の内容の一部あるいは全部を無断で複写(コピー)することは，法律で認められた場合を除き，著作者および出版社の権利の侵害になります。

ISBN978-4-7813-1239-2　　C3054　　¥76000E